移动医疗

智能化医疗时代的来临

〔美〕 **唐娜·玛维** Donna Malvey
唐娜J. 斯洛文斯琪 Donna J. Slovensky 著

王振湘　杜莹婧　译

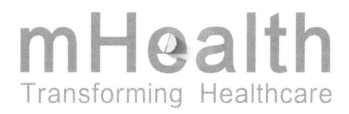

机械工业出版社
CHINA MACHINE PRESS

本书探讨了移动医疗系统的各种动态变化，以及医生、病人、保险公司、宏观调控者、企业管理者、行政管理者、护理人员、从事医疗服务等人员之间的关系，着重探讨美国乃至全球的移动医疗技术是如何改革和重建医疗保健系统的，以及这些变化是如何改变医疗商务模式的。本书还预测了移动医疗的趋势，以及移动医疗技术将如何为技术创新开拓者——创新者和企业家提供机会。本书的主要观点是，移动医疗并非是昙花一现的安慰病人的产品，而是我们未来进行医疗保健的方式，是医疗技术可持续发展、创新增量发展的一种模式。

Translation from English language edition：mHealth. Transforming Healthcare by Donna Malvey and Donna J. Slovensky Copyright ⓒ 2014 Springer Science + Business New York All Rights Reserved.

本书由 Springer 授权机械工业出版社在中国境内（不包括香港、澳门特别行政区以及台湾地区）出版与发行。未经许可之出口，视为违反著作权法，将受法律之制裁。

版权所有，翻版必究

北京市版权局著作权合同登记　图字：01 – 2015 – 5788 号

图书在版编目（CIP）数据

移动医疗：智能化医疗时代的来临／（美）玛维（Malvey, D.），（美）斯洛文斯琪（Slovensky, D. J.）著；王振湘，杜莹婧译

—北京：机械工业出版社，2016. 3

书名原文：mHealth：Transforming Healthcare

ISBN 978 – 7 – 111 – 53159 – 3

Ⅰ.①移…　Ⅱ.①玛…　②斯…　③王…　④杜…　Ⅲ.①移动通信-应用-医疗卫生服务-研究　Ⅳ.①R197

中国版本图书馆 CIP 数据核字（2016）第 041664 号

机械工业出版社（北京市百万庄大街22号　邮政编码100037）
策划编辑：坚喜斌　　　　　　责任编辑：於　薇　杨　冰　刘林澍
责任校对：赵　蕊　　　　　　责任印制：李　洋
版式设计：张文贵
涿州市京南印刷厂印刷
2016 年 5 月第 1 版·第 1 次印刷
170mm×240mm·17.5 印张·1 插页·229 千字
标准书号：ISBN 978 – 7 – 111 – 53159 – 3
定价：59. 80 元

凡购本书，如有缺页、倒页、脱页，由本社发行部调换
电话服务　　　　　　　　　　网络服务
服务咨询热线：（010）88361066　　机工官网：www.cmpbook.com
读者购书热线：（010）68326294　　机工官博：weibo.com/cmp1952
　　　　　　　（010）88379203　　教育服务网：www.cmpedu.com
封面无防伪标均为盗版　　　　　金书网：www.golden-book.com

推荐序一

　　智能手机的出现标志着移动医疗时代强势来临。自 2007 年 1 月 9 日苹果公司前首席执行官史蒂夫·乔布斯发布第一代苹果智能手机开始，苹果智能手机诞生，并在同年 6 月 29 日正式发售，标志着移动互联网开始真正得到广泛应用，用户实时交互体验越来越好。也是在当年，美国诞生了全球第一家真正意义上的移动医疗服务公司。

　　2007 年全球金融危机爆发，资产泡沫破裂，从流动性泛滥到现金为王，企业家人人自危，各行各业哀鸿遍野。然而 2007 年中国的寿险、健康险业务和医疗健康消费市场却开始逆向持续快速增长。出于价值投资的本能反应和好奇心，我从投资角度研究和关注医疗健康行业，在后来的实践过程中体会到医疗健康才是社会财富的最后出口，人一辈子创造的财富最后都要用在这上面，医疗健康产业历史性的发展机遇来了，互相之间利益紧密相关的医疗和保险行业，将越来越成为资本市场持续追逐的热点，移动互联网技术将会在医疗健康领域得到越来越广泛和有效的应用。

　　个人认为，医疗服务是一种面向大众的高端消费品，因为它能提高人们的生活品质。移动互联网技术的深入应用将更高程度地解决医疗行业的信息不对称，医疗服务的定价将变得更加容易和精确，互联网去中介化的效用将使医疗服务的契约关系越来越简单、直接、有效，医疗在人们心目中占据道德制高点的形象正在淡化，医疗服务必然成为一种高端消费品，市场对医疗服务的品质要求将越来越高。随着居民收入水平不断提高，新一届政府提出"健康中国"的口号，对健康的空前重视在"十三五规划"

中得到了充分体现。

我们无需过于担忧医疗改革的机制和效率。目前尚未有哪个国家的医改真正获得了成功，在我国，巨大的人口基数结合移动互联网和人工智能技术的应用，加之市场推动，使得医改具有后发优势。政府既然定下了"保基本，市场化"的医改政策方向，只有通过解放医生和护士这一医疗健康行业生产力关键要素，才能解决医疗改革这一基本民生问题。可以大胆预测，通过移动医疗和人工智能解放医生和护士，让医生和护士自主执业，将在新医改中产生历史性作用和显著成效，市场化的机制将同时推进存量医疗资源的产权改革和增量资源的高效发展，优化医疗资源的有效配置，真正解决所谓"看病难"和"看病贵"的问题，促进医患关系和谐。市场的力量是无穷的，市场和移动互联网技术将倒逼医疗改革，这是历史性的趋势。

过去几年，中国医疗行业在资本与移动互联网的推动下经历了一轮非理性繁荣，如今逐渐回归平和与冷静。这场来得快、去得也快的飓风在医疗健康领域掀起一股强大的冲击波，既唤醒了市场，也教育了起初雄心万丈的行业外人士，不是只要有钱、懂互联网，就能办好移动医疗，你还必须真正懂得医疗的本质，就像企业的本质是要为股东赚钱一样，医疗的本质是要持续为患者解决问题。无论技术怎么发达，医疗永远离不开医护与患者面对面。有人说中国医疗行业浑身布满"痛点"，这意味着找到并消灭"痛点"的过程蕴含大量商机。国内移动医疗公司"借鉴"国外既有模式已经不是什么新鲜事，像美国的 Health Tap、ZocDoc、Teladoc 、Figure1、Kaiser Permanente 等移动医疗公司，都可以在国内找到同类竞品。移动医疗技术曾一度被视为改造传统医疗行业的利器，但几番博弈后，众多移动医疗公司始终无法攻克传统医院的坚固壁垒，一直厮杀在问诊、挂号、预约、支付、随访、病人出院后管理等非核心医疗服务环节，价值创造有限，影响也远没有想象中的那么大。前两年移动医疗公司比的是疯狂烧钱，现在，大家头脑恢复了正常，开始回归到讲求投资回报和商业模式的可持续性的轨道上来。医疗本身是一个多方参与的复杂的交易结构，移动医疗不是利用医院围墙内的局部资源隔靴搔痒，好的用户体验和忠诚度才是最关键的，必须充分尊重利益相关者并构建好共享共赢的互利交易结构，必须持续帮助患者真正解决问题。

我国传统医疗服务体系的体制、机制惯性强大，绝非一朝一夕能被轻易撼动。新入局者轻言"颠覆医疗"、动辄"重构生态"，早已成为笑谈。移动医疗与传统医疗间并非与生俱来、你死我活般的对立关系，两者的共同目标均指向提升患者的用户体验和诊疗效果。初具规模的线上移动医疗公司纷纷走向线下，布局实体诊所等机构。而缺乏资本输血也没有真正解决问题的产品和服务的移动医疗公司，大多都将成为创业分母。移动互联网技术对其他传统行业的升级改造，频频展现出化腐朽为神奇的魔力。触及医疗健康领域，由于医政规范和技术标准还有待完善，移动互联网技术的作用目前看来还相对有限，即便如此，它的应用前景依然值得期待，因为没有人会怀疑技术创新的非凡助推力。技术解决方案只是手段，应随着客户不断变化的需求而改变，才能保持活力。我们需要为它付出更多一些耐心。

任何医疗商业模式的创新都无法脱离中国医疗行业的传统羁绊，实现多方共赢的商业模式方能走得长远。作为创新医疗服务模式的探索者和实践者，泓华于2011年从规划设计开始，主导投资并创建了第一家高端涉外综合医院，从医院筹建到开业，再到正常运营管理，几年下来，酸甜苦辣很是受用。我们明白，在中国，传统医院的安全质量服务体系和服务模式似乎已经不适应时代需求，局限于医院围墙内的同质化服务的价值创造空间有限，探索如何更简单地提供和获取安全有效的医疗服务，是我们这一代人的责任。

基于经验积累和对医疗的理解，泓华作为一家自营闭环医疗服务自生态系统企业，商业模式的核心就是专注于全国连锁社区诊所运营，同时利用泓华移动医疗平台解放医生和护士，帮助医生和护士自主执业，让线下线上无缝对接并形成业务闭环，提供一站式全面医疗服务和家庭护理服务，把问题解决在家门口，让健康生活更为简单。在移动互联网时代，高端医疗不是高收费，而是高品质、高性价比的服务，泓华在文化价值观、办医理念、商业模式、公司治理、资产证券化、产品服务和业务闭环的形成上做出了一系列创新和尝试。在着力提升客户满意度、解放医护人员的生产力并提升其幸福感的同时，兼顾医院、政府、保险公司、医学研究单位及产业链相关企业的多方关切。中国的医疗健康产业正处于春秋战国时期，固化的医疗体系需要新思想，机械工业出版社总能走在时代前沿，及时传播最有价值的新知识，受陈海娟副社长委托，在此分享我们在医疗健康领域的探索实践和对中国医疗市场的理解，抛砖引玉，希望能给读者同仁一点有益的启示，共同为"健康中国"贡献力量和智慧。

《移动医疗：智能化医疗时代的来临》一书全景式综述了美国移动医疗发展进化，阐述了正确理解"移动医疗"对决策者、企业家、政策制定者、投资者、医生、护士、患者及医疗管理人士的重要性。尤其是从移动医疗的定位和商业模式的构建角度为智能化医疗中的利益相关者进行了全面和详尽的剖析，该书在国内出版发行，确实是中国医疗行业的一件幸事，为学习借鉴国际先进移动医疗经验提供了极大便利。本书传递出这样一个观点：移动医疗并非昙花一现、安慰病人的产品，而是未来医疗保健的存在方式，是医疗技术可持续、创新发展的一种模式。本人对此非常赞同。在瞬息万变、竞争激烈的当今世界，医疗健康领域的持续变革与优化像是一场马拉松比赛。如何把移动医疗的技术优势恰如其分地运用，考验着国内外医疗行业革新者的智慧。任何技术运用在性命攸关的医疗健康领域，都要坚守医疗本源，不忘初心。

泓华医疗集团创始人、董事长兼 CEO

曾人雄

推荐序二

美国总统奥巴马的任期，在我的这篇序言和读者见面的时候，还有八个月左右。在奥巴马没有解决的众多管理难题中，除外交上中东叙利亚的棘手事务之外，在美国内政上的棘手事务，当属医疗改革。美国的医疗改革或许是这个国家最难解决、争议最大的一个问题。

这也是这本书之所以在美国广受欢迎的重要原因：这本书给出的移动医疗之路，不仅给我们指出了每个人的未来生活，也在某种程度上给一个国家和这个星球，指出了可能的未来道路。

移动医疗，是移动互联网技术带给地球人的一个激动人心的大场景：一个能够随时随地记录我们生命过程的时代，终于露出了曙光。这是以台式计算机为基础节点的传统互联网难以对抗的。移动互联技术即使只有这一点应用，就值得我们人类巨大的投入和巨大的期待。从本书多角度大场景的描述中我们可以感受到，在移动医疗登上舞台的脚步声里，蕴含着一种不可抗拒的魅力。

在当今中国，城市居民和中产阶级白领的生活中，流传着所谓"三座大山"：住房、教育和医疗。对此我身边的人多有同感。在这三座大山中，住房消耗了我们的"现金资产"——钱；教育消耗了我们的"心灵资产"——感情；医疗则消耗了我们的"生理资产"——健康。健康是资产中的资产，没有健康，一无所有。今天，健康已经成为中国社会最大的挑战之一。作为发达国家代表的美国和作为发展中国家代表的中国，此时遇到的是同样的管理难题。

这也是我预言这本书即将在中国走红的一个重要原因：这本书里提到的有关移动医疗发展的各种要素和方法，同样也适用于中国这块古老的土地。

移动医疗之所以激动人心，还因为这是用技术手段同时解决个人、家庭和社会"三位一体"问题的一次管理实践。百度搜索解决的是个人学习问题，阿里电商解决的是家庭物质问题，腾讯社交解决的是社会交往问题。这次，移动医疗将同时解决个人、家庭和社会问题。我们可以预测：在移动医疗领域，将诞生一个伟大的企业，其规模和影响无法想象。

这也是这本书将会广受欢迎的第二个原因：这本书在各种关于移动医疗的图书中，构思完整、具体细致、数据翔实。

千百年来，医疗是信息最为不对称的一个领域，而且是客户最为弱势的一个行业。现在，移动医疗来了，专门来解决这种不对称。大众生活最后一个神秘领域，也将被移动互联网技术透明化。

移动医疗，将是移动互联商业版图中最大的一块，是海洋中的太平洋，高山中的珠穆朗玛峰。现在，你已经打开这本书，这就是说，你已经开始俯瞰太平洋、远眺珠穆朗玛峰了。

正略集团董事长、正略咨询创始人

赵 民

推荐序三

信息时代，移动互联网技术唾手可得，科技因素越来越多地融入到了"医疗"这一专业的生命健康领域，无论是普通民众、患者还是医护专业人员都因此受益。现代医学模式从治疗到预防成为共识，如何降低医疗成本、提升医疗服务质量、缓解医疗资源稀少、发展不均衡都成为国内乃至国际医疗产业的刚性需求。

全球化的移动医疗市场潜力巨大，但尚处于摸索阶段，移动互联下的信息技术如何与医学紧密结合是一项系统工程，在临床医学应用中起到实际作用。移动医疗作为一门学科的研究尚未建立起来，相关从业者更多是从自身经验和局部探索中给出自己的解释，却很难从全局来看待这一跨界组合形成的新业态，也很难摆脱互联网的商业模式，而从医学价值的本质来深入研究移动医疗的特点。移动医疗这一细分市场尚显稚嫩，涉及的新兴技术也有一个从炒作、冷静、观望到理性应用，并产生效力的过程。

国内有几大知名互联网企业对移动医疗进行布局，大的医药、医疗器械产业公司和投资公司也积极投入，更有跨界者看好大健康在移动互联网下的万亿级市场，由此可见，移动医疗产业必将迎来蓬勃发展。

本书先从基本概念开始，对"移动"技术，以及"应用程序文化"这一时代背景下的"移动医疗"的产生、发展和盈利模式进行了解释，对医生配合度、患者数据隐私和安全等不同角度的挑战进行了概述，同时也对移动医疗的潜力应用方向给出了建议。

移动医疗的一个重要议题就是"远程医疗"应用于慢性病管理,实现居家监测、音频和视频咨询、传输医疗档案文件等功能。在通过降低技术成本以构建高效的医疗协同的过程中,技术方面的难度主要是数据标准化,非技术的障碍是物流和法律问题。本书作者以大量在美国实际发生的家庭移动医疗、偏远地区的远程监护医疗服务的案例来说明"利益目标、使用便捷"将推动移动医疗向前发展。

制约移动医疗发展的最主要的政策问题是法律法规和消费者权益。本书通过对《医疗保险移动责任法》(HIPAA)这一主要法规在移动医疗的应用进行介绍,参考了美国的 FDA 及多个健康服务监管部门对移动医疗的立法要求,较为系统地对移动互联网、医疗云计算服务如何遵循安全和隐私给出了明确建议,建议国内广大移动医疗从业者认真阅读和借鉴,毕竟医疗是关系人类生命健康的大事。

移动医疗的产品和市场有其特殊性,其研究尚缺乏标准化,并不只是看下载量等简单指标。本书对移动医疗的生命周期和产品功能进行分析,对糖尿病、孕期检查、癌症、皮肤病等细分领域的移动医疗应用(APP)、健康监测与娱乐结合等细分领域的分析则大量列举了一些创新产品案例,围绕着从患者、医生自身的需求和对待移动技术态度来看待移动医疗 APP 的发展问题、医疗管理的难题。本书还从中立者的角度来观察和分析,是一份很好的产业综述。

移动医疗商业模式的探讨也是本文的重点,利益相关者:医生、患者、医疗保险、医疗机构、大型医疗企业和医疗管理者等方面的不同诉求的满足决定了移动医疗的投资和长期支持力度,这点对中国的国情下的医疗改革也有启示。"尊重行业规律、医生价值"也是决定移动医疗产业能否良性发展的内生原因。医患关系与医疗管理制度改革往往是移动医疗创新企业较少关注的非技术因素，但却主导了一家新兴移动医疗企业能否生存和发展，也希望国内的移动医疗企业和投资人能够予以关注。本书花了大量笔墨分析移动医疗商业模式和利益相关者，难能可贵。

移动互联网时代的健康应用、政府公共卫生与个人健康管理的结合大有可为，移动互联网全球化促进发达国家与发展中国家缩小健康服务差距。笔者还关注了落后国家在资金、基础环境缺失下的移动医疗现状，认为经济、组织、技术缺乏都成为制约移动医疗产业发展的因素，同时也欣喜地看到联合国和世界卫生组织对妇女儿童的创新举措在移动医疗中的有意使用。移动医疗在发达国家和发展中国家的定位是不同的，其应用和商业模式都需因地制宜，且受制于医疗基础设施和落后经济、教育和社会制度。

移动医疗终将迎来智能化医疗时代，技术并非移动医疗的复杂的关键问题，反而是如何应用技术，如何考虑患者和医疗的需求、商业动机成为引领移动医疗发展的重要内容，引起了人们的关注！

上海理工大学医学信息工程所

孔祥勇 博士

推荐序四

医疗的现状总是难以令人满意，痛点不少。无论是国内还是国际上，医疗的这些痛点主要是由于医疗资源，特别是高水平的医生资源短缺造成的。培养高层次的专家型医生周期长、难度大，不是一朝一夕能够完成的，但就是这些有限的医生资源也由于种种原因而不能得到有效利用。随着人口老龄化以及人们对健康需求的不断上升，这种医生培养模式和使用方式与人类对医疗健康需求的矛盾会越来越突出。我总有个感觉，就是我们教育得再好，人再聪明，仅仅依靠医生能力的提升来满足医疗需求几乎是不可能的。医疗正处于变革的前夜，技术的创新才是行业和产业发生变革的真正推动力。蒸汽机的发明推动了工业革命，计算机的发明引发了信息革命。人类要真正解决医疗问题也只能靠技术的进步来推动。移动互联网、可穿戴设备、基因科学、大数据医疗和智能诊疗结合在一起，一个崭新的医疗时代一定会到来。

正因为如此，移动互联网与医疗相结合才取得了快速发展，虽然一开始只做一些医院"看不上、不愿干或干不好"的业务，例如预约挂号、智能提醒、检验/检查结果查询及推送、随访、轻问诊、健康管理和疾病管理等。移动医疗通过这些看起来不起眼的业务，把医生和患者连接起来，当医生和患者连接达到一定数量级后，配合技术的进步、观念的改变和政策的配套，就会从量变产生质变，逐步渗透并进入到医疗的核心业务。因为移动医疗从来就不只是手机和 Wi-Fi，而是一个生态链，是一个由物联网、可穿戴设备、信息采集、大数据、智能医疗和精准医疗等多个概念组成的大生态链。当可穿戴设备随时随地地采集我们的生命体征，通过移动互联网传到云端形成健康大数据，具有认知计算能力的医疗智能机器人实时守护着我们的健康。对于一些疑难杂症，全球顶尖的医学专家在移动端提供远程诊断和治疗。这是一个什么样的医疗场景呢？

在围棋人机大战，谷歌 Alpha Go 以 4 比 1 大胜韩国围棋九段选手李世乭后，人们又对智能医疗给予了更多的期待。IBM 更是全面转向认知计算，并通过研发与收购全面进军智能医疗领域，打算深入肿瘤科、眼科、骨科和皮肤科等专科，以求最终完全取代人类医生在诊疗过程中的各个环节。

理想很丰满，现实很骨感。医疗毕竟是与人的生命息息相关的行业，移动医疗在发展过程中遇到了技术、观念以及政策等多方面的障碍和限制，业界不少人士对移动医疗的发展也提出了诸多质疑。移动医疗和智能诊疗要想健康发展，除了技术上快速进步，能够真正符合临床诊疗的实际需求外，还必须要从理论上解释和回答诸如技术产品、业务形态、隐私安全、商业模式和配套政策等问题。中国移动医疗配合新的医改，包括医生多点执业和分级诊疗，正得到快速发展，但也面临诸多挑战。他山之石，可以攻玉，来自大洋彼岸，由唐娜·玛维与唐娜 J·斯洛文斯琪著，由王振湘、杜莹婧翻译的《移动医疗：智能化医疗时代的来临》无疑是一本值得期待的专著，该书从理论高度对移动医疗的定位、规范、立法、网络安全、产品、市场、商业模式和发展趋势等进行了全方位的阐述，对我国移动医疗事业的发展具有很好的借鉴作用。

福州总医院计算机应用与管理科主任

陈金雄

前　言

本书对"移动医疗"进行了界定，综述了移动医疗的发展，阐述了正确理解"移动医疗"对决策者、企业家和政策分析者的重要性，因为他们在开发产品、为消费者和供应商提供协同医疗信息方面扮演着至关重要的角色，尤其是在竞争激烈、瞬息万变的当今世界。本书还预测了移动医疗的趋势，以及移动医疗技术将如何为技术创新开拓者——创新者和企业家提供机会。

本书可供以下人员阅读：医院管理人员和住院医生、医疗从业人员（包括医生和管理人员）、保险公司和监管机构，以及其他行业的思想领袖。他们的工作与消费者息息相关，如降低医疗成本、改善医疗保健等。本书对医生（包括临床医生）、病人和照顾病人者、应用程序开发人员和销售人员等都非常有价值。事实上，对所有从事医疗保健工作的人员都很有价值。无论是商务人员还是医务人员，移动医疗技术把他们都联系在了一起。

本书探讨了移动医疗系统的各种动态变化，以及医生、病人、保险公司、宏观调控者、企业管理者、行政管理者、护理人员、从事医疗服务等人员之间的关系，着重探讨美国乃至全球的移动医疗技术是如何改革和重建医疗保健系统的，以及这些变化是如何改变医疗商务模式的。

基于技术的商务"解决方案"越来越多，价值也越来越高，但实际上并没有取得预期的效果。消费者——无论是痴迷技术的商业人士还是普通民众，都开始认为大多数技术产品的生命周期短暂，总是有人宣称又有"改良的"产品横空出世了，可过不了多久便夭折了。因此，为保持活力，技术解决方案必须不断改进，满足用户不断变化的愿望和需求。本书的主要观点是，移动医疗并非是昙花一现的安慰病人的产品，而是我们未来进行医疗保健的方式，是医疗技术可持续发展、创新增量发展的一种模式。

目 录

第 1 章

概　述

引言

2011 年，在华盛顿举行的移动医疗峰会上，美国健康与公众服务部部长做主题发言时说："移动医疗是我们时代最大的技术突破，如果能付诸实践的话，能解决我国的大难题。"（Levy，2012，p.3）。就全世界范围而言，移动医疗包含的技术和输送信息的潜在能力不仅能提高个人的健康水平，还能摒弃医疗体制中的弱点，这项技术现在已经由趣味横生的各种"应用程序"成熟发展到了医疗领域，进入了严肃认真的日常工作中。随着移动医疗的发展，医疗卫生界将发生巨大变化——医疗个性化，医生和患者共同参与，公众更加重视疾病预防，降低医疗成本等。这些变化将是全球性的，行业报告表明，移动医疗具有巨大的潜在市场，发展势头强劲（Levy，2012；West，2012）。

尽管移动医疗的宣传越来越热，但医疗行业从业者和消费者却并未获得足够多的相关信息，对移动医疗产品的运用策略也就缺乏了解；学术界研究者对此也鲜有关注，更没有对单个或系列产品进行临床测试。大多数关于移动医疗的"客观"信息都来源于基金会、咨询公司以及私人研究公司的研究报告。遗憾的是，我们从公共媒体处获取的有关移动医疗的信息只是传闻轶事、广告宣传或主观揣测。即便如此，赛伯耶仍然表示移动医疗大有作为，她说的话是对的。

　　尽管移动医疗还处在广告宣传阶段，尚未像因特网那样，达到生产力可持续发展的成熟水平，但在不远的将来，移动医疗领域一定会蓬勃发展。如图1.1所示，技术宣传常常用来说明一项新技术、新发明的发展与时间的关系，还有可能会运用到产品及其类似的应用中。在很大程度上，具备可持续性生产潜力创新的产品往往是那些能争取到大多数客户的产品（Fenn 及 Raskino，2008；Levy，2012）。

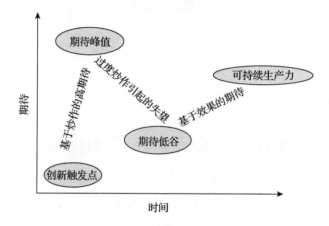

图 1.1　新兴技术的宣传效应

（改编自 Fenn 和 Raskino 2008. Mastering the Hype Cycle）

移动医疗：变革助推器

　　移动医疗能推动医疗卫生领域主要部门的改革，尤其是基础医疗管理和老年医疗管理。此外，移动医疗还能大大提高患者的医疗体验，引导他们进行全新的自我医疗。问题是，移动医疗作为可行的医疗方式是否能够持续性地发展。诸如此类的问题关系到医疗的方方面面，譬如技术应用的速度和范围、产品的生命周期、激烈的市场竞争，乃至形形色色的终端用户。

　　移动医疗作为变革助推器往往能引起两种变化：一是解体式的剧变，即颠覆医疗机构和医治过程，这对于研究者来说是不言而喻的；二是效果累积的渐变，即一系列事件发生之后，产生足够的推动力驱使变革继续进行。有时，貌似微不足道的变化能引起一系列其他的变化，进而引发实质性的剧变。相反，剧变有时并不能产生有意义的预期结果。比如在中国，用手机预约医疗服务的能力已经产生了巨大效益：中国天津医患联络项目为郊区患者提供了专业的医疗服务，虽然它们并没有给专业机构本身带来剧烈的变化，但却产生了累积性的效果，并将最终推动中国医疗体制改革（Levy，2012）。

什么是移动医疗？它为什么重要？

移动医疗这个新生事物横空出世以来已有十年之久，其中与医疗相关的各种参数尚未形成标准，也没有被广泛接受的定义，然而其推动医疗改革的潜力却已经得到了普遍认可，医疗服务将变得方便快捷、质优价廉（Levy，2012）。但是到底何为移动医疗？本书采纳了美国医疗信息管理委员会提供的行业界定，把移动医疗定义为：

医疗实践中使用智能手机或平板电脑等设备下载与医疗有关的应用软件（应用程序），通过移动网络在医患之间传递信息，改善他们之间的沟通和交流（AHIMA Guide，2013）。

我们相信，在考量产品的设计和使用、供货商的可靠性、数据管理等因素方面，该定义提供了一个综合性的适用框架；然而我们也注意到，在与医生或其他临床医生的沟通方面，该定义忽视了移动医疗在自我保健、自主管理方面所起的关键作用。同时，也没有重视将信息跟踪、反馈给患者的医生。

除了技术本身所提供的机会之外，还有什么是移动医疗的推动因素？也许当今医疗卫生界最重要的推动因素是人口老龄化，尤其是在美国这样的发达国家，人口老龄化的趋势已产生了严重的后果，越来越多的慢性疾病需要长期治疗而非偶尔就诊。移动技术为社区就医提供了广阔前景，能减少住院需求，降低医疗成本，提高患者的生活质量（Norris et al.，2009）。

移动现象

目前我们生活在一个移动无处不在的世界里。"移动"，简单说来就是与外界交流、搜索信息时不再依赖硬件连接，而是使用计算机系统、通信设备；无论何时何地我们都可以用智能手机、平板电脑以及其他设备来获取信息、与人交流，满足个人、商业以及医疗的需要。我们通过移动端可以看电影、订一杯咖啡、获取前往远处某个地点的行车路线，我们的需求不受时间限制，在白天黑夜都可以满足。许多儿童和十几岁的少年从来没有见过带手柄、接地线的电话，根本不能想象一个没有无线网络、不能连接到因特网的世界，他们只记得当今世界的第一代苹果手机。如今，技术把我们和每个人联系起来，不管对方身在何处，是隔着一条街还是在遥远的地球另一面，我们都能联系到他，世界其实就在我们的指尖上。

从何时起世界变得如此移动了？从20世纪80年代起，我们有了手机。2007年，史蒂夫·乔布斯为移动技术——苹果手机首次推出了游戏控制键，也可称之为轴点。苹果手机是智能手机，即手机具备了计算机的功能，使用方便、性能稳定，能把用户和互联网、其他计算机、大型数据库连接起来；更重要的是，携带极其方便，且性价比高。智能手机使消费者获得了更高程度的移动自由，消费者喜欢移动带来的便捷，世界触手可及，而且不需要插座。智能手机价格不高，意味着普通人都能享有移动带来的方便自由。苹果的这款手机设计美观，使用漂亮的触屏界面，与计算机相似，用起来趣味横生，深受年轻人的喜爱（The Guardian，2010；Panzarino，2012）。有趣的是，在美国，手机被称作"cell"，强调它的交际功能；而在欧洲国家，他们注重的是设备使用者的特点——移动（mobile）。

据估计，全世界正在使用的手机多达60亿部（International Telecommunication Union，2012），世界人口约71亿人（U. S. Department of Commerce）。由此看来，手机的使用数量是相当惊人的。未来几年手机的使用数字还会有大幅度增加，因此要保证智能手机应用程序的稳定供应，其中也包括移动医疗产品。在美国，单是移动设备的销售便从2009年的1.72亿美元增加到了2015年的2.15亿美元，增幅达25%（Zimmermen et al.，2012）。而且，移动数据使用所带来的收益也将从2008的350亿美元增加到2016年的1800亿美元，增幅达514%（Verma et al.，2012）。趋势分析表明，到2016年，人均将有1.4台移动设备（Cisco，2012）。还好我们人类只有两只手。

虽然移动设备和用户的数量都在快速增长，但却不是每个人都能认识到移动技术将继续朝着型号更小、移动性更强的趋势稳步发展。早期技术革新者放弃了便携式计算机转而开发更小型的移动设备，专为触屏设计应用程序；但有些用户和经销商仍然抓住大屏幕计算机不放，认为这样更方便。脸书（FACEBOOK）的创始人兼首席执行官马克·扎克伯格承认："可能这是我们犯下的最大错误，脸书创立6年后才接受了应用程序文化，而且当时还没有无线技术战略；然而到了2011年12月，脸书所有产品的团队都在招募移动工程师。"他们改组研发过程，接纳了应用程序，移动技术终于成为他们的研发重点（Hempel，2013）。

皮尤互联网和美国生活项目（The Pew Internet&American Life Project）针对移动领域做了一个调研，美国成人移动用户的使用情况在几份报告中得到了反映。调研结果表明，美国85%的成人拥有手机，其中53%拥有智能手机。在这些智能手机用户中，有半数通过手机获取健康信息，而且20%的智能手机用户在手机里安装了保健应用程序。研究报告显示，最受欢迎的软件是那些监督运动、饮食以及体重的软件（Fox and Duggan，2012）。

在早期的研究中，根据皮尤研究中心（Pew Research Center）的民调，17%的手机用户用手机寻求医疗咨询；到2012年，该数字翻了一番，达到了

31%。而且，几乎所有的人口学统计数据都表明，这方面的数据确实有显著增加，但那些年过 65 岁的人和未接受过高中教育的人除外（Fox，2010；Fow 和 Duggan，2012）。

　　研究人员根据软件使用者反馈的情况，了解到了与健康有关的软件种类及相关功能。如表 1.1 所示，有资料表明保健、锻炼、饮食方面的软件使用最多。疾控中心预测，2011 年糖尿病的罹患率大约为每千人 7.7 人，于是我们发现血糖监测软件使用的人数不多，或者糖尿病的监测软件会特别有趣。由于慢性疾病的治疗主要是通过药物，所以医疗软件使用的人数似乎特别少。

表1.1　医疗应用程序使用的种类和用户百分比（ N = 254）

应用程序使用的种类	用户百分比（%）
锻炼、健康、计步器，或者心率监测	38
饮食、食物、卡路里计算	31
体重	12
月经周期	7
血压	5
医疗健康服务网站（WebMD）	4
怀孕管理	3
血糖	2
医疗管理（跟踪、警示等）	2
情绪	>1
睡眠	>1
其他	14

（来源：Pew Internet/CHCF Health Survey, August 7-September 6, 2012；reported in Fox and Duggan 2012）

　　拥有一台智能手机而非其他款式的手机非常重要。52% 的智能机用户通过手机获取保健信息，而非智能手机用户只有 6% 的人获取保健信息。年龄在 18～49 岁，或者取得了大学学历的拉丁裔、非裔美国人的手机用户，更有可能通过手机来获取保健信息（Fox 和 Duggan，2012）。

移动技术给我们带来了希望，拓宽了选择范围，极大地改变了获取信息、购买产品、联络朋友以及零售业经营的方式。然而，移动技术尚未把医疗保健领域的变革提到日程上来，这个说法从《平价医疗法案》（ACA）的后续影响来看似乎是错误的。该法案准备在医疗卫生变革中引入信息技术，以便达到优质高效、方便快捷的目标。

移动设备在技术难题解决方面举足轻重，该想法不无道理，但是必须承认改革面临着更加严峻的挑战。由于美国的个人收入因地域而存在差异，所以美国的医疗体制相互不连贯、效率不高，有些人得不到医疗保障。而且，医疗行业非常复杂，医疗服务和运转模式受到越来越多的挑战，如相互矛盾的激励机制、成本压力、支付拖欠、消费者追求更大的价值和满意的服务。领先技术是否能解决这些困难确实是一个不容忽视的问题。

应用程序文化的兴起

随着移动技术的发展，应用程序及其文化也应运而生，势头强劲。该趋势表明，声音传输设备的使用已转变为移动计算机设备的使用，美国 59% 的成年人目前已成为移动互联网用户，即通过便携式计算机、平板电脑或手机使用无线互联网。移动计算机和互联网的结合使用已成为新常态，过去由便携式计算机、台式计算机所做的事情现在正越来越多地用手机来完成。对许多低收入人群而言，手机是他们进入互联网、参与网上活动的唯一渠道（Purcell et al.，2010）。像"生命线帮助"（Lifeline Assistance）这样的美国联邦级项目，就是为这部分成年人量身定制的——为他们提供经济援助，帮助他们购买手机、获得手机服务合同。最近的研究表明，在有色人群里，手机的使用率有增加的迹象。然而，随着技术的继续发展，在评估移动技术的潜在效率方面，如减少种族差异、改善健康状况等，政策制定者、临床医生和专家学者似乎远远地落在后面（Martin，2012）。

什么是应用程序？就像"移动医疗"这个抽象概念一样，"应用程序"这个术语也没有标准的定义。因此，我们采纳了 2010 年《应用程序文化的崛起》中提供的定义："专为用户设计的手机操作应用程序，能提高手机功能，帮助用户完成各项具体任务"（Purcell et al.，2010）。手机应用程序与手机"功能"有所区别，"功能"是硬件驱使的活动，如需要系统软件的拍照、录音、摄像。应用程序是移动医疗的重要组成部分，但是目前大多数的应用程序主要是用来娱乐。三四岁的孩子已经会玩爸爸妈妈的手机了，如玩简单的游戏、看视频。把计算机当玩具的不只是孩子，很多游戏也受到成年人，甚至老年人的喜爱，而且种类之多令人目不暇接。应用程序之所以胜出，是因为把主机设备这个工具的性能给予了最大化（Purcell et al.，2010）。

智能手机出现前，美国越来越多的成年人希望拥有功能更多、性能更好的手机。说实话，他们确实需要手机，尤其是低收入者和住在偏远郊区的人。设想一下，哪些人是应用程序的用户？这个问题似乎有点复杂，因为相关因素很多，如社会媒介、因特网，以及其他移动技术和设备。事实上，不是所有的成人手机用户都明白在手机上做的事情是由应用程序驱动的。然而，现在已经确定的是，应用程序的使用与各种在线活动、手机功能、一般技术的使用有着密切关系。（Purcell et al.，2010，p. 19）

2010 年，皮尤互联网与美国生活项目研究了 1917 名美国成年人使用手机的情况。该项目进行的跟踪调查项目（Tracking Survey）表明，只有 29% 的用户下载或安装了应用程序，38% 的调查对象会购买事先已安装好了应用程序的手机。说到应用程序的活跃用户，只有 24% 的美国人说自己是应用程序的活跃用户。总的来说，该问卷调查显示，虽然应用程序受到部分手机用户的欢迎，但仍有大部分手机用户并没有成为应用程序新兴文化中的一员。十分之一（11%）的人有手机，但不能确定他们的手机里是否安装了应用程序。特别是许多年纪稍大的用户不想使用预先安装了应用程序的手机。很显然，拥有应用程序和使用应用程序是两码事。手机装有应用程序且实际使用了应用程序的用户只有大约三分之二。拍照和编辑文字是目前最流行的非语音手机数据使用功能,受到十分之七的手机用户青睐(Purcell et al.,2010)。基于之前的定义,这些功能是由计算机驱动的,而非独立的应用程序。

综上所述,移动应用程序用户比其他手机用户或成年人这个群体相比,更年轻、教育程度更高、有更强的经济实力。此外,和美国成年人相比,应用程序用户有明显的人口学统计特点,其用户主要为男性,更年轻,而且相对而言,有更多的西班牙裔(Purcell et al.,2010)。

据估计,美国移动应用行业产生了 466 000 个工作岗位,创造了 200 亿美元的年收益(Rockwell,2013)。应用程序正广泛应用于娱乐、购物、银行、游戏等领域。与此相比,医疗保健应用程序还没有达到成熟的阶段,蕴藏着创新、办实业的巨大商机。研发软件的成本高低不均,从 8 000 美元到 100 000 美元不等,但是要盈利却不是件容易的事。大多数用户不愿意在应用程序上花太多钱,因此,移动广告能挣大钱这一点仍需考证(Rockwell,2013)。此外,通过 ibuildapp. com 这样的网站,用户能为自己的移动设备免费设计用于个人、商务和保健用途的各种应用程序,而且是免费的。

有些应用程序得到了广泛认可,如退伍军人健康管理局(VHA)的 Blue Button,其在注重患者利益的医疗改革中的作用不可低估,能让消费者下载个人健康数据、管理自身健康、做出医疗决策(Downs,2011)。安泰是美国最大的健康保险公司之一,其产品 iTriage 的下载量多达 600 多万次,在苹果公司的苹果手机应用程序商店中大受追捧。消费者用 iTriage 研究健康状况、寻医问药、获取更多医疗信息(Hempel,2013)。但是也有微利市场和社会媒介的应用程序,如 Patients Like Me,患者、护理人员和其他人都可以加入某个群,分享关于某个疾病的相关信息(Bradley,2013)。

普及移动医疗的挑战、局限和障碍

虽然移动医疗具备医疗改革多方面的潜力,如为患者提供医疗服务、理赔程序、全球外购医疗和金融服务，但仍存在很多局限。企业家和投资者没有可借鉴的商业模式，缺乏盈利先例。而且，我们无法知道消费者是否需要并愿意使用移动医疗技术，也不知道厂商营销是否在做考察和投资。事实上，手机里下载了健康应用程序的美国手机用户数量并无明显增加（Levy，2012）。移动医疗在更大范围内是否有效、可行目前还是个未知数，尚无任何证据表明能获得显著效益。

也许更令人担忧的是高删除率。研究表明，健康应用程序的删除率较高（Levy，2012），这意味着健康应用程序市场的疲软。"删除"的意思是从手机或者其他移动设备上删除应用程序，因为用户不想再使用。德鲁·西弗斯是mFoundry 公司的首席执行官，该公司为星巴克研发应用程序，颇受用户欢迎。他认为消费者被移动技术所震撼，但同时也很迷惑，在使用上有困难（Helft，2012）。其实，不只是医疗消费者，医疗供货商、医疗从业者也如此，都感到迷惑。

长期以来，医疗界一直抵触业内的巨大变革，种种困难由此产生。说实话，美国医疗界被认为是顽固不化、厌恶变革的行业（Christensen et al.，2007）。医疗界文化保守，而且医疗文化的关键角色是医生，他们是主要的利益关联者，却不得不承受改革带来的风险，因此，他们想要维持现状，对改革有抵触情绪。大约 62% 的医生不与患者用电子邮件交流。而且，重大医疗项目从创新到标准的临床实践需要的平均时间长达 17 年，这些都说明来自医生的阻力不可小觑（Winslow，2013）。

医疗与信息技术（IT）联姻的历史不长，医院最开始引进计算机也仅仅是用于财务而已（如记账），与医疗服务对接是很多年后的事情。究其原因，有这么几个，大家认为信息技术对医疗没啥益处，信息技术项目的成本太高，而且曾经有过失败的案例（Norris et al.，2009）。

尽管医院对有关信息技术资本配置的研究落后，但是医疗技术的革新在医疗服务中却一直扮演着重要角色。实际上，截止到 1910 年，X 光透视等医疗技术的发展，已经把医院转变成了现代科研机构，手术、病患护理均需遵循各种科学理论。由于有技术撑腰，所以医生深得患者信赖，在医疗实践的大多数领域都占据着权威地位。患者做 X 光检查和其他诊断性项目检查时，或要求动用其他医疗资源，如动手术等，都需要医生写医嘱（Starr，1982）。

然而，100 年后，事情发生了根本性改变。医疗技术仍在继续推动医疗的发展，但是真正影响患者、医生、护士和其他医护人员的却是医疗信息技术。的确如此，在过去 20 年里，在纸上传递的许多信息都实现电子化了，例如医嘱、诊断和检查结果、各种供应商的咨询记录等。电子通信方式的发展日新月异，经历了从大型主机、微机系统到网络计算机；最近出现的移动通信手段——智能手机、平板电脑和其他无线设备也越来越多地用于医疗机构（HCOs）当中。

目前，移动医疗难以普及的部分原因是医生不愿使用移动医疗工具，也不愿意使用应用程序，如果他们得不到补贴的话。个中缘由不难明白，历史上有先例可查，且看最近的一例。政府提供补贴奖励电子医疗记录，很快医生就采纳了。但调查研究还显示，医生不支持移动医疗与其说是由于补贴，不如说是事关患者授权，也就是说，医疗健康与患者息息相关，他们才是当事人，医生因而反对动摇其传统的医疗权威角色。究其原因，参加问卷调查的医生中有42%的人回答说是因为担心移动医疗会使患者不再依赖医生，只有27%的医生支持病患使用移动医疗方式，以便更积极地参与治疗；13%的医生反对使用移动医疗设备，工作经历不满 5 年的年轻医生有24%持反对态度（Levy，2012）。

上述信息需待进一步证实，这对未来移动医疗的普及很重要，但是也意味着一场针对患者的争夺战即将拉开序幕。医生多年来积攒的最大资源是与病患的关系，医生以此回避公司的控制、保持职业的独立和权威（Starr，1982）。近年来，随着《平价医疗法案》（ACA）的出现，医生从业的门槛提高了，医生的聘用与医院挂钩，医生的掌控权削弱了，但是医生在人们心目中仍然保留着权威的形象。病患的授权、移动医疗赋予的自我医疗保健，这些对医生的权威是个极大的挑战。医生最终是否同意接受这些变化无从知晓，但是，移动医疗技术最终会平衡各方利益、将医疗的某些掌控权转移给消费者却是不争的事实。对消费者来说，医生娴熟的技术，尤其是经消费者授权而使用便利的技术，也许会帮助患者克服焦虑，因而屏蔽反对者的声音。

移动医疗技术的普及始于专家和热情人士对其优越之处广泛宣传。接着，早期接受者积极响应，他们的成功经验和体验上的满意影响到了以后的使用者。如果能改善现有的技术，消费者就非常有可能接纳移动医疗技术。如果使用更加便利、功能更多、成本降低，便会受到更多人的欢迎（Norris et al.，2009）。

如何评估移动医疗的普及水平？根据爱姆康软件调查（2012）（Amcom Software Survey）的结果，几乎没有移动医疗的证明文件。该调查结果如下：

- 被调查的设备中，有34.1%的设备有书面政策
- 31%有正在研究的政策
- 22%据报告反映有口头政策
- 37%没有实施移动战略的计划
- 文件缺乏的理由包括：缺乏意识，而非不重视，或者没有责任人

私人医疗电子数据可能会被不当使用，如何妥善储备和传输这些数据是个亟须解决的问题，这些问题涉及的法律范畴尚未被详细讨论过。一旦私人医疗信息的交换日常化之后，这些问题就都有可能出现。同样的，自带个人设备办公（BYOD）的问题也将得到关注，医生和医疗工作者自带移动设备工作也将得到关注。自带个人设备办公能给工作带来便利，因为医生经常使用自己熟悉的设备，用起来更加娴熟，也可节省体制成本，因为机构不需要为员工支付移动设备费用。但是自带个人设备办公也有缺陷，如安全问题、整体型号一致性问题，如果使用者的设备型号不一致的话，难免出现问题（Intel White Paper，

2013）。此外，如果雇员携带移动设备超出了机构允许的范围，要如何进行干预？

医生和消费买单者都指出，隐私和安全隐患是移动医疗的主要发展障碍，只有大约一半的医生相信工作场所的移动互联网设备是安全可靠的。只有53%的医生说移动医疗的使用和服务与机构的信息技术协调运转。甚至还有更少的人说他们已被整合到了其他医疗体制的技术中。如前所述，文化是实施的巨大障碍。事实上，27%的医生和26%的消费者都认为文化保守是移动医疗推广的主要障碍（Levy，2012）。

与此同时，政府将颁布法规，可能不鼓励或至少放慢移动医疗革新的脚步。供应商和支付者采取措施提高生产力，评估真实的生产力、成本影响和投资效益。因此，亟须研究移动医疗相关问题，以确定是否会导致医疗改革，还是会产生市场停滞。

目前，移动医疗像美国的医疗体制一样呈碎片化、不连贯的状态，亟须大刀阔斧的改革。由于这种碎片化状态，应用程序没有兼容性，或者程序功能有限，不能协调各方研发成果，因此需要整合应用程序的研发，与其他移动医疗工具协调发展（Estrub 和 Sim，2010；Chen et al.，2012）。罗伯特伍德约翰逊基金会呼吁并支持移动医疗的发展，并已初步形成了一个框架，其他基金会也承诺支持集体研发拓展移动医疗产品。移动医疗有潜力改革全球医疗卫生，推动美国以外的公共健康事业，因此，流行病和其他全球重要的健康问题都将得到全面解决和妥善处理。要做到这点，移动医疗就必须避免进一步的碎片化，把更多精力集中在协作整合上。

希望与现实

美国和全世界都对移动医疗寄予厚望，最近的一项全球调查显示，大约50%的患者相信未来3年里，移动医疗将改善就医状况，提供方便实惠、质优价廉的服务；有六成被调查的医护人员期待在不久的将来，自己的国家也会广泛实施移动医疗。但是被采访的专家预测，移动医疗将遭到医生们的强烈反对，因为他们承担着巨大的风险（Levy，2012）。

虽然移动设备和网络发展迅速，但大多数成年人遇到健康问题时，仍选择求助专业人士、朋友，或者家庭成员来获取医疗资讯。对于大多数获取资讯的人来说，网络的作用越来越大，但仍然扮演着替补角色（Fox，2010）。研究表明，消费者的语言能力，包括阅读能力，会限制他们从网上获取健康资讯的能力。此外，网上的资料常常过于复杂，表达不清楚，或者有很多的医学专业术语（Agarawal et al.，2013；Tu，2011）。只有当这些问题得到妥善解决后，移动医疗才能发展。

当今，美国文化公开透明的特点是不容置疑的，但是医疗卫生却是个例外。在移动医疗的发展中认识到这点很重要，特殊饮食的研发或者应用程序的使用已经获得了可持续的市场份额，但是，不能停留在此阶段，研发者必须探索如何保护隐私安全。无线技术医疗领域里的一位重量级专家、医学博士埃里克·托珀认为，移动医疗的未来在于数字医疗。生物感应器将测量各种生理数据，如血压、血糖水平，然后通过智能手机无线传输给医生；医生在获得患者更加全面的情况后，便能有效地利用这些信息治疗患者。但是，技术和医疗之间目前存在分歧，医生继续保持现状（Winslow，2013）。

托珀也希望消费者能够推动移动医疗，充分利用社会网络的力量推动重要的改革（Winslow，2013）。该想法不乏支持者，比如在 Patients Like Me 这样的社会网络中就不难找到。重病患者和护理人员常常求助于该网站，搜索在主流医疗界中找不到的信息。这些社会网络告诉会员们数据将被分享，而会员们并不担心，因为这样做利大于弊。但是，说到个人健康数据隐私的保护，像谷歌、脸书如此大的社会平台是否能得到会员的信任，仍然有待观望（Bradley，2013；Kuratis，2011）。

在美国，医疗卫生蕴藏着巨大的商机，占国民生产总值的80%。预计在未来 10 年里，移动医疗生产力的增加将节省 3050 亿美元，这得益于就诊往返时间和费用的减少、交流和决策的便捷，以及其他方面的改善。在未来 25 年里，在治疗慢性疾病时，仅远程检查这一项就预计能节省 2000 亿美元（Levy，2012）。但是，预测仅仅是预测而已，没有人能研制出稳健且可靠的商业模式，使移动医疗大规模地、可持续性地成功发展。移动医疗需要远见卓识，保险公司、企业家、应用程序研发者以及政府部门必须对赚钱和省钱感兴趣，这样才能推动移动医疗朝着加速发展的轨道前进。表 1.2 总结了在移动医疗可持续发展模式中，各主要风险承担者所需的知识。

表 1.2　移动医疗信息利益相关者

利益相关者	信息需求
消费者/患者	即使技术改变了购物方式但仍能理解技术向移动转变；医疗卫生更加复杂，隐私安全增加了困难。研究许多流行的移动医疗应用程序，考虑移动医疗如何授权给患者，如何节省费用和时间，如何提高疗效和患者的满意度。研究应用程序研发中如何接近自我保健的潮流以及患者的角色
医疗卫生供应商/医生和其他临床医生	移动转变有可能改善患者和供应商，特别是医生之间的关系。认识到与患者的互动不会因为费用支付或豁免而终止，相反互动会继续。找出移动医疗如何帮助供应商提高效率、质量以及患者的满意度
医疗卫生供应商/机构（医院、医生从业、紧急医疗、医疗零售）	认识到移动医疗进一步推动自我保健的趋势，确定帮助管理患者的移动医疗战略，因为患者是整个项目的核心，指导患者在合适的时间、以合理的价格获得最合适的医疗资源。确定临床医生和患者的动机

（续）

利益相关者	信息需求
医疗卫生管理/首席执行官、信息总管，以及其他高层管理人员	理解技术向移动转变的深刻影响，确定安全、隐私、感染控制和其他事实移动给医疗战略造成的障碍。认识 BYOD 项目的局限，理解医生和患者接受移动医疗的真实动机，移动医疗如何实现投资回报率（ROI）、效率、患者满意度、疗效等目标
保险商/支付方	谁来支付费用？目前，支付方在以下几个方面是移动医疗最关键的推动因素：提高效率、降低管理成本、优化服务、保证疗效。本书将肯定他们的重要作用，指导保险商/支付方抓机会调动患者和供应商，制定策略迎接挑战，其中包括调控
创新者、企业家和应用程序开发商	具备移动医疗的远见卓识及转型的巨大潜能。除了技术之外，还能看到产品终端用户以及自我管理对许多重要利益相关者的意义，理解医疗卫生的复杂性，如工作流、临床要求等
政界人士和政策制定者	理解移动医疗技术变革的意义，其在医疗改革中的巨大潜力，以及变革美国及全球医疗卫生的潜力，创造偿付机制帮助移动医疗的发展，为消除障碍努力工作，为移动医疗提供资金，鼓励与重要利益相关者合作
学术研究人员	确定移动医疗为研究领域，可能的合作者为研究提供资金来源，将移动医疗教育纳入大学本科课程

（续）

利益相关者	信息需求
医疗专业教育人员	确保医疗专业人员具备在当今及以后的移动领域中取得成功的技能，为需要移动技术的学生、校友、社区合作者设计并提供培训，与私企合作，保证培训项目的质量

结论

移动医疗是超级革新还是炒作革新？目前确实有很多成绩，但努力似乎是分散的，在战略规划上好像花费的时间和精力都不够。调研表示，供应商往往缺乏移动医疗的目标、计划、预算、商业驱动力和领导力（Medullan，2012；Shaw，2012）。要想有所成就必须非常努力，搞清楚这里面的奥妙，搞清楚终端用户的需求。移动医疗将带来各方面的改善，如这些以患者为中心的医疗，对疾病预防的重视，将给医疗服务界带来巨大变化。因此，创新者会面临更大的挑战。

消费者对于移动世界的动态非常关注。大多数消费者能得心应手地用智能手机购物、办理登机手续和银行业务。他们希望个人设备用着越省事越好，否则，他们将转用其他方式（Slabodkin，2.12）。在就医方面，消费者也希望能感觉到移动世界的魅力。移动技术已经颠覆了 19 世纪 50 年代的医疗理念：医疗服务必须是在面对面的环境中进行（Dishman，2011）。移动技术也刷新了消费者对于医患关系的观念。100 多年来，患者与医生是交易的关系，买单以后关系就终止了。但是现在，医患关系继续保持着，而且是实时的，医生的服务真实存在。

下面的场景描绘了移动医疗在未来可能发生的事情，是否能实现依多个因素而定，比如，要让主要风险承担者满意，因为他们有可能拖延或者阻碍改革。正如本章所讨论的，医疗服务比购物更加复杂，因为需要技术将信息连接和整合起来，还需要相关人员的合作，同时还要保证终端用户的隐私安全。

场景：医生走进检查室，一个口袋里放着智能手机，另一个口袋里放着平板电脑，在一个更大、更清晰的互动触屏上调出检查结果。打开病理学界面，如肿瘤的片子、专家的记录和建议，医生开始和患者讨论各种治疗方案，患者用智能手机发电子邮件给妻子，告诉她诊断结果，同时把医生的解释和建议录下来，将来还可以回放。同时，医生吩咐助手做一个回访患者的日程表，落实手术的时间，然后医生离开房间走向自己的办公室。拿出智能手机开始使用Dragon，一个声音处理软件，听写记录下他的医嘱，并制作成一份电子病历。

移动医疗有潜力解决医疗卫生方面的四个问题：①预防：提供公众健康生活方式的意识；②监督：病前筛查和评估；③治疗：提供高效可靠的治疗；④支持：关注患者和看护。此外，移动医疗还能借助远程医疗努力收集，并共享各种病患数据，并且能促进医疗和商业的合作（Norris et al.，2009）。

在过去20年里，移动技术越来越先进，人们的通信方式、商务活动、生活环境发生了巨大变化。不久的将来，这个领域会发生更加激动人心的变化，因为在未来五年里，医疗健康被视作是推动移动设备更新的排名前三的领域之一（Greenspun 和 Coughlin，2012）。74%的消费者似乎能接受新的移动服务模式，比方说医生的虚拟回访（Cisco Press Release，2013）。移动医疗的可持续性创新和广泛采纳不仅彻底改变了美国的医疗卫生，而且能推广到美国以外，创造新的全球医疗市场。

参 考 文 献

Agarwal, N., Hansberry, D. R., Sabourin, V., Tomei, K. L., & Prestigiacomo, C. J. (May 2013). A comparative analysis of the quality of patient education materials from medical subspecialties. JAMA Internal Medicine. Published Online. doi: 10. 1001/jamainternmed. 2013. 6060.

AHIMA Guide. (22 April 2013). Mobile apps 101: A primer for consumers. http: // myphr. com/Stories/NewsStory. aspx? Id = 596. Accessed 10 June 2013.

Amcom Software White Paper. (2012). Survey results: The role of mobility strategies in health-care. www. amcomsoftware. com. Accessed 10 June 2013.

Bradley, R. (29 April 2013). Social media comes to healthcare. Fortune Magazine, No. 6: 52, 54.

Centers for Disease Control and Prevention. (n. d.) Diabetes data & trends. http: // www. cdc. gov/diabetes/statistics/incidence_ national. htm. Accessed 7 Aug 2013.

Chen, C., Haddad, D., Selsky, J., Hoffman, J., Kravitz, R., Estrin, D., & Sim, I. (2012). Making sense of mobile health data: An open architecture to improve individual-and population-level health. Journal of Medical Internet Research, 14 (4), e112. doi: 10. 2196/ jmir. 2152. Accessed 11 July 2013.

Christensen, C., Bohmer, R., & Kenagy, J. (September-October 2000). Will disruptive innovation cure healthcare? Harvard Business ReviewCisco(2012).

Cisco visual networking index: Global mobile data traffic forecast update, 2011-2016, 2012. http: //www. cisco. /com/en/Us? solutions/collateral/ns341/ns525/ns537/ns705/ns827/ white_ paper_ cc11-520862. html. Accessed 7 May 2013.

Cisco Press Release. (4 March 2013). Cisco study reveals 74 % of consumers open to virtual doctor visit. http: //newsroom. cisco. com/release/1148539/Cisco-Study-Reveals-74-Percent-of_ consumers-Open-to-Virtual-Doctor-Visit. Accessed 7 May 2013.

Dishman, E. (2011). http: //www. fastcompany. com/most-creative-people/2011/eric-dishman-intel. Accessed 8 May 2012.

Downs, S. J. (13 September 2011). Blue button: Driving a patient-centered revolution in health care. The Huffington Post. http: //www. huffintongpost. com/stephen-j-downs/blue-button-driv-ing-a-pat_ b_ 958789. html. Accessed 10 June 2013.

Estrin, D. , & Sim, I. (2010). Open mHealth architecture: An engine for health care innovation. Science, 330, 759-760.

Fenn, J. , & Raskino, M. (2008). Mastering the hype cycle: How to choose the right innovation at the right time. Boston, MA: Harvard Business Press.

Flexner, A. (1910). Medical education in the United States and Canada Bulletin number four (The Flexner Report). The Carnegie Foundation for the Advancement of Teaching.

Fox, S. (18 October 2010). Mobile health 2010. Pew research center's internet & American life project. Washington, D. C. http: //pewinternet. org/Reports/2010/Mobile-Health-2010. aspx. Ac-cessed 7 May 2013.

Fox, S. & Duggan M. (2012). Mobile health 2012. Pew research center's internet & American life project. Washington, D. C. http: //www. pewinternet. org/-/media/Files/Reports/PIP _ Mobile-Health2012. pdf. Accessed 7 May 2013.

The Guardian. (2 June 2010). Steve Jobs on Adobe, Gizmodo and why iPad came before iPhone.

Greenspun, H. , & Coughlin, S. (2012). mHealth in an mWorld: How mobile technology is trans-forming health care. Deloitte Center for Health Solutions. http: //www. deloitte. com/assets/Dcom-UnitedStates/Local%20Assets/Documents/us_ chs_ 2012_ mHealth_ HowMobileTech-nologyIsTransformingHealthcare_ 032213. pdf. Accessed7 May 2013.

Helft, M. (23 July 2012). The death of cash. Fortune, 166 (2), 118-123, 125-127.

Hempel, J. (29 April 2013a). Social media comes to healthcare. Fortune, 6, 52, 54.

Hempel, J. (29 April 2013b). The re-education of Mark Zuckerberg. Fortune, 6, 71-78.

Intel White Paper. (2013). Get the most out of going mobile: Best practices in mHealth implemen-tation. FiercceMarkets Custom Publishing.

International Telecommunication Union. (2012). Number of mobile phones end of 2011: 5. 98bn.

Key Global Telecom Indicators for the World Telecommunication Service Sector, 2012.

Kuratis, V. (11 April 2011). Could Facebook be your platform? Healthcare Bloghttp://www. thehealthcareblog. com/blog/2011/04/11/could-facebook-be-your-platform/. Accessed 13 May 2013.

Levy, D. (2012). Emerging mhealth: Paths for growth. www. pwc. com/mhealth. Accessed 12 April 2013.

Martin, T. (2012). Assessing mHealth: Opportunities and barriers to patient engagement. Journal of Health Care for the Poor and Underserved, 23 (3), 935-941.

Medullan Research Brief: mhealth Driers & Barriers. (2012). 2012 survey: Healthcare over view. http://www. medullan. com/2013/06/25/mhealth-drivers-barriers-survey/#more-. Accessed 10 June 2013.

Norris, A. C., Stockdale, R. S., & Sharma, S. S. (2009). A strategic approach to m-health. Health Informatics Journal, 15 (3), 244-253. doi: 10. 1177/146045820 9337445. Accessed 12 April 2013.

Panzarino, M. (02 October 2012). Rare full recording of 1983 Steve Jobs speech reveals Apple had been working on iPad for 27 years. The Next Web.

Purcell, K., Entner, R., & Henderson, N. (2010). The rise of apps culture. Pew research center's internet & American life project. Washington, D. C. http://pewinternet. org/Reports/2010/The-Rise-of-Apps-Culture. aspx or http://pewinte rnet. org/~/media//Files/Reports/2010/PIP_ Nielsen%20Apps%20Report. pdf. Accessed 12 April 2013.

Rockwell, L. (6 February 2013). Field of dreams. http://www. floridatrenda. com/articl2/15207.

Shaw, G. (24 September 2012). Many mhealth programs lack focus, direction. Fierce Mobile Healthcare. http://www. fiercemobilehealthcare. com/node/9845. Accessed 16 June 2013.

Slabodkin, G. (24 January 2013). Patient engagement via mHealth will be key to Stage 3 meaning-ful use. http://www. fiercemobilehealthcare. com. Accessed 16 June 2013.

Starr, P. (1982). The social transformation of American medicine. New York: Basic Books.

Tu, H. T. (November 2011). Surprising decline in consumers seeking health information. Center for Studying Health System Change Tracking Report, No. 26. U. S. Department of Commerce. (07

August 2013). U. S. and World Population Clock. http：//www. census. gov/popclock/. Accessed 7 Aug 2013.

Verma, S. , et al. (2012). Forecast：Mobile services worldwide, 2008-2016. 3Q12 Update, 2012, Gartner market Analysis and Statistics.

West, D. M. (May 2012). How mobile devices are transforming healthcare. Center for Technol-ogy Innovation at Brookings. http：//www. brookings. edu/research/papers/2012/05/22- mobile-health-west. Accessed 16 June 2013.

Winslow, R. (14 February 2013). The wireless revolution hits medicineThe Wall Street Journal. http：//online. wsj. com/article/SB10001424052702303404704577. Accessed 03 March 2013.

Zimmerman, A. , et al. (2012). Forecast：Mobile devices, Worldwide, 2009-2016. 1Q12 Update, 2012, Gartner market Analysis and Statistics.

第2章

从远程医疗到移动医疗：移动医疗如何定位？

概述

近年来，糖尿病、高血压（BP）和其他慢性病正在缩短人的寿命、降低生命质量。尽管大家有丰富的医疗保健知识，但这些疾病在美国仍然呈增长趋势，糟糕的是，未成年肥胖者越来越多，慢性病的治疗占了医疗费用的大头，给个人和医疗系统埋下了隐性成本。慢性疾病，顾名思义，需要终身治疗，涉及一系列耗时费力、复杂困难的自我医疗保健方案，患者对此力不从心，更不用说孩子和老人了。得了慢性病后，各种健康指标的下降严重影响身体健康，因此，由经验丰富的医生负责监测患者保健非常重要。例如，糖尿病患者血糖指标上升等于发出了需要增加胰岛素的信号，如果胰岛素没有及时得到补充，患者将无法独自实行所需的治疗。远程监测、远距离跟踪健康数据能帮助医护人员适时干预，减少住院率，降低患者的医疗成本。

远程医疗，字面意思是远距离医疗，40年前就已问世，原则上是为偏远地区的患者提供诊断和医疗检测服务。远程医疗项目创始之初主要是以医院为基础，后来成效显著，市场得以扩大，患者纷纷转院到远程医疗医院。当时使用最多的数据传输技术是有线电话，辅之以视频交流。对患者而言，最大的便利是节省了往返时间和费用，获得了专家诊治，而所在地没有这样的专家。交流方便快捷需要技术创新和先进的计算机程序，还要加上渴望改革的热情。在过去 10 年里，远程医疗转变为自我医疗服务模式，并成为当今的主流模式，能提供一系列更广泛的自我医疗服务，对医患而言都是有百利而无一害的（Galewitz，2012；Brown，2013）。《医疗和健康网络》的调查数据表明，美国 70% 有线程度高的医院均提供某种形式的远程医疗（Jackson，2011；Page，2011）。

目前，基于计算机的医疗产品和服务迅速拓展，这归功于两个推动力：唾手可得、成本合理的技术和正在改变的医疗环境。在必要的技术不成问题之后，为什么技术本身还不能推动行业进行重大改革呢？一言以蔽之，钱！医疗改革之前，除了基本的远程监控项目外，医疗界缺少远程医疗开发的利益驱动，只满足于完成具体机构的战略目标而已。金钱对医疗领域的推动作用无疑是巨大的。最近实施的再入院处罚条例是针对医疗机构接纳医疗保险和医疗补助患者而做出的处罚。该条例将促进医院研发远程医疗项目，监督和管理出院后再次入院治疗，防止违反规定再次入院。而且，由于医疗服务统一在供应商和设备之间进行分配，所以这种做法会得到广泛运用。

本章指出，重要健康指标的远程监督，如血压、血糖，以及相关信息的传输，是远程医疗的关键内容，能够用移动医疗应用程序取代。现在的技术使这种监督方便快捷，由过去医患之间的单向信息传输转变成双向交流。移动医疗产品把过去以医生为主导的、服务特定患者群体的远程医疗，改变成允许患者参与的、患者有充分自主权的医患结合体。

什么是远程医疗？

在本书里，我们将采纳美国远程医疗协会（American Telemedicine

Association，ATA）对远程医疗的定义：

> **远程医疗借助电子通信设备将医疗信息从一方传输到另一方，改善病患的健康状况，使用的设备性能日益丰富，如双向视频、电子邮件、智能手机、无线工具，以及其他电子交流技术（ATA）。**

数十年前，"远程医药"（telemedicine）进入到我们的词汇库中，医疗界主要将其作为治病模式运作，该概念用来描述疾病诊断治疗的信息输送。随着医疗模式的丰富，在疾病治疗之外增加了健康管理，于是出现了"远程医疗"（telehealth）这一术语，两个术语互换使用，亦如日常用语中医疗和医药互换使用一样。我们的重心是解释移动医疗运用如何发展，如何通过电子通信设备和计算机来增加信息和服务的价值，因而我们更倾向于使用"移动医疗"这个术语。综上所述，我们建议把美国远程医疗协会（ATA）的定义修改为：借助电子通信设备交换不同地点的信息，监督、维持和改善个人的健康状况。

美国远程医疗协会的网站（http://www. americantelemed. org/learn）上列举了一系列的远程医疗服务，如发布可公开的健康信息、医疗继续教育项目、患者入门知识、实时医疗咨询呼叫中心。远程医疗提供的典型的医疗服务有四大类，见表 2.1：

表 2.1　远程医疗提供的服务

服　　务	具体描述
基础医疗和专家咨询服务	可能涉及基础医疗或者医疗专业团队为某个患者提供咨询，或者专家帮助初级医护人员为患者诊断。这可能涉及实时互动视频或者储存后传输的患者诊断影像、重要生命指标和（或）录像截屏，以及患者信息，以备日后研究

（续）

服　务	具体描述
远程患者监控，包括居家远程医疗	使用设备远程采集并输送数据给居家医疗机构或者远程诊断测试机构（RDTF）以征求解读。该运用可能包含具体的重要指标，如血糖，或心电图，或家庭病床患者的许多生理指标。该服务可以替代护士的上门诊疗
消费者医疗保健信息	包括互联网和无线网络设备的使用，为消费者提供特别的医疗信息，以及在线集体讨论，还提供一对一支持
医疗教育	为医疗专业人员和继续医疗教育人员提供学分，为远程基地目标团队提供专业的医疗教育研讨会

（来源：American Telemedicine Association website，www. americantelemed. org/）

　　众多基于信息的服务由于使用数字传输手段，所以都冠名为"远程医疗"，在此，有必要弄清楚技术这个概念本身，虽然技术这个必要因素并不能构成远程医疗应用，但一般来说，医疗信息技术（HIT）能实现远程医疗，把医疗信息从一地传输到相距甚远的另一地。

　　除了弄清楚服务的范畴，美国远程医疗协会还把远程医疗常用的设计模式进行了分类，网络工作项目（Networked programs）把三级护理医院、诊所和郊区诊所、乡村或者郊区的社区医疗中心连接起来，使用的是专用的高速联络线或者互联网。美国远程医疗协会（ATA）估计，美国现有大约200个远程医疗网络，连接3000多个地点。

　　点对点的连接（point-to-point connections）使用的是专用高速网络，医院和诊所使用的系统为独立的医疗机构直接提供的服务或外包专业服务，包括中风测试、放射检查、脑卒中评估、心理健康和重症监护服务等。监测中心（Monitoring center links）为居家患者提供医疗服务，选择范围从心肺监测到胎儿检查。虽然有些系统使用互联网，但有线电话或者无线联络也经常用于医患之间的直接沟通。基于网络的移动医疗服务网站（Web-based e-health patient service sites）直接为消费者提供网上服务，虽说是远程医疗，但这些网站也直接为患者提供线下服务。

医疗改革的影响:《平价医疗法案》（ACA）

据估计到 2015 年，远程监测技术的市场规模，尤其是家庭远程医疗和疾病管理，将达到 2.95 亿美元。而且随着远程医疗市场的扩大，还将会从传统医疗转向重视消费者的产品。有专家预测，增长还将出现在重症监护（ICU）的远程监测领域。重症监护的远程监测是减少成本、应对重症监护医务人员匮乏的可行方式，（Caramenico，2012）。然而，该领域的实施成本高昂，建一个重症监护远程监测的花费为 600 万 ~ 800 万美元，还不包括员工薪水。

《平价医疗法案》设立了各种财政刺激，促使医院运用远程监测。随着人口老龄化的到来，患充血性心力衰竭的慢性病患者预计会有显著增加，而新的报账程序不利于收治重症患者住院，也不利于患者二次入院，因此，远程监测患者的体重、血压、供氧状况能最终减少或避免住院，这就是《平价医疗法案》对医院的贡献所在（Lowes，2013）。

网络医疗中心（The Center for Connected Health）的执行董事马里奥·戈特利兹说，《平价医疗法案》正在制造"完美的风暴"，成就了远程医疗扩张的模式。他认为保险范围的扩大将增加服务，通过让患者参与医疗来减少成本（Bowman，2013）。

远程医疗研究

远程医疗初期的研究主要关注成本控制、患者的满意度，存在研究结果缺乏一致性的问题。一般而言，临床效果与其他需节省成本的项目不一样，患者的满意度主要取决于使用是否方便，以及个人投入的时间和金钱。根据行业的风向标《远程医疗保健》杂志（*Journal of Telemedicine and Telecare*），最近几年患者满意度有所下降。究其原因，个人的生活、工作中广泛使用电脑，计算机辅助的医疗保健广受青睐，然而许多人对技术并不娴熟，因此，满意度这个概念与医疗的关联度不是那么明显。与此相反，应用程序无论是数量还是种类似乎都在增加，因为计算机已经在商界和社会上普及了，现在又有了移动电脑，这一切都是不言而喻的。除了这些主题趋势研究外，还有更多的研究为研发医疗产品和服务协议提供了重要信息。

英国卫生部资助的"全系统演示"（WSD）项目是目前世界上最大的移动医疗随机试验控制项目，其目的是量化移动医疗的影响，为项目的投资决策提供信息。这些项目研究在确保人们的独立生活空间的同时，还能掌控好自己的健康医疗。该项研究数据表明，远程监测降低了患者死亡率，降幅达45%，并减少了15%的急诊，从而减少了相关医疗成本。基于此，英国卫生部启动了被称为"三百万生命"的项目，即在300万名患者家里安装远程监测装置（Britain's Department of Health，2011）。

一项瑞典研究发现，手机能迅速安全地实时报告术后疼痛。该研究非常重要，术后疼痛缓解治疗的关键是早期疼痛缓解，能减少术后急诊部的就诊量，也能减少慢性病疼痛综合征的罹患率，否则将影响生活质量，反复诊治还将增添额外的支出。然而，研究样本不多，只有37人参加，制订更恰当的信息沟通方法需要进一步研究（Stomberg et al.，2012）。

最近一项移动医疗研究发现，美国7%的医生在使用视频与患者畅聊，更多的是用于常规复诊，而不是急诊。这样做能方便患者，且为患者减少开支，增加患者的满意度。相比为偏远地区患者提供专业服务的早期模式，远程技术的明显改变也为本地患者提供了方便。研究还表明，精神病医生和肿瘤病医生更愿意使用视频聊天工具（Manhattan Research，2011）。在这些专业领域，需要患者的迅速反馈，这也许是技术改进的推动因素。

根据 2013 年的研究，在某些低风险病例中，术后电话跟踪随访替代面对面随访被证明是安全有效的。站在患者的立场，远程医疗可减少就诊往返的时间和费用，而获得患者的好评。从供应商的角度来看，远程医疗节省的时间能让更多患者就诊（Hwa 和 Wren，2013）。

美国高血压患者有将近 50% 的人需要控制血压，远程医疗对这些要进行血压监测的患者来说优惠实用。明尼苏达州医疗合作研究基金的研究人员进行了为期 12 个月的研究，在患者家里安装远程监测，同时通过电话交流指导用药，以此来控制血压，也能提高患者的满意度。家庭血压监测，就是患者定期测量血压，并把数据传输给医生。家庭监测优于传统的面对面诊疗，因为误诊会导致"白大褂恐惧症"，即患者血压的升高仅仅是因为在医院环境里测量血压，因为一些患者会因为在医院里而感到焦虑不安（Margolis et al.，2013）。

近十年来，对慢性病的远程监测干预研究有所增加。而且这些研究结果对政策制定者、医生、保险公司和主要医疗投资者来说越来越重要，但目前关于该研究的整体效果尚未有正式评估。最近一项方法学质量研究质疑曾使用过的方法，认为其在减少成本和提高家庭远程监测质量的评估上缺乏科学严谨性（Kitsiou et al.，2013）。

退伍军人事务部（VA）的故事

在评选"医疗和健康网络"中，有 289 家医院荣膺第 15 届"年度最上线"榜单，包括退伍军人事务部（VA）的医疗网络。美国退伍军人事务部是美国最大的医疗服务机构，有 152 家医疗中心、1400 家门诊和其他机构。该机构之所以能得到认可，是因为技术的运用突破了医院围墙的局囿，雄心勃勃地将远程医疗应用于照顾退伍军人，而且经常是居家照顾，尽可能地离他们的家近一点（Weinstock，2013）。

迄今，远程医疗运用最多的是军队和退伍军人事务部（Baum，2012）。事实上，美国退伍军人事务部已经在运用远程医疗服务来治疗慢性病了，相比其他医疗服务机构，其规模之大是前所未有的（Broderick 和 Lindeman，2013）。而且，美国退伍军人事务部大刀阔斧的研究使更多的退伍军人受益，比如2012 年 3 月 6 日的联邦裁决称对于居家进行视频远程医疗的退伍军人免收共同支付部分的费用（VA Final Ruling，2012）。该免除法令对所有的退伍军人敞开了远程医疗的大门，包括那些过去因共同支付障碍而无法承受的医疗项目。

美国退伍军人事务部和远程医疗服务供应商爱慕斯医疗中心（纽约）（AMC Health）签订了一份为期 5 年、价值为 2800 万美元的合同。美国退伍军人事务部远程医疗项目中包含大约 500 000 退伍军人，到 2013 年将扩大到800 000人；2012 年共处理了 130 万件咨询。爱慕斯的远程医疗注重实效，在这点上与美国退伍军人事务部一拍即合。吸引患者积极从事慢性疾病的自我治疗（AMC Press Release，2013）。此外，美国退伍军人事务部将财力投入到远程医疗的其他领域中，如保守疗法、老年人智力衰退护理等。2011 年 4 月，美国退伍军人事务部拿出 138 亿美元奖励居家远程医疗超过 5 年的协议；到 2012 年年底，将有 90 000 多名退伍军人被吸纳进居家远程医疗项目（ Broderick 2013b）。

美国退伍军人事务部致力于与长远的远程医疗，自 20 世纪 90 年代以来，信息和通信技术，包括远程医疗，被运用到体制层面的医疗改革，为退伍军人提供持续的、协调的、基础且全面的专业治疗。美国退伍军人事务部远程医疗服务办公室于 2003 年建立远程医疗协调项目（CCHT），治疗目标是糖尿病、高血压创伤后应激紊乱（PTSD）等慢性病。CCHT 在退伍军人家里使用远程医疗设备交流健康状况，捕捉传输生物特征识别数据，这些都被医疗协调员——通常为护士或社工——所远程监测，但也有医生、药剂师、营养师和专业治疗师参与进来（Broderick，2013b）。

该项目取得了令人欣喜的成果：减少了入院率，提高了患者的满意度；医疗资源的使用率降低，在僻静的乡村地区降幅最大，达 50.1％，而城市的降幅是 28.2%；患者的满意率很高，只有 10% 的患者不愿意参与居家远程医疗服务（Broderick，2013b）。CCHT 使用最多的技术是信息处理和监测设备（85%）、电子监控录像（11%）、可视电话（4%）。信息处理设备是向患者提问，以帮助监测他们的健康状况；监测设备记录疾病预兆的重要数据；可视电话和电子监控录像可用来进行"声音—视频"居家咨询（Broderick，2013b）。

2011 年，美国政府和美国退伍军人事务部一起为明尼苏达州的患者提供在线行为健康服务，向内布拉斯加州的患者提供远程肿瘤咨询服务。这种合作降低了设备成本，因而有利于整个医疗制度体系。俄勒冈州农村地区的一家美国退伍军人事务部医院在 2011 年（财政年度），把 3224 名患者由传统的面对面诊疗转向远程医疗，仅旅程费用就减少了 88 000 美元（Cerrato，2012）。

美国退伍军人事务部报告说，在西弗吉尼亚克拉克斯堡的医院，远程医疗协作帮助他们减少了急诊量、降低了入院人数。居住在乡村的 95% 的患者能够从该医院获得远程医疗服务。美国退伍军人事务部使用家庭监测设备日益增多，协作医疗主要针对慢性病患者，如糖尿病、充血性心力衰竭（CHF）、肺病或高血压。那些住在俄亥俄州、特拉华州、宾夕法尼亚州、西弗吉尼亚州的人也得到了克拉克斯堡医院的远程监控，这些患者从连接电话或者手机的设备中读取日常数据，然后发送给医院。护士会监测这些数据，若发现数据不正常，则马上打电话给患者和医生（Charleston Gazette，2010）。

美国退伍军人事务部远程医疗项目包括居家监测、视频咨询和"储存＋上传"等远程医疗，包括捕捉数字图像、视频、声音，以及就诊信息，并把这些信息存储在计算机或移动设备上，以便提供给看护人员（AMC Press Release，2013）。

满足乡村和医药匮乏人群的需要

远程医疗能为美国的乡村和偏远地区以及医药匮乏人群提供医疗服务，特别是专家的医疗咨询。但是，如果这些人得不到移动技术需要的宽带服务，远程医疗项目如何才能完成？美国联邦通讯委员会（FCC）16 年前建立了农村医疗项目，目的是为乡村和医疗服务匮乏的地区筹措资金，建设宽带基础设施服务。现在美国联邦通信委员会离该目标相差甚远，政府监察部门批评其进展不大、评估程序研发不够、缺乏具体实施计划。同时，美国远程医疗协会（ATA）抱怨美国联邦通信委员会每年储备 300 多万美金，而这些资金可以直接用于改善美国医疗服务和减少医疗费用（Wicklund，2011）。远程医疗市场的增长包括乡村和缺医少药地区，加州率先提出了 2011 年远程医疗议案，为乡村地区和内陆城市提供更多的医疗服务（Telehealth，2011）。

CCH 是位于波士顿的合伙人医疗体制中的非营利分支机构，使用了非传统的干预机制，具体目标是改变缺医少药人群的行为。该中心通过短信这种简单易行的方式与他们保持联系，集中在产前患者和药物上瘾的患者。产前医疗在项目评估中结果良好，因为开始和结束的日期是明确的。参与产前项目的 72% 的妇女感觉与妇产科医生距离更近，医生的预约量增加了。该中心正在研发应用程序，用于缓解疼痛（Perna，2013）。

联合医疗（United Health care）与思科联手实施新的"在线治疗"项目，该项目用远程医疗软件把缺医少药地区的患者和全科大大、专家和医院联系起来。医生用双向视频实时进行各种患者检查，和患者进行交流，并通过现场的护士完成医学检查（Keller，2010）。

在一些偏远乡村，患者通过网络支持的远程医疗，接受医生护士的治疗，这样的情况越来越多。美国大约 25% 的人口居住在医疗资源不足的乡村，而且，随着南达科塔州这样偏远地区人口的老龄化，65 岁以上的老人多达 72%，高于美国其他地区。到 2020 年，这一数字预计将翻一番，这些地区的医疗需求将会增加（Abrams，2012）。

阿韦拉健康网络（Avera Health Network）创始于 2009 年，从 Helmsley 信托资金处获得了 1300 万美元的启动资金，是美国乃至全世界唯一具备长远目标的重症监护项目。非营利网络提供一系列远程医疗服务，如高清双向视频咨询，使达科塔州（南和北）、明尼苏达州、爱荷华州、怀俄明州和内布拉斯加州的居民能够得到专家的服务。主要服务项目包括移动咨询、移动ICU 护理、移动急诊和移动医药。到 2012 年 10 月，阿韦拉健康网络说，位于南达科塔州的阿韦拉麦肯南医院的研究报告称减少了 18% 的急诊和直升机转院，节约了大约 660 万美元，维持了当地社区医疗服务的正常运转（Abrams，2012）。

远程医疗为医院创造机会，为乡村患者提供价廉物美的专家服务，如在人口稀少的西部地区的华盛顿州，往返城市医院的时间多达十小时。此外，远程医疗能为危急患者的转运建立参考模式，特别重要的是，移动医疗服务能改善出院患者的医疗状况，有助于医院的效率评估、财务偿付和叫持续发展（Page，2011）。

移动医疗的商机

各方充分开展合作能够满足乡村和服务落后地区的需要，此外，在其他医疗市场也存在商业拓展和合作机会。许多私人使用的移动健康应用程序都在手机或平板电脑等设备上自带概念化产品，那么问题来了，现在消费者都有了智能手机，我们还能做什么？移动医疗的发展意味着移动设备是解决一系列问题的方式，如降低成本，使患者能得到更多的医疗服务，从而最终提高医疗质量。智能服装正用于远程病患监测（RPM），就是把可穿戴的电子传感器和衣服结合起来，需要患者亲自在智能手机上输入数据，而智能服装则是监测并自动报告重要征兆，而服装穿戴者不需要做任何事情。约翰·乌是一家名为 Misfit Wearables 的新兴公司的 CEO，该公司正在研究植入日常服装里的可穿戴式传感器。约翰了解智能服装里的各种挑战，如电池的寿命、传感器的隐蔽性；而且他目光长远，看到了远程监控中智能服装的潜力（Farr，2013）。

2012 年，Sprint 与退伍军人居家监测公司—加拿大"多伦多理想生活"公司（Ideal Life of Toronto）推出了一款新的设备。该产品与 Verizon 和 Qualcomm 提供的产品类似。该系列产品用于居家远程监测血压、体重、血糖、行动能力，以及其他重要体征数据。用无线技术采集的数据存储在云数据库里，供医生和护理人员使用；如果数据超出了正常范围，设备便会发出警报。设计合理的居家监测系统会使得远程监控数据的整合更方便于医院和护理人员处理（Jackson 2012）。

2011 年，沃尔格林（Walgreens）与 IT 巨人思科合作，为思科公司总部和北卡罗来纳园区的 40 000 多员工和家属提供远程医疗和现场医疗服务。沃尔格林将开设的思科生命连接医疗中心是位于圣何塞（SanJoes）的公司总部实体医院，同时在北卡罗来州的公司园区也提供远程医疗服务，包括虚拟医生问诊。思科和沃尔格林之前有过远程医疗合作经验，思科还与联合健康保险集团公司（United Health Group）联手合作，这两家公司创立了全国性网络，使医务人员和偏远地区的患者能够传输视频医疗影像、进行语音交流、分享医疗信息记录。2009 年，在公司 300 多人参与的试点研究中，思科对远程医疗做了为期 9 个月的测试，结果大获成功（Mearian，2011）。

医疗企业家也加入到远程医疗的创业游戏中，如一位 37 岁的心脏病专家同时具备 MBA 学历，创建了远程医疗风险公司（Telemed Ventures），后成为智能医疗（Smart Care Doc）的 CEO。这是一家远程医疗公司，目标是让供货商为医疗落后地区提供医疗服务（Baum，2012）。然而大多数开发远程医疗的公司都是拥有风险资金的新兴公司，沃尔玛在 2005 年—2007 年之间的业绩不佳，如果沃尔玛迈开大步参与远程医疗，也许会成为医疗合伙人。与远程医疗相抵触的不只是沃尔玛，许多有名望的大型保险公司，如联合健康保险集团公司和蓝十字保险公司（Blue Cross）也抵触移动医疗服务（Cannon，2012）。企业家、投资者和保险公司面临的严重问题是，在某地很成功的试点合作项目是否在全国范围也能成功盈利。

利益、弊端、挑战、障碍与机遇并存

利益

根据美国远程医疗协会的规定，移动风险公司的成长得益于四大驱动力：服务途径、节约成本、提高质量和患者利益。问世 40 多年来，远程医疗的卖点是为偏远地区患者提供医疗服务，这不仅拓宽了患者的就医途径，而且让医生走出医院，有了更多的用武之地，医疗设备也得到了充分利用。假设全世界某个城市或是乡村的医疗不善的话，远程医疗便能为数百万新出现的患者提供服务。

减少医疗成本是移动技术筹措资金的重要理由之一，已经得到了专家学者的关注。研究结果显示，远程医疗的特点是成本低、效率高，对慢性疾病的治疗尤其有效；医疗专业人员还可互享信息，患者就诊往返时间也会减少，入院患者数量减少、住院时间更短。

我们熟悉的医疗健康三部曲中的第三个重要因素是质量。迄今已得到调查研究结果充分证明，移动医疗的质量和传统的面对面咨询质量一样好。在某些专业领域，尤其是在精神健康和重症监护方面，远程医疗产品更有优势、医疗效果更突出、患者更加满意。

最后，我们要探讨的是需求。很明显，消费者需要远程医疗产品，对患者个人而言，远程医疗是个性化的，直接让患者、家属和社区受益，使用移动医疗技术能减少往返时间，消除患者的压力。15 年来一项又一项的研究证明，患者对远程医疗的满意度和支持率在提高，患者无须长途跋涉就能获得供应商和医务人员的服务，而这些是其他途径无法做到的（ATA）。

特别要指出的是，远程监测的主要收益是体制隐形成本的减少，尤其是那些过去没有医疗保险、人口步入老龄化的地区。远程监控对减少医院和急诊部门的入院率特别重要。在中心进行过一个为期两年的定点试验项目，那期间的入院率急剧降低到 75%，出院患者和护士使用远程视频对话。约翰霍普金斯大学正在举办远程患者监控的培训，包括应答视频，以回答患者随时提出的有关术后护理的问题（Slabodkin，2013）。

技术障碍

目前，远程监控系统一般不会直接把数据输入电子医疗记录系统（EHR）。由于这一操作局限，医生不得不查看和处理两套独立的病患信息，要不然就得把远程捕捉的数据重新输入到电子医疗记录系统中。令人欣喜的是，商家在想办法消除这一障碍（Lowes，2013）。

远程监控主要挑战之一，是把各种设备系统上的数据标准化，大多数商家提供的是专用网络连接，供医生处理搜集来的数据。但是医生没有时间来区分设备之间的细微差异，也不可能同时使用很多不同的专用设备来查看数据。医生要求产品标准化，这样他们就可以从不同设备上的系统中找到所需的数据（Jackson，2012）。

挑战

远程医疗不是没有问题，其最大的问题也许就是物流。也就是说，安排医生或者有资质的个人在网上随时回答患者的问题，安排很多全科医生在旁边坐等回答问题是不现实的，因为这些医生也供不应求，特别是在医疗改革的情况下。此外，还有患者的满意度、对隐私安全的担忧、财政补贴这些微妙问题，以及供应商的责任问题（Cannon，2012）。这些问题在远程医疗肇始之际就已经存在，目前尚无解决办法。

我们还需要医生亲自看病吗？医生亲自治疗是长期以来的传统，有很多研究表明这样做是有价值的，一句简单的安慰便能缓解心脏病患者的紧张，减少焦虑和沮丧，让患者有安全感。但是偏远落后地区的患者承受不了这个时间和费用，因此和医生面对面是不可能，也是不切实际的，因此远程医疗对他们来说是可行的方案（Cerrato，2012）。埃里克·塔普医生是心脏病专家，也是斯科里普医疗中心（即圣迭戈非营利医疗网络中心）的负责学术的主任，他认为和医生面对面的医疗如果被远程数据通信替代的话，将会丢失某些东西。然而，他说我们正在研究模拟接触来代替实际接触。虽然某些方面的技术能产生紧张情绪，但是也可以让患者承担更多的责任、多一点自控力（Simon，2011）。

也有医生反对远程医疗，更好的远程服务意味着会对传统医疗行业构成真正威胁。目前的医疗体制效率不高，经常引起患者的不满，同时还遭到了零售医疗强有力的竞争（他们给患者提供更多的便利，就诊时间长，服务质优价廉）。而远程医疗的好处可远不止这些，通过智能手机、平板电脑、个人计算机不限时间和地点地帮助消费者维护健康，而且研究表明，消费者喜欢而且愿意接受虚拟问诊。思科的一项重要研究发现，74%的消费者支持虚拟医生在问诊时使用技术来改善方法、提供便利，特别受欢迎的是在线医生诊疗几天后就有医生的电话或电子邮件回访，以进一步落实患者的情况（Brown，2013；Cisco Press Release，2013）。你去医院看病后，你的主治医生或者办公室人员最近一次打电话来询问你的状况是什么时候？

最近一项研究表明，很多医生使用远程医疗遇到很大阻力，其中最大的阻力是安全问题，财政补贴和医生的远程医疗可能会导致侵权（Manhattan Research，2011）。有些远程医疗障碍与技术没有任何瓜葛，反而与资金和规则有关。最大的阻碍是研发远程医疗的财政补贴。医疗服务有许多方面，公共保险项目中保险单的支付是在全国推广远程医疗的主要推手，尽管美国联邦医疗法律不承认远程医疗是一个有特色的服务，但远程医疗的定义认可使用电子通信、声音和录像等手段来改善患者的健康，但必须是以最低限度。

至于美国联邦医疗补助计划（Medicaid），远程医疗的支付和补贴比较灵活。一般而言，远程医疗比传统的面对面治疗成本低，有相当多的权利和灵活性来确定远程医疗的范围，具体如下：

- 是否报销全部类型远程医疗

- 报销何种类型的远程医疗

- 在州的什么地方报销远程医疗

- 如何得到/报销远程医疗

- 根据医疗补助保险法律/规定，如果这些从业者/供应商被认为有资质，那么何种远程医疗从业者/供应商提供的服务可以被报销

- 如果支出没有超过美国联邦设定的上限，那么可以补贴多少给移动医疗服务

如果州级部门决定报销远程医疗，但是不包括某些从业者/供应商，或者这些远程医疗的费用只限于某些州，那么该州就有责任保证在没有远程医疗的地方有认可从业者/供应商提供面对面医疗/检查（Medicaid. gov. com）。

有些州不给远程医疗供应商颁发执照，还限制他们与患者的交流方式。在缅因州，远程医疗的费用和传统医生的费用是一样的。缅因州的法律规定，私人保险公司必须为远程医疗的移动诊疗买单，和传统医疗的门诊一样（Tice, 2011）。然而，远程重症监护（eICU）是没有补贴的，所以，经济上无法支撑下去。尽管如此，约翰霍普金斯大学于 2004 年提出的远程重症监护理念在许多医疗机构仍然是可行的办法，它们把资源延伸到规模较小的医院，特别是乡村地区（Abrams，2012）。

Maine Health's Vital Network 是有着 8 年历史的危急医疗监控平台，在医院的重症监护室里收集患者的重要体征和其他医疗信息。波特兰的专家中心（command center）里的远程重症监护专家可以分享这些信息，他们和医生探讨治疗方案，也通过患者床头的视频进行交流。该网络为缅因州很多偏远的医院提供服务，因为这些医院没有 ICU 专家等重要资源。但是，缅因州卫生部由于财政紧缩、补贴缺乏，已宣布于 2013 年 10 月 1 日关闭远程重症监护服务

（Wicklund，2013b）。

有些医生质疑为什么他们被要求在电话里提供免费服务，而律师、会计和其他人的电话咨询通常是要收费的（Cohen，2013）。确实，如果电话咨询律师，你很清楚，分分秒秒都要收费，你会收到一个按时计费的律师咨询账单。要求医生提供免费咨询也许是保险公司的营销策略，而不是增加远程途径的方法（Cohen，2013）。

然而，有证据表明，远程医疗补贴也许会发生变化，虚拟医生的问诊似乎吸引了大型保险公司和雇主。比如，NowClinic 在线医疗是联合健康集团的分公司，该集团有美国最大的医疗保险母公司——联合健康医疗公司，为患者提供基于网络和电话的基础医疗保健服务，而且费用不高，随叫随到，一周七天，每天 24 小时。NowClinic 始建于 2010 年，目前遍布美国 22 个州，其他大型保险公司，如安泰和信诺，以及其他大公司，如通用电气和达美航空也都加盟了进来。此外，药品销售商来爱德（Rite Aid）在宾夕法尼亚州和密歇根州的部分商店与 NowClinic 联手，这比雇佣医生或护士在药店里坐诊的成本要少（Galewitz，2012）

法律问题

医生从事远程医疗咨询越来越普遍，具体情形可能被认为是不合适的，有待审批的需要清楚的指导。虽然远程医疗在一些州是合法的，但是医生需要指导来消除疑惑，这是必需的（Bompey，2010）。州医疗董事会阻碍远程医疗，特别是跨州的远程医疗，许多州董事会要求医生与患者要有初步诊疗，还要求患者先进行医学检查，这样可以有效避免将远程医疗作为唯一的医疗选择。然而，有些医疗董事会的要求比较宽松，有九个州（大多数是乡村地区），如田纳西州、内华达州和新墨西哥州，已经停止了此种规定（Galewitz，2012）。宾夕法尼亚州州长汤姆·科布特也已签署法令扩大医疗保险（Medicaid）补助患者的远程医疗，至少 36 个州为保险患者提供补贴（Baum，2012）。

2011 年，加利福尼亚州颁布法律，废除面对面诊疗的必要性，这是接受远程医疗的序曲。根据以前的法律，远程医疗供应商必须有至少有一次面对面诊疗才能开始虚拟治疗，他们还必须从患者那里得到书面特别许可和公证。此外，法律还废除了远程医疗必须在医生的办公室或者医院进行的要求（Jackson，2011c）。

除了这些州级政府法案，CMS 还废除了远程医疗的证书障碍。医疗补助保险规定了新的资质政策，允许接受远程医疗服务的医院给予远程医疗医生特权，能够使用家庭病床医生提供的信息，这意味着远程医疗医院无须再进行独立的资质调查和审批程序，而这两者都是耗时费钱的事，给小医院带来了负担，因为它们不能承担审查程序的费用（Lowes，2011）。

此外，如果远程医疗蓬勃发展，医疗事故保险业务也需要变革，如允许医生在电话里做出医疗决定，而不是仅仅预诊。预诊只限于患者亲自来医院看病的时间：决定现在还是以后看医生，是需要急诊还是去医生办公室（Cohen，2013）。

机遇

超宽带技术现在已经不是什么新鲜事了。有潜力拓宽市场，并通过提供持续的实时医疗来推动偏僻地区的医疗才是当今潮流所向。虽然超宽带技术问世有十年之久，但只限于军用雷达应用，其迅速、低耗能传输海量数据的能力证明对远程医疗是极其有用的，俄勒冈州立大学（OSU）的一项研究表明，患者身体的热能实际上能为传感器提供动力。用很小的无线传感器构成网络，植入大小类似的补丁可以监测重要体征，测得的数据可以传输给个人计算机或者智能手机。正如本书所述，这也许正是监控风险因素较便宜的方式，也许还能防止危及生命疾病的发生，如心脏病。研究还说，这项产品将商品化，未来几年内公众将很容易获得该产品（Jackson，2011b；OSU News Release，2011）。

著名远程服务经销商美国威尔公司的总裁兼 CEO 埃杜·斯恩伯格博士和其他专家都认为，在线服务虽有很多局限性，但却大有作为（Cerrato，2012）。保险公司已经挖掘出了远程医疗的潜力，能更好地管理投保人的风险因素，如路易斯安那州和马萨诸塞州的蓝十字蓝盾保险公司联手威尔，通过 iPad、iPhone、安卓设备和安装有网络摄像的计算机，把医生的咨询提供给公司的投保人。维朋是美国最大的保险公司之一，美国威尔也和维朋联手合作。总而言之，保险公司非常愿意推出并管理治疗慢性病更佳的远程医疗试点项目（Golia，2013）。

维朋正在运作 CareMore 模式和老年人医疗协调研究，包括远程监控。维朋收购了 CareMore，该公司为美国西南部的老年人服务，其医疗模式是在省钱的同时不断取得良好效益。CareMore 模式关注的是慢性病预防和治疗，使用远程设备，如无线监控，提醒医生如果患者体重突然增加，可能警示着有充血性心力衰竭的患者有血流量增大的危险（Main 和 Slywotzky，2011）。

加强合作

隶属于哈佛医学院的世界著名的糖尿病中心宣布，将提供全国的远程医疗与美国维朋（WellPoint）的连接，这意味着无数患者将轻松获得世界著名内分泌专家的治疗（Cerrato，2012）。大保险商 Humana 和 Intel 正携手做试点项目，监控充血性心力衰竭（CHF）患者的重要体征。老年疾病在医疗费用中占75%，保险商正寻找新的办法来监控高费用病患群体。患者使用英特尔健康指南这个电子计算机设备测量并提交体重、血压和其他健康数据，护士则用网络视频、电话、电子邮件跟踪这些信息，与患者进行虚拟互动（Keller，2011）。

2010 年，加州推出远程医疗网络，目的是为患者提供更多的专家服务，降低成本、提高疗效。CTN 是对等的网络，供应商能同时分享 X 光片和其他诊断检验，还能实时看到远程外科中心和急诊室的治疗过程。CTN 将成为美国最大的远程医疗系统，连接大约 850 家机构。虽然该网络能减少都市患者等待专家服务的时间，但 60% 的网络供应商是奔着乡村去的，CTN 得到了 FCC、加利福尼亚大学以及其他私企和公共实体提供的 3000 万美元资金。该网络由AT&T 支持，提供基础设施和网络服务，这也是为期三年、价值 2700 万美元合同的一部分（Yin，2010）。

AT&T 也和位于加州橘子郡的圣约瑟夫卫生系统（St. Joseph Health System）合作，建立系列远程医疗自助服务终端，里面有重要的体征监控设备、会议功能和信息传输功能。自助服务终端设在医生和患者的所在地，可以通过电话接入（Jackson，2011a）。

医生对未来的展望

医生是否支持远程医疗取决于他们的医疗专长，全科医生和住院医生对虚拟诊断信心满满，特别是现在的计算机都内置质量不错的摄像头。但是，神经科医生和专家则认为虚拟诊疗和咨询有种种局限性，无法得到现场测试的反馈，包括触诊、对运动阻力和反射的直接测试（Cohen，2013）。由于神经科医生的匮乏，所以远程医疗的病例变成急诊病例。幸运的是，许多远程神经医疗公司提供视频会议设备，为中风——美国第三大死亡诱因——提供紧急神经科咨询（Jenks，2010）。

老年人和远程医疗

远程医疗技术能帮助老年人有效管理自己的健康，时刻与医疗团队保持联系。人们通常认为 65 岁以上的老人学习技术有困难，拒绝学技术，但是最近的研究显示，老年人有学技术的悟性。事实上，通过为期 9 个月的学习，即使是比较虚弱的老人，也能使用网络移动远程医疗服务（Finklestein et al.，2011）。而且，老年人采纳远程医疗技术能更好地照顾自己。与年轻人比，老年人缺少经验，随着年龄的增长，他们的视觉、认知和运动功能都有所下降，这些都会影响他们学技术的能力（Smith 和 Zickhur，2012）。但这并不意味着新产品的设计、培训不能克服这些障碍。

最近的研究表明，一半以上的老人在网上很活跃，大约 70% 的老人每天使用因特网，40% 的老年人表示非常享受使用因特网；而且，老年人会把技术整合到日常生活中（Koppen，2010；Madden 和 Zickuhr，2012）。老人如果看到各种显而易见的利益能帮助他们实现目标的话，使用技术的积极性就会更高（The SCAN Foundation Technology Summit，2010）。

因此，移动医疗企业家和研发商必须认识到，老年人在使用技术上有增长趋势，只有这样，移动医疗才有春天。老年人是未开发市场，蕴藏着巨大商机。当年 7800 万 "婴儿潮" 现在刚步入老年，他们将改写今后 10 年的历史，就像他们改写了 20 世纪 60 年代的历史一样。"婴儿潮" 的这一代不想落后于时代，想在退休以后仍然迸发出青春活力。他们是技术高手，看网络新闻、办理网上银行业务，还热衷于交友娱乐，参与人数是现在老人参与人数的两倍，和年轻人的参与人数不相上下；而且 "婴儿潮" 这一代是率先使用移动医疗的。与一般因特网用户不同的是，他们中有 98% 的人访问有关健康的网站。此外，他们工作时接触的线上医疗服务也日益增多（Greying Gadgets，2009；Hesdanun，2004；Older Populations，2013）。最后，独立性是老年人最关心的问题，他们想要待在自己的家里，自己打理自己的生活，而且是时间越长久越好。远程医疗技术恰恰给他们带来了保持自己生活方式的希望。

早期开拓者的教训

联邦基金（Commonwealth Fund）（美国基金会发展史上成立的第一批基金会）是广为人知的私人基金会，致力于建立高效的健康系统，研究一些早期实施者的主流移动医疗项目，如退伍军人事务（VA）、帕特纳合作医疗

（Partners Healthcare）和 Centura Health Home（CHAH），还会发表案例研究报告。研究结果显示，远程患者监控（RPM）包括家庭移动医疗和移动监控，可以改善医疗协作、患者体验，并降低入院率和医疗成本。患者足不出户，这些技术就能够远程收集并跟踪他们的健康信息，同时传输给供应商。这些技术还能够促进患者和供应商的沟通，使患者能够管理自身的健康状况（Broderick 和 Lindeman，2013）。

帕特纳合作医疗是波士顿的一家大型综合医疗系统，其家庭移动医疗项目由 CCH 部门实施，通过初步试验实施了移动医药和远程监控医疗方案，为患者自行管理健康带来了积极影响，结果改善了医疗护理效果和临床结果。1995 年，帕特纳合作医疗建立了帕特纳移动医药（Partners Telemedicine），依靠以消费者为本的技术提供远程医疗服务。该实体发展成为 CCH，注重把技术用于能清楚测评成功的领域，不管是从临床结果来测评，如减少感染、延长寿命；还是从经济效益来测评，如减少成本、投资回报（ROI）。心脏病即是一例。消费者重新入院 30 天与心脏病疗效不佳有关，进而会产生不良经济后果，医疗保险支付减免这部分费用。帕特纳的网络心脏医疗中心（CCP）从 2006 年创立至今收治了 1200 位患者，通过远程监控把心脏病患者和供应商连接起来，已减少了 50% 的心脏病二次入院率。据估计，节省成本达 1000 多万美元（Broderick，2013a）。

同时，CHAH 还是首家实施远程医疗系统的居家医疗机构，正想方设法运用远程医疗减少可预防的二次入院，途径是扩大享有医疗保险者的居家医疗服务。CHAH 使用双向视频技术支撑虚拟诊疗，灵敏度极高。在努力开展慢性病患者日常监控的同时，CHAH 的传统医疗呼叫中心也扩容到由 RNs 提供的全天候电话远程医疗服务。这样的拓展模式使医疗的连续性更强，医疗资源能得到更有效的使用。过去护士人手不够，现在不仅人手够，而且每天能管理更多的患者，并能按患者的需要提供由紧急到普通等不同的监控。电话远程医疗非常成功，与经销商合作解决方案，能同时满足更多患者的需求（Broderick 和 Lindeman，2013）。

远程医疗与体制改革

远程医疗能否促成美国医疗体制的改革？现在我们的寿命延长了，但是慢性病患者却日益增多，这些患者的医疗保健将是一笔巨大开支。远程医疗服务可以减少开支，因特网、平板电脑、智能手机、远程遥控设备、无线运用和设备、可穿戴设备（如腕表、腕带），可以不间断地监控患者（Brown，2013），所有这些都增添了远程医疗基础设施的技术魅力。同时，远程医疗在过去几年大踏步前进，增长曲线一路攀升，这主要归功于技术的飞跃、更多的应用程序，以及无线连接的闪亮登场。值得一提的是，消费者熟稔技术、青睐技术，这是远程医疗迅速崛起的重要因素。据报告，全世界有 60 亿人可以使用手机（Brown，2013），所创造的市场机会是我们无论如何也想象不出来的。

英特尔公司在美国远程医疗协会 2010 年年会上，进行了一个由医疗决策者参与的问卷调查，89% 的人回答说，希望在今后的 10 年里，远程医疗彻底改变医疗卫生领域（Intel Press Release，2010），他们还希望在人口老龄化、慢性病治疗日益增多的当下，远程医疗能发挥重要作用，并能改善医疗服务质量。此外，医疗决策者们相信，技术和远程医疗能减少成本、提高疗效。然而，远程医疗不是没有障碍，主要障碍包括第三方服务补贴和技术恐惧症（Intel Digital Health Survey，2010；Intel Pess Release，2010）。表 2.2 列举了此次调查的主要结果。特别值得一提的是，参与调查的人员希望立法来促进美国远程医疗的发展。

表 2.2　移动医疗和信息技术专业人员对移动医疗的感受

类　别	结　果	百分比
老年人	远程医疗有潜力在婴儿潮一代中得到广泛运用	75%
老年人	在未来 10 年里，美国医疗卫生业将严重依赖远程医疗来解决老年人的问题	60%

（续）

类　别	结　果	百分比
质量	远程医疗将提高医疗卫生质量，因为医生通过不间断监控能获得更多有关患者的数据	87%
障碍	偿付机制是实施远程医疗的障碍	29%
障碍	对技术的担忧（如得到临床医护人员的认同，或者担心患者不会使用技术）	20%
优势	护理质量提高被视作是远程医疗实施的最大优势	42%
期待	未来 10 年，远程医疗将大幅度改变美国治疗和护理患者的方式	89%

（来源：derived from Intel Digital health Telehealth in the US Health Care System Preliminary Topline Survey findings（May 2010），A phone survey conducted between April 29 and May 10，2010 of health-care and IT pro-fessionals in the USA）

　　智能手机应用程序、无线传感器和其他创新工具等移动技术，显示出巨大的变革潜力。该技术不仅可以提高诊断和治疗，而且还可以改变医生和关于医疗保健的思维方式。移动技术允许患者和医生监测生命体征、注意身体的微小变化，并查验已经服用的药物，而这些都无须面对面进行（Simon，2011）。

远程医疗的趋势在哪里？

　　从与医生的视频咨询，到跟踪血压和心跳的智能手机应用程序，消费者医疗技术正吸引大品牌支持者，如零售商沃尔玛、医疗保险维朋和联合医疗保险，以及制作并销售医疗产品的公司。沃尔玛尤其感兴趣，如果给它的话。

　　UCLA 医疗系统与 CVS MinuteClinics 合作，成为美国最大的医疗零售商店，拥有 600 多家诊所，UCLA 的医生在洛杉矶的 11 家诊所做场外医疗指导。UCLA 的董事长说如果与 CVS 的合作成功，则 UCLA 的专家有可能在 Minute Clininc 远程评估患者的情况。目前，CVS MinuteClinics 正在把那些需要专家治疗或者经常需要全科医生治疗的患者与供应商联系起来，包括 UCLA 的专家和医生。

芒特圣玛丽医院和医疗中心推出了美国首个远程医疗实践团队，使用创新版"医疗在线"平台，将高质量医疗服务辐射到芒特圣玛丽医院管辖的所有社区，惠及低收入者、弱势人群和当地居民。远程医疗实践团队将雇佣主治医生、医疗供应商、本院员工做在线访问诊疗，患者有机会和他们进行互动交流，就像面对面交流一样。医疗在线实践是多方合作和努力的结果，参与者除芒特圣玛丽医院外，还有纽约西部的蓝十字蓝盾协会、阿森松保健——美国最大的天主教非营利性医疗系统，芒特圣玛丽医院也是成员之一。因此，医疗在线是由蓝十字蓝盾协会提供的远程医疗服务，并得到了来自 American Well™ 的技术支持（Jacobs，2011）。

结论

本章论述了移动医疗的发展过程，起初是供应商驱动的工具，后来吸引了患者参与推动。远程医疗 40 年前起源于美国，目标是让偏远乡村地区的患者获得医疗救助。乡村供应商提供 X 光和其他设备给专家和医院，用技术手段进行交流，如卫星和视频。传输涉及种种利益挑战，与补贴和服务成本不无关联，还牵扯到执照许可的问题，特别是医生跨州诊断治疗患者时。但技术进步将会使成本下降。医疗改革将增加更多的在线渠道，如数字通信、便携式计算机等，减少成本。

虽然能够在任何地方提供远程医疗服务，但是数量有限，因为尚未解决保险支付问题，并且还没有研究出新的商业模式。大多数医疗专家都一致认为，远程医疗蕴藏着巨大的潜力，能够拓宽医疗途径、减少劳动力成本，在医生和专家匮乏的乡村和偏远地区尤其如此（Cannon，2012）。

随着移动产品和服务的普及，远程医疗已成为自主医疗改革的一部分，这方面典型的例子有无人自助医疗站，由 Solo Health 研制，将投放到 2500 家沃尔玛超市中。美国人享有联邦医疗法律规定的保险，因此增加了全科医生的需求，人们对价廉便利的医疗趋之若鹜，这样的个案将层出不穷。如果等待医生预约的队伍增加三四千万人，消费者就可能寻求其他办法，如去沃尔格林、CVS，或者沃尔玛这样的零售医疗处检查治疗。在加利福尼亚州（美国最大的州），估计将有4百万人将得到《平价医疗法案》保障的医疗服务（Appleby，2013）。

移动医疗和远程医疗是过时的概念吗？对乔纳·达文斯基来说是的。他是美国退伍军人事务部的高级咨询，也曾就职于该部的创新中心，这两个部门在医疗界广为人知。乔纳·达文斯基相信，无线网络突飞猛进的发展将成为医疗的新常态，移动医疗将成为美国退伍军人事务部的医疗标准（Wicklund，2013b）。

另外，远程医疗如此常见，是否会被视作医疗工作场所的一个组成部分？门诊医生希望用于日常治疗，患者希望无论何时何地都能得到医疗服务。我们能在移动渠道上做什么不等于我们应该做什么。正如第一章所述，利益目标、使用便捷将推动移动医疗向前发展，远程医疗的发展很好地阐释了这一点。

远程医疗会可持续发展吗？迄今，运用远程医疗最多的是美国军队和美国退伍军人事务部，主要原因是该事务部是单一支付系统，有基础帮助技术发展。尚不清楚有多少人会广泛使用远程医疗，如果给他们机会的话，一些远程医疗公司可能会致力于中风这样的特色疾病，因为目前没有足够的人进行基础治疗（Baum，2012）。然而，随着技术的发展，预计远程医药将大刀阔斧地引入移动方式，并最终将触角延伸到各个角落——以虚拟的方式。

妈妈坐在计算机旁忙于网络办公，怀里两岁大的儿子哇哇大哭。现在是星期二下午两点半，妈妈正在给老板起草新闻发布会的稿子，同时还要通过虚拟呼叫系统和医生进行虚拟咨询。星期一晚上，妈妈用计算机里的 webcam 把儿子的照片发给了医生。儿子身上到处都是皮疹，肯定吃了不少苦，妈妈想办法安抚他。医生正在评估儿子的体征，这个一开始就通过手机应用程序上传了。虚拟咨询中还有护士和药剂师参与，到下午三点，处方开好了，一小时内将送达。下午4点半，妈妈又开始工作了，儿子在旁边睡觉，医生的电子邮件出现在信箱里，是落实回访，忙于网络办公的母亲微笑着点了回复键。

参 考 文 献

41 References commonwealthfund. org/Publications/Case-Studies/2013/Jan/Telehealh-Synthesis. aspx. Accessed 04 Feb 2013.

Broderick, A. , & Steinmetz, V. (January 2013). Centura health at home: Home telehealth as the standard of care. The Commonwealth Fund, case studies in telehealth adoption series. http：//www. commonwealthfund. org/Publications/Case-Studies/2013/Jan/Telehealh-Synthesis. aspx. Accessed 04 Feb 2013.

Brown, E. M. (July 2013). The year ahead for the ATA and telemedicine. mHealthNews. http：//www. mhealthnews. com/blog/year-ahead-ata-and-telemedicine. Accessed 11 July 2013.

Cannon, A. (1 August 2012). Another fork in the road for Walmart. The ConvUrgentCare Report, 5 (8), 1-5.

Caramenico, A. (6 January 2012). Remote patient monitoring market to hit ＄295 million by 2015.

FiercehealthIT. http：//www. fiercehealthit. com/node/14799. Accessed 12 Sept 2013.

Cerrato, P. (3 April 2012). Telemedicine dilemma: Savings or healing hands more important? Information Week. http：//www. informationweek. com/healthcare/mobile-wireless/telemedicine-dilemma-savings-or-healing/232800145. Accessed 22 July 2013.

Charleston Gazette. (20 July 2010). http：//wvgazette. com/News/201007170327. Accessed 30 July 2013.

Cisco Press Release. (4 March 2013). Cisco study reveals 74 % of consumers open to virtual doctor visit. http：//newsroom. cisco. com/release/1148539/Cisco-Study-Reveals-74-Percent-of_ consumers-Open-to-Virtual-Doctor-Visit. Accessed 08 June 2013.

Cohen, B. (31 July 2013). Remote patient visits by phone or email: Yes or no? Medscape.

Farr, C. (9 August 2013). Misfit wearables CEO: ' Wearables are not that wearable-yet'. http：//ven-turebeat. com/2013/08/09/misfit-wearables-ceo-wearables-are-not-that-wearable-yet/. Accessed 01 Sept 2013.

Finklestein, S. M. , Speedie, S. M. , Zhou, X. , Potthoff, S. , & Ratner, E. R. (2011)
. Perception, satisfaction, and utilization of the VALUE home telehealth service. Journal of Tele-
medicine and Telecare 17. doi: 10. 1258/jtt. 2011. 101208. Accessed 30 Dec 2013.

Galewitz, P. (6 May 2012) Virtual doctors visits catch on with insurers, employers. USAToday.
com. http: //www. usatoday. com/money/industries/health/sorty/2012-04-427/virtual. Accessed 17
July 2012.

Golia, N. (14 June 2013) Three insurers take the plunge into telehealth. Insurance Tech-
nology. http: //insurancetech. com/business-intelligence/three-insurers-take-the-plunge-into-
tele/240156687. Accessed 02 July 2013.

Greying Gadgets. (31 March 2009) How older Americans shop for and use consumer electron-
ics. Consumer Electronics Association. Hesdanun, A. (8 April 2004). Boomers closing digital di-
vide. CBS News. http: //www. cbsnews. com/stories/2004/04/08/tech/main610937. shtml. Accessed
08 June 2013.

Hwa, K. , & Wren, S. M. (2013). Telehealth follow-up in lieu of postoperative clinic visit
for ambulatory surgery: Results of a pilot program. JAMA Surgery. doi: 10. 1001/jama-
surg. 2013. 2672. Accessed 11 July 2013.

Intel Digital Health Survey. (May 2010). Telehealth in the U. S. Health Care System:
Preliminary topline survey findings. http: //www. ok. gov/odmhsas/documents/Future%20of%
20Telehealth. pdf. Accessed 25 May 2013.

Intel Press Release. (2010). http: //www. intel. com/pressroom/archive/releases/2010/
20100518corp. htm. Accessed 25 May 2013.

Jackson, S. (24 February 2011a). California hospital debuts clinic-based telehealth mod-
ules. http: //www. fiercemobilehealthcare. com/story/california-hospital-debuts-clinic-based-
telehealth-modules/2011-02-24. Accessed 01 March 2011.

Jackson, S. (20 June 2011b). Remote monitoring potential of ultrawideband for hospitals
too large to ignore. http: //www. fiercemobilehealthcare. com/story/could-ultrawideband-help-
predict-heart-attack/2011/06-20. Accessed 11 Dec 2012.

Jackson, S. (12 October 2011c). New telehealth law eliminates need for in-person
visits. http: //www. fiercemobilehealthcare. com/story/new-telehealth-law-eliminates-need-per-
son-visits. Accessed 11 Dec 2012.

Jackson, S. (10 January 2012). Sprint enters remote health business. http: //www.
fiercemobile-healthcare. com/story/sprint-enters-remote-health-business/2012-01-10. Accessed
10 Jan 2012.

Jacobs, L. (13 September 2011). Mount St. Mary's hospital launches online care and tele-health group medical practice. http：//niagaracounty. wgrz. com/news/health/59141-mount-st-marys-hospital-launches-online-care-and-telehealth-group-medical-practice. Accessed 08 June 2010.

Jenks, S. (8 June 2010). Healing b 2-way video. http：//www. floridaytoday. com/fdcp/? 1276018047977.

Keller, A. (1 May 2010). Unitedhealthcare connects patients in underserved areas to doctors miles away through state-of-the-art videoconferencing software. http：//www. floridatrend. com/ article. asp? aID = 5218. Accessed 28 April 2010.

Keller, A. (10 May 2011). Healthcare innovators：Telehealth. http：//www. floridatrend. com/ article. asp? aID = 5409. Accessed 28 April 2010.

Kitsiou, S. , Pare', G. , & Jaana, M. (2013). Systematic reviews and meta-analyses of home telemonitoring interventions for patients with chronic diseases：A critical assessment of their methodological quality. Journal of Medical Internet Research, 15 (7), e150. doi：10. 2196/jmir. 2770. Accessed 24 July 2013.

Koppen, J. (June 2010). Social media and technology use among adults 50 + . AARP. http：//assets. aarp. org/rgcenter/general/socmedia. pdf. Accessed 06 June 2012.

Lowes, R. (3 May 2011). CMS removes credentialing barrier to telemedicine. Medscape Medical News. http：//www. medscape. com/viewarticle/742028. Accessed 18 Feb 2013.

Lowes, R. (14 February 2013). ACA will help spark boom in remote patient monito-ring. Medscape Medical News. http：//www. medscape. com/viewarticle/779399. Accessed 18 Feb 2013.

Madden, M. , & Zickuhr, K. (6 June 2012). Older adults and internet use. Pew Research Center. http：//pewinternet. org/Reports/2012/Older-adults-and-internet-use-aspx. Accessed 01 Oct 2012.

Main, T. , & Slywotzky, A. (November 2011). The quiet health-care revolution. The Atlantic Monthly. http：//www. theatlantic. com/magazine/archive/2011/11/the-quiet-health-care-revolu-tion/308667. Accessed 06 June 2013.

Manhattan Research. (2011). Taking the pulse press release. http：//www. fiercemobilehea lthcare. com/press-releases/seven-percent-us-physicians-use-video-chat-communicate-patients-1. Accessed 30 Dec 2013.

Margolis, K. L. , Asche, S. E. , Vergdall, A. R. , et al. (2013). Effect of home blood pressure telemonitoring and pharmacist management on blood pressure control: A cluster randomized clini-cal trial. JAMA, 310 (1), 46-56.

Mearian, L. (30 November 2011). Cisco, Walgreens team up on virtual doc visits for employees. Computer World. http://www.computerworld.com/s/article/9222289/Cisco_ Walgreens_ team_ up_ on_ virtual_ doc_ visits_ for_ employees. Accessed 30 Dec 2012.

Medicaid. gov Website. (n. d.) http://www.medicaid.gov/Medicaid-CHIP-Program-Information/By-Topics/Delivery-Systems/Telemedicine. html. Accessed 30 Dec 2012.

Older Populations. (2013). Older populations have adopted technology for health care innovationswhite paper. http://www.careinnovations.com/Data/Downloads/Guide _ Product/ Guide_White-Paper_OlderPopulationsHaveAdoptedTechForHealth. pdf. Accessed 03 Dec 2013.

OSU News Release. (16 June 2011) "Ultrawideband" could be future of medical monitoring. OSU News & Research Communications. http://oregonstate.edu/ua/ncs/archives/2011/jun/%E2%80%9Cultrawideband%E2%80%9D-could-be-future-medical-monitoring. Accessed 01 Oct 2012.

Page, D. (11 December 2011). Telemedicine: Now it's a must. Hospital & Health Networks. http://digital. hhnmag. com/DigitalAnywhere/viewer. aspx? Accessed 13 Dec 2011.

Perna, G. (29 July 2013). The promise of mobile: Connecting to underserved populations. Health-care Informatics. http://www.healthcare-informatics. com/article/promise-mobile-connecting-underserved-populations. Accessed 07 Aug 2013.

Simon, S. (27 March 2011). Medicine on the move; mobile devices help improve treat ment. Wall Street Journal (Online). http://online. wsj. com/article/SB10001424052748703559 604576174842490398186. html. Accessed 13 Dec 2011.

Slabodkin, G. (5 December 2012). mHealth summit 2012: Remote monitoring invaluable for reducing admissions. http://www.fiercemobilehealthcare. com/story/mhealth-summit-2012-remote-monitoring-invaluable-reducing-readmissions/2012-12-05. Accessed 30 Dec 2012.

Smith, A. , & Zickhur, K. (13 April 2012). Digital differences. Pew Research Center. http://pewinter-net. org/Reports/2012/Digital-differences/Main-Report. aspx? view = all. Accessed 30 Dec 2012.

Stomberg, M. W. , Platon, B. , Widen, A. , Wallner, I. , & Karlsson, O. (Fall 2012) . Health information: What can mobile phone assessments add? Perspectives in Health Information Management, 1-10. http://perspectives. ahima. org/health-information-what-can-mobile-phone-assess-ments-add ? Accessed 30 Dec 2012.

Telehealth. (11 December 2011). Closing the gap between providers and patients. Hospital & Health Networks. http：//digital. hhnmag. com/DigitalAnywhere/viewer. aspx? Accessed 15 Jan 2013.

Terhune, C. (30 July 2012). In-store clinics look to be a remedy for healthcare law influx. Latimes. com. http：//articles. latimes. com/2012/jul/30/business/la-fi-clinic-medical-care-20120730. Accessed 20 Dec 2012.

The SCAN Foundation Technology Summit. (2010). Enhancing social action for older adults through technology. The Center for Technology and Aging, p. 24. http：//www. phi. org/uploads/application/files/6ozrdkasm3dmzdf33z169oy76xe6alixy78ummlkdcwgspvwa0. pdf. Accessed 15 Oct 2011.

Tice, L. (26 October 2011). Patient advocates to start telemedicine program. Sun Journal. http：//www. sunjournal. com/news/business/2011/10/26/patient-advocates-start-telemedicine-program. Accessed 01 Nov 2011.

VA Final Ruling. (6 March 2012). Exempting in-home video telehealth from copay-ments. Federal Register Volume 77, Number 44 FR Doc No：2012-5354. http：//www. gpo. gov/fdsys/pkg/FR-2012-03-06/html/2012-5354. htm. Accessed 23 Oct 2012.

Weinstock, M. (7 July 2013). 2013 most wired. Hospitals & Health Networks. http：//www. hhnmag. com/hhnmag/jsp/articledisplay. jsp? dcrpath = HHNMAG/Article/data/07JUL 2013/0713HHN_ Coverstory&domain = HHNMAG. Accessed 11 July 2013.

Wicklund, E. (15 July 2011). ATA takes FCC to task for delays in rural telehealth programs. Healthcare IT News. http：//www. healthcareitnews. com/news/ata-takes-fcc-task-delays-rural-telehealth-programs. Accessed 15 Oct 2013.

Wicklund, E. (August 2013a). Is 'mHealth' becoming obsolete? mHealthNews. http：//www. mhealthnews. com/news/mhealth-becoming-obsolete.

Wicklund, E. (August 2013b). Maine health system dumps eICU service, citing sustain-ability issues? mHealthNews. http：//www. mhealthnews. com/news/maine-health-system-dumps-eicu-service-citing-sustainability-issues. Accessed 15 Oct 2013.

Yin, S. (19 August 2010). California debuts telehealth network that will link 850 facilities by 2012. http：//www. Fiercehealthcare. com/story/California-debuts-telehealth-network-will-link850-facilities-2012-08-19-2010. Accessed 13 Dec 2011.

第 3 章

移动医疗的规范、立法和网络安全

引言

移动技术的迅猛发展对医疗卫生的影响日益显著，公众和媒体的关注从移动技术的"搜索、存储、传输"功能转向更深层次问题，即法律法规和消费者权益保护。医疗界有诸多方面需要规范，通过立法规范移动医疗是不可避免的趋势。德勤高管认为，网络和移动医疗设备在医疗领域的作用不可低估；同时，患者和医疗机构也处于风险中（Deloitte Center，2013）。通俗地讲，医疗服务的移动设备即使再完美，个人潜在的风险仍然是不可避免的。因此，移动医疗技术的立法迫在眉睫，必须颁布法律将其纳入保护范围内。换言之，法律法规既是通过结构性指导来为技术推广提供便利，又是对研发和普及移动新技术的约束。丹增集团（Fenzing Group）CEO 瑞安·米洛维奇在 2013 年 12 月的医疗卫生信息和管理系统协会峰会上说，计划在"实施商务战略的同时推进规范性战略"（mHealth News，2013）。

关于个人风险最大的担忧是，移动设备上个人医疗信息的隐私保护，因为医疗设备有被入侵的巨大风险，数据可能被未经授权的个人使用，可能遭到恶意软件或黑客的入侵。当然，信息安全问题已经不是一个新鲜话题了，也不只

存在于便携式计算机中。移动能力是移动医疗信息安全的重要因素，也是这些
设备最显著的特点，对信息保护构成极大的挑战。公开报告的 538 例医疗信息
侵权案件中，有 38% 涉及未加密的便携式计算机和其他移动设备（Redspin
Inc.，2013），涉及 2140 万份患者病例，数字之大令人咂舌。更让人大跌眼镜
的是，一桩侵权案就涉及多达 780 000 份病历。

1996 年出台的《医疗保险移动责任法》（HIPAA）和后来的修正案依照"隐
私信息安全规定"，对规范电子信息产生了深远而显著的影响。在《医疗保险移
动责任法》的立法中，"隐私"是指限制个人健康信息的使用，以及限制第三方
的使用和泄露。"安全"指信息电子储存和传输的保护。本法各部分规范指导已
得到实施，《医疗保险移动责任法》的立法经常被视作"经常派发的礼物"，数
据被侵权的机构除了赔偿被侵权方的损失之外，还将处以 10 万美元的罚款。

《医疗保险移动责任法》的法规在医疗信息技术界的法律法规中特别严
厉；此外，还有好几家政府机构严格监督移动医疗的应用和设备。不管信息储
备和传输的媒介是什么，机构的立法都有职责保护医疗信息的安全；同时还建
议移动医疗应用程序开发商、经销商、从事医疗服务的机构、移动医疗的用户
都来监督目前以及以后的立法。

移动医疗立法的关键角色

大量证据表明，移动医疗和移动设备对经济的影响越来越大，因此，立法
应与经济效益挂钩。移动通信的日新月异也带动了移动医疗业的迅猛发展，使
用人数增长的速度惊人。2012 年，全球移动数据业务增加了 70%，是 2000 年
的 12 倍；智能手机数量增加了 81%，移动联网的平板电脑增加到 3600 万台，
移动设备的数量截至 2013 年 12 月可望超过地球上的总人口。现在网速越来越
快，使得智能手机、平板电脑等移动设备不断更新，这样一来，速度更快导致
设备更新更快，这似乎成了永无止境的循环。

移动医疗软件能在所有移动设备上安装，毫无疑问，智能手机和平板电脑是首选。据预测 2017 年 50% 的智能手机和平板电脑将安装移动医疗软件，数量不少于 100 万，62 家应用程序商店其实就是软件经销商（Research 和 Markets，2013）。苹果 iTunes 应用程序商店销售 43 000 件应用程序，其中 23 000 件是医疗应用程序（IIHI，2013）。此外，经常有公司投资数百万美元旨在挖掘更多市场，因此，需要立法、建立行业标准来规范市场。

美国联邦通信委员会

美国联邦通信委员会（FCC）是 1934 年由美国国会设立的独立行政机构，对使用广播、电视、有线、卫星和光缆进行跨州、跨国的通信实施监督（FCC，n. d.）。联邦通信委员会担负着许多职责，除了规范和颁发许可证之外，还承担着鼓励发展创新业务的任务，组织消费者信息保护培训。在这些领域中，其中一项重要的贡献是由美国联邦通信委员会 2012 年主办的"培育无线医疗技术创新之移动医疗峰会"，医疗信息技术、产业、学术研究人员和政府官员聚集一堂，讨论如何消除移动医疗的障碍，如规范许可权、补贴问题、隐私安全顾虑、扩大移动医疗的应用等（FCC，2012）。

美国联邦通信委员会采取具体行动深化移动医疗：为医疗网络配置一系列设备，把身体感应器中的监控数据不间断地传给医疗供应商；进行农村医疗试点项目，为美国医疗宽带传输提供资金；采纳新的规则为使用医学微网（HMNs）开绿灯（HMNs 是植入体内代替被损坏神经的红外线无线设备）。

美国联邦贸易委员会

美国联邦贸易委员会（FTC）成立于 1914 年，旨在保护消费者权益，促进相互竞争，如取缔虚假产品，取缔与垄断兼并相关的商业行为。美国联邦贸易委员会保护消费者权益最引人注目的是指南中对真理的追求，阻止公司向公众提供虚假欺骗性的产品和服务。美国联邦贸易委员会的另一项重要任务是实行反托拉斯法，以促进市场竞争。美国联邦和州政府出台法案的目的在于遏制那些导致垄断、控制价格的市场整合，因为垄断限制创新，阻碍产品质量的提高、新产品的开发，而这些都是获得市场先机的动力。

美国联邦贸易委员会有一项令人激动的研究，能深入影响移动医疗的发展，即 Internet of Things（IoT；Ashton，2009），意为"实物与互联网的互相连接"（Shapiro 和 Chadwick，2013）。简言之，使用与互联网连接的智能设备，如身体感应器，在没有人参与的情况下独自测量和发送数据，用一台计算机或无线连接设备就可以进行交流和交换。要达到夏皮罗和查德威克（2013）所描述的"实物与互联网的互相连接"的远景，生产商和服务供应商必须首先获得消费者的信任，满足用户的需求，使消费者真正尝到甜头。就像移动医疗许多应用程序一样，智能手机和平板电脑在开发"实物与互联网的互相连接"的巨大潜力中起到了关键作用。连接互联网设备的数量已经超过了互联网用户的数量，在不远的将来，增长态势会继续下去。然而，由于连接的爆发性增长，随之而来的设备侵权也将无处不在，引得消费者对隐私安全非常关注。美国联邦贸易委员会在消费者自我保护培训上扮演着重要角色，同时还会行使好监管责任，保证设备生产商和服务供应商的产品和服务安全可靠。

美国食品与药品管理局（FDA）

美国食品与药品管理局是 1906 年建立的美国联邦机构，负责监督管理食品、药品和健康产品的安全标准，以保护消费者权益。有些移动医药应用程序受到美国食品与药品管理局的常规监管（FDA；Barton，2012；Melnik，2011）。

美国食品与药品管理局担负着许多责任，其中之一是确保医疗设备安全、有效、正确地使用。"医疗设备"这个概念被美国食品与药品管理局定义得很宽泛，"仪器、装置、工具、机器……包括一个组成部分或辅助设备，意欲用于诊断……或治疗、缓解、处理与预防疾病……"（FDA，2012）。移动医疗定义的关键是"意欲用于"这个字眼（Thompson，2013）。一个设备要成为美国食品与药品管理局监管的医疗设备，必须有医用目的。那么，在医生办公室之间互相传送患者咨询报告的平板电脑是医疗设备吗？回答是：视情况而定。

智能手机、平板电脑这样的移动设备到底是医疗设备的辅助件还是组成部分，需依移动医疗应用情况而定，还要看患者和消费者如何使用这些设备和应用程序，以及信息是如何传输的（Thompson，2013）。如果是，就按照美国食品与药品管理局指南作为医疗设备来监管。移动医疗应用程序和智能手机被视作为消费者提供医疗护理的工具，因为应用程序可以用于帮助诊断、治疗、预防或者管理健康。而且，像任何健康护理设备或医疗设备一样，移动医疗应用程序和智能手机在使用过程中都有可能带来危害或出现故障。

1976 年出台的《美国医疗器械修订法》授权美国食品与药品管理局按照前述定义监管医疗设备。美国食品与药品管理局建议扩大权限，任何作为医疗设备组件或辅助件的移动设备和（或）移动医疗软件，且能展示、分析或传输患者具体数据的，都在其监管范围内，设备开发商和移动医疗软件必须证明其产品对消费者是安全可靠的。按照 1976 年的修订法，美国食品与药品管理局监管血压计的安全和准确，而现在用智能手机或平板电脑结合移动医疗应用程序检测血压，美国食品与药品管理局就需要监管这些设备和软件应用（传统的血压计除外）。但消费者用于学习目的的设备和/或移动医疗软件不在该权限之列，如用来搜索供应商、医保、治疗状况等医疗信息的软件。

除了监管设备和软件，美国食品与药品管理局还专门指定虚拟零售商店出售移动医疗应用程序，这些应用程序商店有 iTunes、Google Play、Blackberry App World。应用程序经销商和零售商被寄予厚望充分行使其销售经营权，如果发现应用程序对消费者不利，就要负责帮助召回产品或采取合适的行动。

但是人们越来越担心，美国食品与药品管理局的资源和能力是否足以监管全国数量庞大的健康信息技术的安全（Terry，2011；Wicklund，2013）。此外，随着全球市场的出现，美国卫生和公众事务部（HHS）的管理范围已扩大到了覆盖全球公众健康，这些都不得不依赖移动服务，加重了美国政府监管移动医疗产品的资源压力。

美国健康与公众服务部

美国健康与公众服务部（HHS）旨在保护美国民众的健康，该机构监管项目与服务的历史很长。随着 1965 年《美国医疗保险和医疗补助法》的出台，健康与公众服务部不仅成了监管部门，同时也成了保险机构。健康与公众服务部医疗健康管理的职责范围超出了本章的范畴，有兴趣的读者可以浏览美国健康与公众服务部的网站（www. hhs. gov）。

美国健康与公众服务部积极主动监管移动医疗的目的是增进健康、改善医疗服务质量。职业健康协会与此目标一致：促进应用程序的发展，帮助消费者自我管理健康状况，选择更好的生活方式。后面的章节将探讨这些积极主动性和示范项目。然而，要指出的是，行业协会主动提出的建议不具备法律效力。

影响移动医疗的主要立法

有两个影响医疗改革和电子信息的联邦法案非常重要：《健康保险携带和

责任法》（HIPAA）和《经济和医疗健康信息技术法》（HITECH ACT），这两个法案在实施方面意义深远。信息传输的隐私安全常常被视作移动医疗的主要弱点，主要由这两个法案规定，医疗机构和技术开发商必须遵守美国联邦政府支持的信息隐私安全法律法规。

《健康保险携带和责任法》：隐私保护规则

美国的《健康保险携带和责任法》隐私保护规则（HIPPA *Privacy Rule*）于2003年实施，保护实体（机构、供应商、健康计划等）以任何形式或媒介（无论是电子、纸质或者口语）传输的个人可识别健康信息（USDHHS，2013a）。该法则把此类信息称作"受保护健康信息（PHI）"，定义如下：

可识别的个人健康信息，包括人口统计数据，与以下各项有关：

- 个人过去、现在、将来的身体或精神状况
- 提供给个人的医疗信息
- 个人过去、现在、将来的医疗健康服务的支付信息

凡是可以用来识别个人身份的信息都属于受保护信息。个人可识别信息包括许多常用的内容（姓名、地址、出生日期、社保账号等）（HHS. gov，n. d.）。

和其他许多相关概念一样，受保护健康信息的首字母缩写PHI已经修改成了ePHI，以区别存储的或在电子文档中里传输的PHI。隐私保护规则兼具灵活与综合的特点，在使用信息提供优质远程医疗与公众健康保护两者之间保持平衡，目前主要是保护医疗健康者的隐私安全。

隐私保护规则大致罗列了受保护健康信息可以使用的情况，以及是否需要患者的授权。隐私保护规则明确规定，机构、供应商可以使用、披露那些不需要个人授权的受保护健康信息，以及机构可以依赖职业道德和自己的判断，在没有个人授权的情况下，可以使用和披露的选项（见表3. 1）。

表 3.1　《健康保险携带和责任法》隐私保护规则未经患者授权可以使用并披露的信息

允许使用/披露	例子
个人	个人也许希望在自己的家庭电脑里保存个人医疗记录
治疗、支付和医疗卫生运作	供应商也许会把患者的医疗信息传给提供后续治疗的供应商
有机会同意或反对的使用/披露事件	设备的指南里也许有患者的信息，回答实名来访者的询问，个人可以要求从指南里删除名字。
偶尔使用或披露	来医院的探视者可能在护士值班栏里看到其他患者的名字和房间号
公共利益和利益行为	为保护丧葬服务人员的健康和安全，可以向他们提供死者的医疗信息。
数据设限	删除明显的身份信息后，如果研究人员承诺数据安全的话，数据就可能被用于基于数据库的研究。

（来源：http://www.hhs.gov/ocr/privacy/hipaa/understanding/summary/）

　　《健康保险携带和责任法》隐私保护规则的重要原则是最低限度地使用或披露受保护健康信息，适用于任何和所有使用或披露的情形。比如，供应商为了正确诊断治疗患者，需要看过去的诊断报告，但没必要复印过去的全部病历；医疗机构有责任做出适当努力，通过合适的方法和程序，在满足使用者既定目标的同时，把受保护健康信息的使用和披露限制在最低范围内（HHS.gov）。

《健康保险携带和责任法》隐私保护规则

　　《健康保险携带和责任法》隐私保护规则也是 2003 年实施的，涉及确保电子健康信息的五个重要因素：定义标准，程序，保护电子健康信息的技巧等（USDHHS，2013b）。这些保护措施运用于信息的存储、加工、传送和审计环节。在表 3.2 里，这五项因素列举说明得很清楚，虽然标签是直白的，概念也比较简单，但是操作规范对许多机构来说却有点复杂，令人望而却步。

目前，健康信息管理环境的复杂性是 19 世纪中叶医疗健康人员难以想象的，不仅是因为数据存在的形式和地点五花八门，而且还被远距离地——经常是无线形式——传送，被多家实体共享，也包括不是很重要的合伙人。纸质病历，甚至是计算机里的电子病历保护起来按说也比较简单，关键是控制好实际进入的途径。安全隐患存在于信息采集、加工、传输、存储和进出途径这个非线性途径的任何一点上，如移动设备、无线和共享网络、公共访问门户和计算机等许多功能和设备，都能引发过去难以想象的数据安全忧患（Luxton et al.，2012）。

表 3.2　《健康保险携带和责任法》隐私保护规则强调的因素

因　　素	具体描述
管理安全	设备电子数据资源风险分析；采取安全措施减少风险；确保访问是由于"需要了解"；有关安全政策和程序的人员培训；定期评估政策和程序的有效性
实体安全	控制访问实体设备；保证对工作站和电子媒介的正确使用和访问
技术安全	对已获得授权的用户设立访问限制；对存有患者信息的系统，实施硬件、软件和程序进行控制
政策和程序	政策和程序遵守安全规则；定期检查、升级文件。
组织要求	监督、管理商业协会访问和使用患者信息；遵守《经济和医疗健康信息技术法》（HITECH）

（改编自 http://www.hhs.gov/ocr/privacy/hipaa/understanding/srsummary.html）

除了遵守《健康保险携带和责任法》隐私保护规则的五项规定外，机构还必须进行风险分析，尽量找出安全漏洞，并运用风险管理办法预测处理风险。机构应该按照如图 3.1 所示，落实基础扎实的安全防范措施，这也是"BEI 医疗保健信息技术"在白皮书里推荐的（BEI，2011）。

为保护患者的信息安全，使之可靠可及，操作实践需要采取强有力的措施。无论信息采用何种格式、信息系统采用何种设置，还是有关实体的安全措

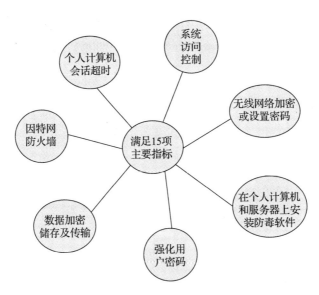

图 3.1　移动患者健康信息基本安全措施

施，机构都应安装经得起考验的硬件防火墙，个人信息的上传必须加密，且应遵守《健康保险携带和责任法》的规定，硬件、防火墙、操作系统和软件的更新和提高应有规章，需按照规章进行日常的评估与修改。

机构应有安全风险管理程序，其中包含合适的指标。监察机构相关方面的运作不能停留在风险评估上，而要研究出一系列的重要方案来解决安全风险问题，以证明该计划确实可行。风险评估必须纳入政策制定和执行程序中，这点极其重要。因为内容管理系统（CMS）将制作一个机构支付后的审计样本，因为该机构申请了有效使用（MU）资金，如果有一项未达标，机构就得还清所有资金，而且面临欺诈指控（CMS，2013）。

有效使用 MU

"有效使用"（MU）是医疗保险和补助中心（CMS）制定的常用标准名称，旨在推动美国医疗供应商广泛使用电子病历（EHR）（HealthIT. gov n.

d.)。对电子病历的依赖与日俱增不无益处，医疗状况得到普遍改善，最终提高了民众的健康水平，因为供应商能得到完整、准确的医疗信息。《经济和医疗健康信息技术法》中关于有效使用标准的前提是：医疗信息的战略投资将提升医疗服务、病患护理，负责激励项目管理的美国医疗保险和补助中心（CMS）希望机构投资该项技术，并将在未来 5 年里分三阶段实施有效使用标准，2016 年将是项目运作的高峰期。如图 3.2 所示。

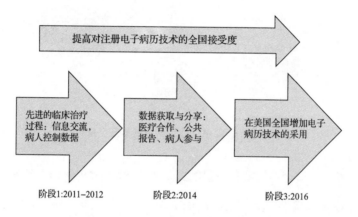

图 3.2 美国医疗保险和补助中心（CMS）有效使用的阶段和目标

在有效使用第一阶段的要求中，主要措施第 15 条里 EHR 的信息保护对许多机构来说一直是个挑战。该措施要求按照《健康保险携带和责任法》的安全规则进行安全风险分析，以通过评估纠正一些疏漏，许多机构被要求整改其中问题较多的区域，就业务操作过程制定措施和程序，不能反映实际情况的标准化措施和程序是不能达到整改措施要求的。

这些安全措施并不是现在才有。众所周知，控制系统通常是与操作系统一起运行的。然而，这些规定在移动设备上的应用却不是那么成功，因为许多机构还没有系统地修改自身的措施和程序来兼容移动设备。如果还没有这样做，组织就应该重新审视自己的措施和程序，使移动设备的系统安全级别达到和硬件系统一样的水准。这是非常重要的，因为安全专业人士进行的 2013 年年度调查发现，"大约 60% 的受访者认为，移动设备目前的风险（对其组织而言）

比 2012 年大"，大约一半的人希望 2013 年"有更多的资源——资金和时间——投入到移动应用程序安全中"（Richards，2013）。

网络安全

德勤医疗保健对策中心的高管于 2013 年在《问题回顾》中撰文《网络医疗设备/患者的安全：对医疗信息网络安全的看法》表示，"网络医疗设备和其他移动医疗设备具备转换医疗保健角色的能力，但也可能置患者和医疗机构于安全风险之中。"因此，尽管移动设备的运用有种种效益，但却存在威胁个人健康信息隐私安全的严重问题：存储在设备中的个人信息可能被窃取、未经授权的非法访问、恶意软件感染、黑客攻击等。

德勤的报告将网络安全（信息安全）定义为"保护信息和信息系统免受有意或无意的、未经授权的访问、使用、披露、修改或破坏，确保这些信息的机密性、完整性和可用性。"信息安全这一概念早已有之，并不是空穴来风，符合《美国健康保险携带和责任法》的隐私和安全总体框架及之后的修正，本书之前的章节已有阐述。但是隐私规则与安全规则有不同之处，前者针对访问实施控制，通常情况下限制使用和披露患者医疗信息；而后者是确定患者电子医疗信息实际保护中的技术规范标准。

确保信息安全的共同挑战

根据 80 个机构的数据基准研究报告，导致安全漏洞的关键问题已被确定，其中包括"缺乏足够的资金、解决办法和专业知识"，存在于保护某机构的信息资源过程中（Ponemon Institute，2013）。此外，移动设备、文件共享应用程序、基于云计算的服务等技术能够大幅度提升效率和便利，但很难保证安全，因此，与这些技术解决方案相关的违约正在增长。"自带设备"（BYOD）政策使员工能够使用自己的平板电脑或智能手机访问公司系统，但这些设备可能缺乏足够的安全措施，因此，移动设备的组成部件越做越复杂（Kaspersky n. d. ；TechTarget，2013）。波耐蒙（Ponemon）的研究发现，81%的公司允许员工和医务人员使用自己的移动设备访问公司的系统，51%的员工和医护人员把自己的设备连接到医疗设施中。如果用美元来衡量安全漏洞问题的话，根据这项研究报告，两年来，数据泄露的平均成本为240万美元。

许多数据隐私风险是因为未加密的数据传输，以及连接到第三方网站（Privacy Clearing House，2013）。在用户不知情的情况下，这些风险往往就已经发生了。也许直观地说，免费的应用程序往往比付费的应用程序存在更大的隐私和安全漏洞风险。由于安全功能不强而增加的风险，部分原因可能是不得不依赖付费广告来减少研发和传播成本。

管理移动设备数据

认识到移动计算内在的安全问题，伯吉斯（2012）提出了一些简单的解决办法，不仅对组织努力保护移动设备的安全有很大帮助，还不影响临床医生访问患者的信息。第一，加密传输和存储到专用安全服务器上的所有数据；第二，制定严格的访问规定，继续一贯使用的密码策略，运用访问控制软件；第三个方法是大多数组织采用的，即移动设备安全的文本化前瞻策略。该策略的目的是优化移动通信网络的功能和安全，同时最大限度地降低成本，防止停机和安全漏洞。除了上述技术，其他常见的数据安全计划还有：

- 设备访问保护：密码和用户身份验证，安全的无线网络，平板电脑和智能手机等移动设备的远程删除功能。
- 实际访问保护：设备和数据存储安全设施、数据和媒体破坏协议、数据备份（以防止自然灾害和人为破坏）。

● 行政控制应急计划：审计日志的常规监察，针对未经授权的访问或违背协议行为的快速行动，对安全操作的培训和提醒。

最重要的是，机构必须培养保护患者健康信息的良好习惯，正确访问和使用网络，让员工了解和使用侵权报告制度，这对调查和纠正系统问题、预测破坏的发生至关重要。

安全保险

处理安全漏洞的成本之高已经达到了令人难以置信的程度。据一些渠道透露，每处理一起安全事故，平均花费 675 万美元（Ponemon，2010）。由于金钱上的损失，再加上频繁发生的安全事件，据报告，在短短两年的时间里，信息安全突发事件就多达五件。基于此，一些机构正在考虑投资网络安全保险（Horowitz，2012；Herrin 和 Jones，2011；Ponemon，2013）。

大多数保险涵盖了各种风险的范围，如数据隐私的损失和公司数据库的维修。有些保险的范围更大，譬如，一旦有违约侵权和收益损失发生，将及时通知客户保险理赔事项。此外，还有危机管理保险，如雇佣紧急公共关系团队，监督潜在的信用风险。机构还可以选择对员工行为的保险，如对患者健康信息的无意或恶意泄露。通过网络安全保险的风险防范策略和金融保护，卫生保健组织可以有效地减少违规的可能性，同时降低处置这些违规行为造成的损失和影响。

云计算

云计算，一个相对较新的分布式网络配置形式，允许用户通过无线网络连接到远程计算机服务器中并进行数据存储，主要途径是互联网。按照美国国家标准和技术研究所（NIST）的定义，云计算是"按需网络交流中一个方便的、可配置的计算机资源共享池（网络、服务器、存储时代、应用、服务），可以快速配置和发布，让管理工作或供应商的服务降到最少"（NIST，2009）。简单地说，用户可以享受计算资源，而不必购买或维护技术。无论是个人用户还是公司用户，都可以通过供应商或云服务供应商（CSP）购买所需的资源，为资源的实际使用、处理时间和储存容量付费。亚马逊简单存储服务（Amazon S3）是一个云服务供应商成长为大企业的典型例子，摩根士丹利报告说，到 2022 年，其利润将非常可观，达到 240 亿美元（Darrow，2013）。

云计算有许多优势，包括分阶段收费结构，减少依赖计算技术的资本投资（Glandon et al.，2013）。然而，这并不意味着没有问题，特别是在数据安全性方面，这就是为什么早期医疗保健企业没有采用云计算作为其网络架构重要部件的原因。然而，2013 年 6 月进行的对 50 位高级卫生保健管理人员的调查表明，尽管云计算进展缓慢，但却正在逐渐得到他们的信任。调查数据显示，58% 的受访者称"他们在使用云计算访问不同网址的信息时"，信任度为 5 级中的 4 级或 5 级，只有 4% 给出了 1 级的评价（Covisint Corporation，2013）。

基本类型的云分为三种（Dinh，2011）。"私有云"是专门为用户设计的处理或存储空间，不与其他用户共享。私有云用户也许有自己的防火墙，或有云供应商数据中心给的专用空间。虽然安全性上有了更大的保障，但却失去了一些更优惠的规模定价。因此，私有云可能是最好的选择，能最有效地保护患者的健康信息。公有云是与其他用户共享的虚拟化数据中心。需求共享选项使供应商能够最大限度地利用分布式网络的处理和存储实用程序，因此，用户可以享受供应商提供的低价高质的服务，虽然价格与数据安全漏洞的风险往往成正比例。还有一种混合模式——综合公共云和私有云计算的优势，使机构在获得公共云服务的同时还享受加强版私有云的安全性，同时还能获得更加敏感、数据类型更多的内部计算资源。

云计算也使得大量首字母缩写的计算机语言新鲜出炉，由首字母构成的缩略词在描述服务时方便快捷，如机构购买和随后将使用的云计算范围有：IaaS（基础设施即服务）、PaaS（平台即服务）、SaaS（软件即服务）。如缩写和标签所示，用户可以从一系列服务中购买一个或更多的选择，补充现有的内部资源，或在云中完成操作。如果用户想避免与计算机硬件相关的资金成本，可以优先使用 IaaS（基础设施即服务）。如果硬件已经具备，用户可以选择 PaaS（平台即服务）提供的获得软件、工具和公用事业的服务，以支持所需的信息应用程序。SaaS（软件即服务）是应用程序操作支撑环境。云计算对所有的公司而言，不一定是最好的信息技术战略，但是，寻求成本最低的信息技术方法对开发移动医疗应用程序的小公司和新兴公司来说，云计算和被购买的云服务供应商服务可能是最好的选择。

然而，云计算服务是否能够提供足够的隐私和安全保障能力是值得商榷的。符合数据隐私要求的能力，比如支付卡行业数据安全标准和《美国健康保险携带和责任法》，将取决于每个云服务供应商的技术专长。云计算所固有的安全问题和法律问题是复杂的，用户在制定云计算策略时必须深思熟虑。现在的技术已发展到了这样的程度：任何计算的功能，如获取、处理、传输、存储等，都可以在云环境中进行，相关业务的决定都可发布到云上，并考虑以什么类型的云存在。

选择云服务的供应商必须经过深思熟虑，否则就不是明智的商业决策。机构必须严格审查以确保供应商的资质，并确定其技术能力足够强大、安全措施可靠，然后再与之签订合同。评估云服务供应商的重点在于，确定其产品能够严格按照数据安全标准满足业务需要。许多组件的严格审查只针对其灵活性，或专为用户进行审查，但在某些关键属性上，应该评估所有的电信运营商（Quinstreet，2013），以及其他与安全要求和业务目标相关的评估。如图 3.3 所示，一个"优秀"云服务供应商的得分体现在以下五个属性方面：①透明度，②风险防范，③能力证明，④整合能力，⑤相关工作经验。

在云计算服务中，透明度是非常重要的，特别是在处理或存储敏感数据时，如果违反规定的话，就可能会造成个人隐私损失。电信运营商必须提供其具有监管义务的信息和保证，包括存储位置、安全策略和访问控制。强大的安全策略，包括风险分析和规划，能尽可能地减少不当访问或安全漏洞等不利事件造成的影响。云服务供应商应当能够提供安全策略文件、探讨防范措施。安全控制的证明可以通过本组织之外的实体实现安全认证建立，如国际标准化组织（ISO）或美国国家标准和技术研究所。如果用户需要将云服务集成到现场系统中，供应商是否能够满足集成和定制的要求就是一个重要因素，并可能是选择公共云或者私有云的决定因素。最后，用户应考虑云服务供应商在用户和其他行业方面积累的经验。这点很重要，原因有很多，但主要是出于对安全控制考虑，因为供应商在多种环境中的经验越多，就更有可能制定更强大、更多样化的控制协议。

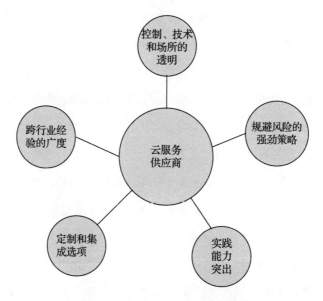

图3.3　理想的云供应商的特点

（改编自 QuinStreet Executive Brief, 2013）

信息系统供应商安全措施的充分与否可能是供应商选择的决定因素，根据分布式网络，云计算服务可能需要额外的审查。霍姆奎斯特（2013）列举了20个框架问题：评估 CSP 的风险管理和数据安全流程。问题简单而具体，评估的组件，如系统架构、文本和加密协议、存取策略、风险分析和防范措施。是 CSP 安全功能中最重要的范畴和组件，如图3.4所示。

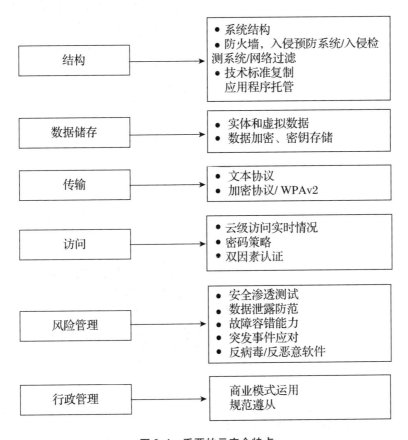

图 3.4 重要的云安全特点

（改编自：Holmquist 2013，Risk Management Frameworks for Cloud Security）

医疗保健信息和交付应用程序正在快速运用移动技术，电子数据需要继续扩大。此外，美国国家健康信息协调办公室（ONCHIT，n. d.）和 CMS 对机构提出了更高要求，它们得证明在用有意义的方式使用电子健康信息，尤其是设施之间的健康信息交流。因此，许多机构正在寻求云服务数据管理的解决方案。然而，由于数据隐私和安全漏洞事故的发生，机构面临严重罚款，也不愿意与第三方计算供应商和多个无形的存储站点分享信息系统的控制，虽然这样做能经济、高效地处理、存储和传输信息。于是，云计算的发展势头渐渐缓和了下来。

结论

在共享患者信息方面，无论是传播媒介还是接受者，无论是移动医疗的应用程序还是传统的医疗服务模式，患者的隐私和安全性仍然是备受关注的问题。随着技术的不断发展，患者健康信息的俘获、传输和访问有了新的方式，这一切都需要全面、综合的培训，以确保全体医疗保健人员充分了解日益增加的风险，这样才能保护患者信息。临床医生、行政人员等组成的整个医疗保健服务团队都必须参与到医疗和移动设备的创新运用中，使其发挥最大效用；同时保护消费者的隐私，并确保医疗保健数据的安全性和完整性。

设施的规则和程序必须将当前的和新兴的移动医疗设备纳入本机构的整体信息安全计划中。这需要强大的安全协议，包括所有的数据点和多因素认证程序加密，以降低受保护健康信息泄露的风险。机构允许自带设备上班（BYOD），但必须先做一个全面的风险评估分析。其次，机构需要制定一个全面的规则以保障安全。这样的规则至少要逐项列出安全协议，该协议以及每个协议的签订理由将传达给所有员工，以确保每位员工充分了解自己的义务。此外，该政策对违反协议产生的后果都要清楚说明，包括终止合同、中止和经济处罚。还必须有一种机制，对所带来的所有设备实行不间断地监测和强制执行。其中一个关键因素是培训，以确保准确的风险保护措施得以常规化执行。最后，该机构的风险管理者必须监督所有规则的执行情况，确保规则和协议的经常更新。自带设备上班（BYOD）暗藏大量风险，同时也为机构带来潜在威胁。因而，如果要获得利益，必须努力减轻风险。

采用云计算作为信息资源战略的一部分（或全部）的机构，在选择云服务供应商时必须尽职尽责，在特别关注云服务供应商的风险评估和降低风险的方式。除了确定云服务供应商的技术能力之外，还必须研究、理解与存取控制、安全基础设施、风险管理有关的业务运作管理，并报有关部门批准。如果不遵守监管要求，一旦安全事故发生，不仅造成经济损失，还要承担巨额罚款，这两点足以保证安全措施得以有效执行。

参 考 文 献

Ashton, K. (2009, June 22). That 'Internet of things' thing. RFID Journal. http://www. rfidjournal. com/articles/view? 4986. Accessed 26 Nov 2013.

Barton, A. J. (2012). The regulation of mobile health applications. BMC Medicine (Open Access). http://www. biomedcentral. com/1741-7015/10/46. Accessed 12 Nov 2013.

BEI Healthcare, I. T. (2011, October). Meaningful use-core measure 15 explained. http://www. beinetworks. com/Whitepaper_ Core_ Measure_ 15. php. Accessed 18 Nov 2013.

Burgess, S. (2012). Efficiency and freedom through mobile devices. Tennessee Medicine, 105 (5), 35. http://www. ncbi. nlm. nih. gov/pubmed/22611779. Accessed 12 Nov 2013.

CMS. (2013, February). EHR incentive programs supporting documentation for audits. http://www. cms. gov/Regulations-and-Guidance/Legislation/EHRIncentivePrograms/Downloads/EHR_ SupportingDocumentation_ Audits. pdf. Accessed 2 Dec 2013.

Covisint Corporation. (2013, August). Industry brief. Healthcare industry reaches tipping point: Cloud now trusted by CIOs for accountable care and interoperability. http: offers. covisint. com/rs/covisint/images/HCL_ 0015_ 02FS_ PorterIntel_ V3. pdf. Accessed 17 Nov 2013.

Darrow, B. (2013, May 29). Killer cloud: Report says Amazon web services threatens all IT incumbents. http://gigaom. com/2013/05/29/killer-cloud-report-says-amazon-web-services-threatens-all-it-incumbents/. Accessed 2 Dec 2013.

Deloitte Center for Health Solutions. (2013). Issue brief: Networked medical device cybersecurity and patient safety: Perspectives of health care information cybersecurity executives. http://www. deloitte. com/us/securemeddevice. Accessed 17 Nov 2013.

Dinh, A. K. (2011 April). Cloud computing 101. Journal of AHIMA, 82 (4), 36-37. Food and Drug Administration (FDA). (2012). What is a medical device?. http://www. fda. gov/AboutFDA/Transparency/Basics/ucm211822. htm. Accessed 20 Oct 2013.

Federal Communications Commission (FCC). (n. d.) Federal communications commission: What we do. http://www. fcc. gov/what-we-do. Accessed 02 Nov 2013.

Federal Communication Commission (FCC). (2012). FCC Chairman Genachowski hosts mHealth summit, unveils new plan to help speed mHealth technologies to market. http：// hraunfoss. fcc. gov/edocs_ public/attachmatch/DOC-314487A1. pdf. Accessed 26 Nov 2013.

Federal Trade Commission. (n. d.). Federal Trade Commission (FTC)：What we do. http：//www. ftc. gov/about-ftc/what-we-do. Accessed 02 Nov 2013.

Glandon, G. L. , Smalth, D. H. , & Slovensky, D. J. (2013). Information systems for health-caremanagement (7th ed). Chicago：Health Administration Press. HealthIt. gov. (n. d.). Meaningful use. http：//www. healthit. gov/policy-researchers-implementers/meaningful-use. Accessed 18 Nov 2013.

Herrin, B. S. , & Jones, F. T. (2011). Cybersecurity insurance：Considering coverage for data breaches. Journal of AHIMA, 82（1）, 36-37.

Holmquist, E. (2013, February). Risk management frameworks for cloud security. TechTarget, Inc. http：//searchcompliance. techtarget. com/ehandbook/Risk-management-for-cloud-computing. Accessed 17 Nov 2013.

Horowitz, B. T. (2012, November 29). Cyber-security in health care；10 ways to fight the threats. http：//www. eweek. com/enterprise-apps/slideshows/cyber-security-in-health-care-10-ways-to-fight-the-threats/. Accessed 11 Oct 2013.

IMS Institute for Healthcare Informatics. (2013, October). Patient apps for improved healthcare. From novelty to mainstream. Parsippany, NJ：IMS Institute. Kaspersky Lab. (n. d.). Security technologies for mobile and BYOD.

Luxton, D. D. , Kayl, R. A. , & Mishkind, M. C. (2012). mHealth data security：The need for HIPAA-compliant standardization. Telemedicine and Health, 18（4）, 284-288. doi：10. 1089/tmj. 2011. 0180.

Melnik, T. (2011). There's an app for that！The FDA offers a framework for regulating mobile health. Journal of Health Care Compliance, 45-46, 65-66.

mHealth News. (2013, November 26). The impact of regulations on mHealth startups. http：//www. mhealthnews. com/news/impact-regulations-mhealth-startups. Accessed 2 Dec 2013.

National Institute for Standards and Technology. (2009, October). The NIST definition of cloud computing. http：//csrc. nist. gov/groups/SNS/cloud-computing/cloud-def-v15. doc. Accessed 17 Nov 2013.

Office of the National Coordinator for Health Information Technology. (n. d.). Guide to privacy and security of health information. http: //www. healthit. gov/sites/default/files/pdf/ privacy/privacy-and-security-guide. pdf. Accessed 02 Dec 2013.

Ponemon Institute. (2010, January). 2009 Annual study: Cost of a data breach. http: // www. encryptionreports. com/download/Ponemon _ COB _ 2009 _ US. pdf. Accessed 15 Oct 2013.

Ponemon Institute. (2013, December). Third annual benchmark study on patient privacy and data security. http: /www2. idespertscorp. com/assets/uploads/ponemon2012/Third _ An-nual_ Study_ on_ Patient_ Privacy_ FINAL. pdf. Accessed 15 Oct 2013.

Privacy Rights Clearinghouse. (2013, July). Mobile health and fitness apps: What are the privacy risks? https: //privacyrights. org/mobile-medical-apps-privacy-alert. Accessed 02 Dec 2013.

QuinStreet, E. B. (2013). 5 Things to look for in a cloud provider when it comes to security. Oracle. http: //www. oracle. com/us/solutions/cloud/oracle-cloud-security-final-1964475. pdf. Accessed 17 Nov 2013.

Redspin, Inc. (2013, February). Breach report 2012 protected health information breach analysis. http: //www. redspin. com/docs/Redspin_ Breach_ Report_ 2012. pdf. Accessed 18 Sept 2013.

Research & Markets. (2013, March). Mobile health app market report 2013-2017: The commercialization of mHealth. http: //www. researchandmarkets. com/reports/2497392/mobile _ health_ app_ market_ report_ 20132017. Accessed 12 Nov 2013.

Richards, K. (2013, July/August). Mobile security by the numbers: Enterprise mobility survey. Information Security, 15 (6), 25-33.

Shapiro, G. , & Chadwick, L. K. (2013, June 10). Privacy and security implications of the internet of things: Comments of the Consumer Electronics Association. Arlington, VA: Con-sumer Electronics Association. http: //www. ftc. gov/os/comments/internetthingscomments/ 00027-86193. pdf. Accessed 26 Nov 2013.

TechTarget. com. (2013, July). Mobile health trends: BYOD here to stay. http: // cdn. ttgtmedia. com/rms/editorial/Mobile% 20Health% 20Trends% 202013 _ final. pdf. Accessed 17 Nov 2013.

Terry, K. (2011, November 9) . IOM proposes new agency to oversee health IT safety. FierceHeal-thIT. com. http: //www. fiercehealthit. com/node/14286/print. Accessed 12 Dec 2012.

Thompson, B. M. (2013). FDA regulation of mobile health(2nd ed). Cambridge: Chester Street Publishing, Inc. U. S. Department of Health & Human Services, Office of Civil Rights. (2013a, October 15). Health information privacy, HIPAA administrative simplification statue and rules, privacy rule. http: //www. hhs. gov/ocr/privacy/hipaa/administrative/privacyrule/ index. html. Accessed 18 Oct 2013.

U. S. Department of Health & Human Services, Office of Civil Rights. (2013b, October 15). Health information privacy, HIPAA administrative simplification statue and rules, security rule. http: //www. hhs. gov/ocr/privacy/hipaa/administrative/securityrule/ index. html. Accessed 18 Oct 2013.

Wicklund, E. (2013 July 15) Who should oversee mHealth regs? www. healthcareitnews. com/ news/mhealth-who-regulates. Accessed 16 Aug 2013.

第4章

移动医疗的产品、市场和趋势

引言和概况

关于移动医疗的价值、蕴藏的改革潜力已经讨论了很多，比如通过提高服务质量、改善医患关系推动医疗改革。在我们周围，由移动带来的发展机会无处不在、日益增多，并且蕴藏着巨大的经济效益。

大家普遍认为，设计优秀的应用程序将帮助消费者在健康行为、医疗选择上做出恰当的决定，一款大受欢迎的应用程序 iTriage 已经有了 800 万的下载量，消费者用它来研究症状、寻找供应商和预约医生。该应用程序功能强大，可用于建立医疗提供者和患者之间的联系，并最终让患者做出明智的选择（Wofford，2013）。然而，并不是所有的应用程序都是成功的。消费者，供应商和支付者都在继续寻找优秀的应用程序，市场也自有客观标准来淘汰不理想的应用程序。事实上，除了购买或下载，使用率仍然是使用最广泛的评价，虽然我们尚不能确定使用率是否是理想的评判标准，但是要对没有经过初期试用就投入实际使用的产品进行评价，恐怕就是强人所难了。

柏林一家咨询公司《研究 II 指南》（Research 2 guidance）2013 年 3 月发

布报告说，截至 2017 年，全球移动医疗应用程序服务产生的效益将达到 260亿美元。《全球移动医疗市场报告 2013—2017》称，移动运营的发展开始成功地把移动医疗产业带入了商业盈利模式。此外，据估计，大多数产业的整体效益来源于相关的服务和产品，比如监控设备和感应器，只有不到 10% 的销售额是来自于软件下载（Jahns，2013）。

尽管市场预测乐观，但事实上，2010—2012 年，健康应用程序的使用持续低迷。健康应用程序数量虽然可观，但是消费者使用的各种应用程序并没有明显上升，根据皮尤互联网和美国生活项目（Fox and Duggan，2012）的调查，大约 10% 的美国人使用手机跟踪或管理自己的健康。该数字变化不大，上下浮动一个点而已。那么，是什么阻碍了消费者？智能手机用户的增加会导致他们使用健康应用程序吗（Dolan，2012）？

对这些问题的回答完全是投资方的问题，特别是保险公司，它们认为健康应用程序能够提高效率和生产力，减少成本，全面提升医疗效果。应用程序研发者和投资者正在增加市场投资，新加盟者有耐克公司，这也许暗示着将有重大利好消息。但是眼下，应用程序得首先进入医疗行业主流才行。据统计，5 个应用程序占据了 15% 的医疗下载量，广泛使用的应用程序中超过50% 收获了近 500 次下载（IMS Report，2013）。同时，什么是好的应用程序？消费者到底想要买什么？这些问题谁也说不清，许多问题还在讨论中——哪些产品是成功的？为什么成功？商业应用程序是否比个人开发的应用程序更好？消费者、供应商、支付者是如何选择应用程序的？目前，这些问题都没有明确的答案。

应用程序的普及还存在数不清的问题，其中最关键的问题是：研究疗效评估的客观标准，解决应用程序支付的不确定性，鼓励大家使用便宜实惠的应用程序。而且，为了保证性能的稳定，还需建立常规框架以使研究发展标准化。专家认为，一旦该框架建成并得到采纳，应用程序实际上就成为医疗改革的催化剂（Silow-Carroll 和 Smith，2013）。

目前，没有可靠的指南来帮助消费者选择健康应用程序，大多数应用程序也没有得到专家的检验认可，尽管有很多在线网站都声称得到了检验认可。因此，消费者在网上经常会遇到研发应用程序的公司进行未经检验的产品营销，消费者一般不知道有哪些权威的产品指南，比如，美国医疗信息管理协会（AHIMA）的指南，以及其他能够提供客观检验的机构所颁布的指南。

美国食品与药品管理局（FDA）只监管它认定的"移动医疗应用程序"，只管理一小部分因使用不当而给患者带来显著风险的应用程序。事实上，美国食品和药品管理局称，许多移动医疗应用程序不在它们监管的范围内，因为这些应用程序既不符合机构医疗服务的定义，也不会给患者带来大的风险，比如，供医学和患者培训参考的应用程序，帮助患者跟踪自己健康状况的应用程序，自动记录各种功能数据的应用程序（Lowes，2013）等。这为患者的决策提供了可靠的信息，无论是消费者下载应用程序用于个人用途，还是个人或公司投资研发应用程序，抑或是医生建议患者使用某个应用程序进行自我护理。

应用程序

一般而言，应用程序是具备网络功能的应用程序。移动应用程序或手机应用程序是一种应用于智能手机、平板电脑和其他移动设备上的移动技术软件应用程序。这些应用程序通常都可以通过应用程序销售平台获得，由移动操作系统供应商维护，如苹果应用程序商店、谷歌游戏商（Android）、微软应用程序商店和黑莓应用程序世界（IMS Report，2013）。一旦从主网站上下载了应用程序，便可单独在移动设备上使用，也可以与受赞助的网站合作，或与第三方网络交流，如卫生保健供应商。

消费者经常搜索应用程序网站，为的是满足他们的兴趣和利益，包括健康应用程序。据估计，目前在使用移动医疗应用程序的多达 40 000 人（Silow-Carroll 和 Smith，2013）。患者、保险公司和供应商能得到各种应用程序，有些比较简单，如与文字编辑有关的；而与诊断治疗有关的应用程序要复杂一点（Schwartz，2013）。然而，大多数消费者使用的应用程序主要与养生保健有关，饮食、锻炼的应用程序占了一大块。

研究医疗信息学的信息管理系统学院对医疗应用程序进行了综合研究（2013），发现大多数健康应用程序功能简单，主要用于提供信息，很少涉及其他。事实上，以三分之二的消费者为目标的健康应用程序（10 840 个）是用于提供信息的，少数应用程序（5823 个）提供指导或由用户收集并输入数据（5095 个）；大约10% 的应用程序（1622 个）没有上述任何功能。此外，还有幼儿看护类的应用程序，帮助管理幼儿睡觉、娱乐、录音之类的事情。

应用程序功能可以概念化、系统化，如图 4.1 所示。在系统的一端是单一的临床治疗功能或者一个合适的应用程序。比如，皮肤科诊断应用程序，消费者拍一张疑似皮肤病的照片发给医生以确定是良性的还是恶性的。系统的另一端是医疗系统和保险公司提供的综合应用程序，这些应用程序为成员提供大量综合医疗管理服务，从预约到交流工具，再到慢性病管理，特点是通过单个端口切入（Silow-Carroll 和 Smith，2013）。

应用程序和连接应用程序的移动设备意味着在消费者和医生两大群体中将产生巨大变化，可能引发新一轮的应用程序研发浪潮。诊断工具过去被掌控在医生手里，现在成了移动的，消费者也可以获得，这些设备包括心脏、血压监控器。为了让消费者得到更多的医疗保健，移动技术在努力争取消费者，让消费者自己负责过去被忽视的那部分保健。然而，许多设备必须得到美国食品与药品管理局的验证许可，因而延长了进入市场的时间，增加了研发成本（Edney，2013b）。

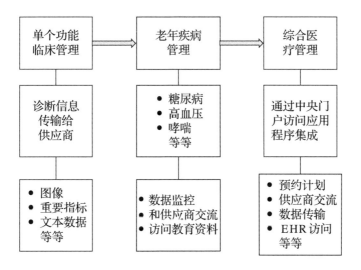

图 4.1 消费者使用供应商应用程序的流程

（来源：SilowCarroll 和 Smith，2013）

消费者很容易使用健康应用程序来监控自己的饮食、锻炼和体重，或者帮助改变原有行为，如戒烟、减肥等。在 97 000 款与健康有关的移动应用程序中，大部分是该类型的健康应用程序。健康类应用程序不在美国食品与药品管理局的检验范围内，因为即使其功能出现故障，也不会对消费者产生危害（Edney，2013b）。因此，健康应用程序的研发和销售速度比医疗诊断和治疗的应用程序要快得多。

2012 年，ModernHealthcare. com 以读者调查为基础，再加上技术专业机构输入的信息，第一次举办了"最重要的移动医疗应用程序比赛"。结果发现，高居榜首的应用程序不一定是新研发的，事实上，许多已经使用了多年，这说明信任和信心对应用程序的存续时间来说非同小可。推出已有 10 年之久的药物参考工具 Epocrates 是消费者的首选，第二名是已有 20 年之久的医疗决策参考工具 UpToDate，医疗决策工具 Medscape 和药物参考应用程序 Lexicomp，分别名列第三名和第四名。提名最多的前 5 款应用程序（Conn，2012）分别是：

1）药物参考

2）医疗决策支持

3）交流

4）电子病历

5）医疗教育

应用程序研发的商业模式有哪些？大众使用的应用程序是由不同的开发者研制的，如富有创意的个人，具备商业应用程序战略的大机构。而且有各种金融机构提供不同规模的投资，并能产生收益（ROI）。如何指导设计优秀的健康应用程序，在学术课程或著作里，有关这方面的商业案例恐怕还是空白。应用程序开发商的灵感源于某些领域的经验，或者靠自己摸索。所以，应用程序是如何定价的？应用程序研发商如何确定哪些是免费的、哪些下载要收费？哪些应用程序需要对内容付费或者要注册？哪些应用程序允许登广告？对这些问题的回答只能是"视情况而定"。现在，应用程序开发商的定价缺乏透明度或指导，可能是因为开发商和经销商正在设计实时商业模式。

医疗护理和临床治疗应用程序

应用程序的开发和使用始于医生，但是护士，特别是高级护士也是移动参考应用程序，尤其是药物参考工具，如 Epocrates 的大客户（Conn，2012）。而且，消费者不断表示对医疗应用程序兴趣浓厚，尽管前面提到使用率持续低迷。有一款应用程序能促成患者和供应商一起协作，特别是在医疗费用庞大的慢性病管理方面的协作。该应用程序被称为临床治疗应用程序，主要被健康规

划机构和大型医疗健康机构采用，为的是改善疗效、降低成本（Silow-Carroll
和 Smith，2013）。大多数临床医疗应用程序功能单一，或者是系统应用程序，
也就是说，它们要么专长于药物或某一专科等领域，要么停留在实验室阶段。
下面几节将讨论小众应用程序。

血液检测

罗德岛大学研究人员开发了"芯片实验室技术"，据项目主要研究员
穆罕默德·法格力说，血样分析只需要一滴血。血放在待处理的卡片大小
的高分子塑料盒子里，然后塞进手持生物感应器里，智能手机应用程序启
动系统，然后评估检测，再把结果安全地反馈到患者的手机上或患者的医
生那里，全部过程只需约 20 分钟。第一代生物感应器的成本为 3200 美
元，第二代骤然减少至 10 美元。同时，英国研究人员正在研究迷你验血
设备，由南安普敦大学和日本电子制造商夏普公司研制，以增加设备的可
编程序性（Bird，2012b）。如果第三代产品的诊断能力加强，那么成本将
因该产品的性能而有所提高。该产品研发说明了移动医疗的一个重要问题
（如图 4.2 所示）：应用程序的生命周期有没有可能的未来？更重要的是，
我们如何获得制作理想产品的商业模式，研制出性价比高且能满足消费者
喜好和需要的产品？实践经验告诉我们，应用程序来去匆匆，新旧更迭令
人目不暇接。移动新兴公司康格范特的"口袋健康"（Cognovant's Pocket
Health）应用程序意欲帮助患者进行自我护理和更好地管理自己的健康，
但是该程序一直没有争取到足够的用户，产生的效益也不够维持公司运
转，苦苦支撑两月便夭折了（Schreiber，2013）。

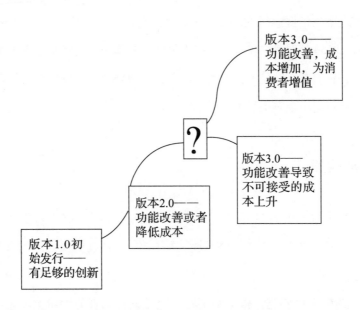

图 4.2　移动医疗产品的生命周期

小便检测

对于应用程序开发者来说，更富有挑战的也许是：智能手机应用程序能让消费者待在家里，通过尿检来诊断多种医学状况，这比预期要难得多。位于印度塔那（Thane）的生物传感技术公司于 2013 年 2 月推出了 uChek，该程序让患者用手机拍摄读取尿液测试棒颜色的细微变化，以确定患者的健康状况；该测试棒还可以读出尿液中的其他物质。该程序分析迅速、价格便宜，如果结果呈阴性或者指标稍微有点上扬也不要紧。这样一来，消费者便可以省去跑医生办公室或实验室的麻烦（Paddock，2013）。

然而，由于应用程序需要美国食品与药品管理局许可后方能在美国销售，所以生物传感技术公司被通知去申请许可。无奈，该公司停止了 uChek 在美国市场的销售，着手申请许可。后来，该公司进行了线上众筹策略，邀请顾客事先预定 uChek，以帮助公司筹集资金来满足基本规范的要求。该策略不仅能看到顾客对产品的需要，而且可以弄清楚公司正在申请的规范许可是否值得花这个时间和金钱。美国食品与药品管理局的审批需要数十万美元，而且拿到审批结果前需要等待几个月，甚至数年。

妊娠检测应用程序

妊娠移动应用程序由 HVM 解决方案（HVM Solutions，Inc.）开发，也使用手机摄像评估测试结果。妇女使用购买的家用妊娠检测盒，用智能手机或 iPad 里的摄像头拍摄检测结果，然后应用程序用不同的过滤纸检测出结果（Crodo，2013）。家用妊娠检测试剂盒准确可靠，但使用手机应用程序产生的附加值却不是那么明显。然而，下载应用程序可以把消费者信息反馈给开发商，以便他们改善其他产品或服务的营销。这表明，免费和低价应用程序践行了一个重要的商业原则——提供简易渠道吸引消费者使用公司的产品和服务。

糖尿病治疗应用程序

糖尿病在美国成了越来越常见的慢性病，在青少年里出现了不断增长的趋势。该病造成了严重的经济负担，浪费医疗资源、减少劳动力，不断挑战美国的医疗体系。根据美国糖尿病协会（ADA）的统计，糖尿病诊断的总费用从 2007 年的 1740 亿美元上升到了 2012 年的 2450 亿美元，5 年间增加了 41%（ADA，2013）。

根据糖尿病管理应用程序中的商业投资估计，有 7900 万美国人是前驱糖尿病患者，这个数字还在上升。股票市场对移动开发商天腾糖尿病医疗公司（Tandem Diabetes Car Inc.）的首次公开发售反应积极（Schwartz，2013）。麻省理工学院（MIT's）媒体实验室（Media Lab）看到了有关糖尿病的应用程序的市场前景，Ginger. io 是其行为分析的衍生产品。他们经过多年努力，采集了大量 II 型糖尿病的数据，强化了基于行为的治疗软件应用程序。该软件用智能手机里的感应器监控糖尿病病情的发展、预测病情走势，且不受患者状态的限制，坐着或是移动着都可以，且移动的速度和距离也不受限制。检测中如出现异样，设备就将发出信号要求供应商分析出现的状况。诺文医疗公司（Novant Health）是北卡罗来纳州温斯顿-塞勒姆（Winston-Salem）的一家大型医疗供应商，正在进行为期一年的试验以评估该程序（Ginger. io）（Schwartz，2013）。

MyAgileLife 就不那么直观了，这是一款由安杰尔医疗公司（Agile Health）开发的短信应用程序，该程序能及时提醒糖尿病患者进行疾病的自我管理。南加州大学（USC）已开展研究评估其有效性。公司准备和该学校做小型试验来测算拓展 MyAgileLife 的效果，受试者包括患者精心挑选的护理人员，试验的重要结果出版在了《内部药物年报》里：

• 统计上的糖化血红蛋白稍有上升，受试组的糖化血红蛋白减少了 1.5，对照组的糖化血红蛋白减少了 0.65。

• 接下来的 6 个月，急诊室的患者显著减少：信息监控受试者有 35.9% 访问了门诊，对照组有 51.6% 访问了门诊。

• 医生也看到了患者健康习惯的改善，水果和蔬菜的食用习惯提高了 30%；患者还报告说，按照信息监控更加注重健康饮食。

• 安全剂量的解决办法似乎得通过等级高、成本低、受众广的技术来解决（Arora et al.，2013；Schwartz，2013）。

同时，iHealth 得到了广泛关注，其"无线血糖监测系统"能检测血糖水平并把结果上传到云里的智能手机或平板电脑。该产品通过百思买（Bestbuy）向全国患者销售（Schwartz，2013）。

听觉应用程序

应用程序能取代助听器吗？如果可以的话，会带来什么影响？美国大约有 3800 万人，全球有 3.6 亿人患有听觉障碍，其中大多数人（90%）使用助听器、入耳式声音放大器之类的设备来改善听力。美国助听器零售市场的销售额为 50 亿美元，全球市场销售额为 120 亿～150 亿美元，每年还在以 3%～6% 的速度增长。所谓的"智能听力应用程序"，是指用智能手机的麦克风和声音处理器加强音质、降低环境噪音，最终通过软件成功模拟助听器的效果。这些应用程序大有赶上并超过助听技术的趋势，在苹果应用程序商店里有许多类似的助听应用程序，大多数是免费的；即使收费，也不到 3.99 美元（Teo，2013），深受老年人、收入固定人群的青睐，因为许多功能齐全、美观大方的助听器的价格在 5000 美元以上。

定位应用程序

2010 年，底特律医疗中心和亨利医疗系统发布消息称，将通过免费的智能手机软件引导患者到最近的急诊部就诊。这款应用程序方便消费者存储重要信息，如紧急情况联系方式、既往病史、药物过敏、医疗状况、保险详情等，以便尽快得到紧急治疗和保险理赔（Carmenico，2010）。现在，消费者可以免费使用医院、急救中心和其他机构提供的智能手机应用程序来预约服务，接收急诊候诊的时间预告和预订紧急治疗设备。这些设备提供消费者候诊时间信息、排队等待等具体情况，也提供短信或语音告知排队等待时间等服务。这些应用程序提高了患者的满意度，同时也有助于这些设备获取市场份额。

药物连锁应用程序

医药连锁店巨头沃尔格林（Walgreens）和希维斯（CVS）非常看好移动应用程序，因其能够使服务个性化，让消费者得到更多的便利。希维斯保健公司为消费者增加了智能手机应用程序来管理自己的医药，并能查询医药信息、查看过去的医嘱，还能在药用完后继续开药。

沃尔格林提供类似的移动应用程序下载，并且强调消费者在任何地方、任何时间都能通过手机买药（www. Walgreens. com）。沃尔格林还做了"实时解决"试验，设立健康客服，即公司雇员用 iPad 在网上值班漫游，解决顾客的问题。沃尔格林的健康客服用 iPad 可以查询很多信息，如政府的数据库、医生的评估，还有所谓的蓝键医疗记录——只有美国军人、政府雇员和退休人员才能访问的信息。芝加哥的 mHealthCoach 打败了 24 家公司，成功争取到了为沃尔格林开发医疗指导应用程序的机会（Guy，2011）。

新兴应用程序：移动医疗附件

随着移动医疗越来越先进，许多应用程序只在移动设备上提供服务，如手机、平板电脑。开发商意识到，如果把附加设备添加到软件/硬件上，应用程序的功能将得到进一步强化。软件/硬件设备和移动设备一样装有应用程序，用于对数据或生物样本的采集，或者还具备处理功能，如血压检测，图像读取等。一般而言，这些可移动的附加设备将归入美国食品与药品管理局监控的范畴，许多已经得到了该局的审批许可，有些已经进入了市场，有可能实现移动医疗降低成本的目标。

癌症的筛查和诊断

通过最新的 iPhone 和一些附加的程序，医生能在一小时内诊断某些癌症，而且准确率比标准的诊断检测要高很多。麻省总医院的研究人员已制造了一个价值 200 美元的移动设备，连接智能手机，只要分析细微的组织就能在一小时内确定患者是否患有恶性肿瘤、是否有转移、扩散的可能。该便携式设备叫作磁共振诊断仪（DMR），尺寸和咖啡杯差不多，从而被称为世界上最小的癌症诊断系统。该设备使用手机监测器显示其诊断结果。报告称，该设备的临床试验结果比标准的诊断程序准确得多（Hannaford，2011；Johnson，2011）。

皮肤病诊断学

德国菲特帆达公司（Foto Finder System）已经研制出了一种便携式设备（Handyscope），可以把 iPhone 变成皮肤诊断器，医生据此可以区分癌细胞和非癌细胞。更重要的是，医生可以给皮肤拍照，并把皮肤的照片存储在屏幕更大的计算机里或其他检测器上，以便将来对其进行进一步的检查和研究（Murph，2011）。

Handyscope 形状类似一个盒子，可以放入 iPhone 3G、iPhone3GS 和 iPhone4 等手机，使 iPhone 的摄像头与 Handyscope 的透镜系统连接。然后，把设备放在患者的皮肤上，由内置的二极管偏振光照明。该设备有标准的变焦和自动对焦功能，图像捕捉只需一键，用的是苹果应用程序。图像可以被立即放大 20 倍进行全屏查看，单击保存；拍摄日期和时间自动记录，并与图像一起保存；患者的数据和其他评论也可以同时手动添加。数据都是加密的，可以用密码保护，所以没有医生/患者的隐私担忧（Quick，2011）。

放射学/医学影像学

移动应用程序和设备使放射检查变得越来越方便，可以说是无处不在，尽管挑战仍然存在。当然，医生也不会放弃传统的工作形式。欧文（Irving）是得克萨斯州的医院和医疗保健连锁公司，诺维逊（Novation）是其加盟公司。据该公司报告，行业肯定会朝着这个方向发展。报告描述了在移动设备（如苹果平板电脑）上改善图像质量的技术。正因为技术的改进，移动设备作为诊断工具才在使用上日渐增长。要解决的问题还包括屏幕尺寸的扩大，因为苹果平板电脑和苹果手机的屏幕尺寸比传统的工作站检查设备的屏幕要小得多。此外，还有比较检查报告的问题，目前用户不能判断检查的结果，也不能对多个检查结果进行对比。因此，需要开发适合平板电脑和智能手机的医疗移动应用程序（Novation News Release，2013）。

尽管对移动放射学应用程序和设备的需求越来越大，但是仍得排长队等待美国食品与药品管理局和欧洲相关监管机构的批准。其中已经获得批准的是Aycan Mobile，由纽约爱康医疗系统公司的罗切斯特开发，是一款远程放射学应用程序，也是全球公认领先的医疗成像技术。该应用程序获得了美国食品与药品管理局的批准，以及欧盟签发的产品准入（CE）标志。技师使用该应用程序将 DICOM 图像从医院影像中心传给放射科医生，以进行复查和放射影像诊断，还可以参与远程会诊（Aycan Announcement，2012）。

超声波

Mobisante 是华盛顿雷德蒙德的一家初创公司，发明了一个梳子大小的装置——袖珍超声机。医生和急救人员可以在口袋里携带这些便携式设备，以使在天灾人祸、战争等紧急状况中给患者做检查。欧必超德袖珍超声装置的成本约 7500 美元,比价值 100 000 美元的高端彩超机便宜多了。虽然该便携式设备的图像清晰度不高,但足以满足紧急需要。而且,这些便携设备受到军方等大买家的关注(Kharif,2011)。

心脏病学

心脏病在美国仍然很普遍,目前是导致死亡的主要原因。美国疾病控制和预防中心(CDC)估计,美国每年约有 600 000 人死于心脏病(Kochanek et al.,2011)。因此,预计移动应用程序和移动设备开发人员会认识到这个有利可图的潜在市场。此外,移动医疗应用程序不仅医生需要,患者也有需求。应用程序 Cardiac Design's ECG Check 读取心脏节律时与苹果手机连接,患者可以将心脏节律的分析数据传输给医生,从而获得医生的实时建议,如增加药物剂量;如果患者病情危急,医生便会要求患者到急诊科就诊(Edney,2013b)。

由消费者健康公司安竺明(Azumio)开发的 Cardio Buddy 应用程序能够帮助消费者检测和跟踪心脏的健康情况。该应用程序使用智能手机摄像头帮助检测用户的实时心率变化,并同时参考消费者的脸色变化,使用从视频流输出的生物信号分析结果来计算脉搏跳动速度。当心脏跳动时,更多的血液被泵入人的脸部,从而引起面部区域的颜色变化,而这一情况本人的眼睛是看不到的。Cardio Buddy 应用程序使用的视频流生物信号分析能检测心跳和脉搏。此外,应用程序存储的数据将作为病史以供不时之需(McCann,2012)。

由弗吉尼亚大学无线互联网中心提供先进技术的、由美国心脏协会出具的研究报告透露,发送心电图(ECG)图像的 iPhone 应用程序价格不高,而且比之前用电子邮件传送照片的方法更快捷、更可靠。应用程序在速度和图像方面质量的提高能挽救心脏病患者,因为心脏病死亡率极高,病因为血块堵住了流向心脏的血液(American Heart Association,2013)。

另外一个心血管新产品通过 iRhythm 的 ZIO 补丁提供比传统设备更好的数

据（Comstock，2014）。ZIO 补丁作为动态心电图，用于收集同类型数据以监测心律失常，但不需要通过导线连接，读取的数据也将存储在设备里。这是一个无线黏合剂补丁，放置在胸壁上。动态心电图可监测并记录时长 24 小时的数据，而 ZIO 补丁则需要 2 周的时间采集数据，但是，在一项由 146 名患者和医生参与的研究中，补丁模式仍然是首选。

显微镜替代

艾德甘·奥兹坎是加利福尼亚大学洛杉矶（UCLA）的电子生物工程教授，他和团队创造了一个便携式智能手机附件，不需要昂贵的显微镜和实验室设备就能进行复杂的现场试验，检测出病毒和细菌。该设备的重量不到半磅（1 磅约为 0.454 千克），可以检测出一个病毒和小于人类头发千分之一宽度的物质。奥兹坎教授最近还有其他发明，如利用手机摄像头的传感器检测食品中的过敏源；此外还有智能手机附件，可以进行常规肾功能检测（University of California—Los Angeles，2013）。

胆固醇

康奈尔大学的工程师开发了快速诊断胆固醇的智能手机应用程序——smart CARD，可通过智能手机摄像头读取胆固醇水平。smart CARD 用光学方式检测血液、汗水，或唾液中的生物标志物，用户将血液滴在胆固醇试纸条上，smart CARD 通过分离步骤和化学反应来检测血液。试纸条准备工作由智能手机应用程序进行色度分析，smart CARD 的附件夹在手机的摄像头处，外观类似智能手机的信用卡读卡器，其内置的闪光灯提供均匀的漫射光照明，适合 smart CARD 读取。应用程序校准测试条图像的颜色值，并与存储在程序中的胆固醇色相饱和度进行对比，然后将结果显示在手机屏幕上（Cornell University，2013）。

健康应用程序

健康应用程序成为应用程序发展领域最大的消费者市场。其中最受欢迎的是由消费者授权、亲自管理、积极参与的个人健康应用程序，涉及的活动有：计算热量、监测日常锻炼和提供补充营养等信息。它们的共同特点是：针对性强、富有个性，能督促消费者一步步实现强身健体的目标，并最终选择更加明智的健康生活方式。联合健康集团（UnitedHealth Group）是美国最大的健康保险公司，该公司负责创新、研究和发展的副总裁尼克·马丁说，公司把应用程序看作联系消费者的一种方式，支持他们以高效便捷、寓教于乐的方式追求健康生活。例如，该公司开发的 Optumize Me 是市场上第一款挑战健康的应用程序。该应用程序让消费者使用智能手机把健身结果发布在脸书上挑战他人，以实现强身健体的目标（Martin，2012）。

Fooducate 是比较成功的此类应用程序，用户从此不再需要花时间阅读食品标签；还提供免费下载，但升级需要付费。Fooducate 根据营养、配料和加工方式把产品分为 A 至 D 四个等级，通过智能手机读卡器扫描产品的条形码来告诉消费者购物车中的食品是否健康。Fooducate 于 2011 年推出，当年就被苹果手机选为年度最佳新健康应用程序；又在 2012 年美国军医总监举办的"健康应用程序大赛"中荣膺第一名（Edney，2013b）。

现在有成千上万的应用程序可供下载，同样的容量显然不适合所有的程序。下面的两个表格说明了选择的依据和多样性，至于什么样的应用程序质量高，最终还得由消费者自己拿主意。在这点上，主要是采取尝试的方法，不合适就换一个；此外，还可听取朋友和家庭的建议。因为大多数健康应用程序是免费的，或者只花几美元而已，下载时不需要太多的花费（Butler，2012）。消费者可以尝试许多应用程序，如果发现用处不像广告吹的那样好，或者觉得用处不大，就可以删除它们。表 4.1 展示了移动应用程序的实例，能提供个性化建议以及健康问题的解决方案。

表4.1　能提出针对性建议，解决健康问题的移动应用程序举例

产　品	功　能
HealthTap	移动系统"Triage"，消费者就具体问题咨询医生，为下一步行动听取建议
Welldoc Asthmapolis 推出的 Blue Star	医生为糖尿病管理培训指定应用程序，生物感应器通过低能耗蓝牙记录，提供个性化的反馈，为哮喘控制提供指导
Glow	月经周期跟踪，提醒最佳孕育时机
Kaiser Permanent HER 的应用程序	存储健康数据，预约医生，和医生电子邮件交流，查看检查结果，填写处方
MyfitnessPal	为减重者和健康保养者提供营养跟踪

　　它们是出色的应用程序吗？谁将是评估程序的可靠人选？布瑞恩·多兰是《移动医疗新闻》（MobiHealth News）的创始人和总主编，华盛顿邮报的投稿人请他编制一份这样的应用程序清单。布瑞恩·多兰遴选的移动应用程序佼佼者见表4.2。

表4.2　10个为智能手机定制的优秀医疗应用程序

应用程序	成本	功能
iTriage	免费	帮助评估症状，建议最好的、最近的医疗机构；报告某些急诊部的候诊时间
Good Rx	免费	比较美国各药店的处方药价格；提供优惠信息和节省费用的小贴士
Zoc Doc	免费	帮助当地附近接受具体保险计划的医生；预约医生，甚至可在医生下班前的最后一分钟预约
RunKeeper	免费	在跑步、健身时监测速度、距离、时间、心率并可以和朋友分享
LoseIt!	免费	扫描食物产品条形码，以帮助减重者设定和记录每天摄入的热量

（续）

应用程序	成本	功能
Withings WiFi Scale	159 美元，应用程序免费	通过无线连接监测体重、BMI、脂肪比和健康数据
iBG Star Diabetes Manager	75 美元，应用程序免费	监测血糖水平和胰岛素的使用；可以与医疗供应商分享信息，跟上时代潮流
iHealth Blood Pressure Dock	99 美元，应用程序免费	用 iPhone 测量血压、心率和其他生命体征；应用程序可创建互动图表，跟踪数据
Beam Brush	50 美元	具备蓝牙功能的牙刷，应用程序可跟踪刷牙时间；作为计时器，以确保每一侧有足够的刷牙时间；刷牙时可以编程最喜欢的歌
Zeo Mobile	头带 149 美元，应用程序免费	是内置传感器的头带，可监测睡眠状况，包括快速眼动和深度睡眠；应用程序可提供改善睡眠习惯的建议

（来源：Brian Dolan of MobiHealthNews as reported on in Butler, 2012）

监测趋势

　　移动医疗的前景充满活力、蓬勃乐观，而且，随着应用程序的增多，还将更加欣欣向荣。据市场研究结果，到 2017 年，34 亿名智能手机或平板电脑用户中有一半将使用移动健康应用程序，至少有30％的美国人会定期佩戴设备，以监测睡眠、饮食、运动、心率、血压或其他生理数据。而且，可穿戴生物传感器将被植入服装和配饰中，以达到保健的目的。仅设备这一项，全球市场有可能达到 1.7 亿台（Tilenius，2013）。一些新兴的趋势使移动医疗能在不久的将来初具雏形，这些趋势包括云技术、网关应用程序、游戏和社交媒体，以及提高应用程序效率和价值的技术和交付机制。

应用云端技术

PulsePoint 使用云技术来救助突发心脏骤停的患者，美国每年大约有 325 000 人死于心脏病，至少有 75 000 人接受过心肺复苏训练的美国人佩戴装有 PulsePoint 的手机。当心脏骤停发生时，应用程序的警示音会发送到用户的电话上，同时患者所在区域的急诊服务准备就绪，应用程序同时发送患者所在的具体位置，专业人员会迅速前来将患者送到医院（frangoul，2013）。

预计到 2018 年，医疗成像（放射学）的云计算市场的复合年增长率为 27%。云计算有许多优势，如供应商之间可分享图像，降低设备维护的成本，进一步加强供应商之间的合作等。即使有数据安全和法规约束等问题，也有越来越多的供应商看到了使用云计算的好处（Novation News Release，2013）。关于云计算的更多细节可以参阅第三章"移动医疗的监管、立法和网络安全"。

网关应用程序

公众越来越感觉到，健康应用程序太多、信息过量，理想的功能不能集中在某个应用程序中，而是分散在许多应用程序中，因此，寻找合适的应用程序、管理过多的信息变得越来越有挑战性。网关应用程序的功能是，作为移动门户网站，指导消费者在各种应用程序中做出正确选择。网关应用程序最终可能帮助消费者避免应用程序超载；也就是说，避免为找到合适的应用程序而搜索大量某一主题应用程序来满足需求。这类例子包括美国红十字会研发的 First Aid。该应用程序帮助消费者在处理大量日常紧急情况时能快速获取信息，而不是在急救时搜索多个应用程序（http://www.redcross.org/mobile-apps/first-aid-app）。First Aid 的功能是提供各种急救信息。对医疗专业人士来说，Epocrates 作为网关应用程序已经取得进展，能提供各种药品的信息和资源，包括阅读期刊上登载的文章、更新药物相互作用的信息、发布当前的医学新闻和公告（VanVelsen et al.，2013）。

移动医疗游戏

尽管将游戏编进医疗保健的技术在被热议，我们似乎不太可能把保健工具整合到大众视频或线上游戏中。2013 年，医疗卫生信息和管理系统协会（Healthcare Information and Management Systems Society，缩写为 HIMSS）在移动医疗峰会上，把移动医疗游戏描述为"处于起步阶段"。开发商、保险公司和供应商正在酝酿如何让游戏技术解决医疗保健的挑战。游戏开发人员擅长游戏开发，但他们缺乏医疗保健知识，不知道如何把游戏与临床结果结合起来。然而，医疗行业需要看到两者无缝对接，以使投资名正言顺。一些富有挑战的应用程序，如联合健康集团的 OptumizeMe，需要两个或更多人一起健身或改变行为方式，因而可能广受欢迎，继而推动本领域的发展，发展速度估计比预期的更快。

智能手机与推特账户相结合

迄今已有 160 多位中风患者通过智能手机诊断技术和推特账户得到了远程治疗。推特服务声称，拥有超过 2.3 亿活跃用户，重要的是，该服务支持 35 种以上的语言（www. about. wtwitter. com），其特点是提供移动医疗应用程序的额外价值。i-Stroke 系统将医院检测的数据，包括计算机断层（CT）扫描、核磁共振和 CT 血管造影，传送到医生的智能手机上，这些手机已经预装了适当的诊断工具，用于解读数据。供应商与患者之间的交流通过推特直接传输信息，这些信息只能由邮件收件人阅读（Bird，2012a）。

替代医学应用程序，复用技术

可替代性是用功能类似的应用程序替换另一个应用程序的系统能力。政府医疗信息技术网站（HealthIT. Gov）将之定义如下：

可替代性的特点是：应用程序购买者无须专业培训就能够更换应用程序；此外，还能重新设计正在使用的其他应用程序，或者可以得到过去或当前应用程序供应商的帮助。

因此，替代能力使开发人员能够快速创建一个巨大的应用程序市场供消费者选择。可替代的应用程序将围绕核心部件创建，从而降低成本、支持行业标准的发展、加速科技创新。随着成本的降低，医生或患者将有权放弃一个表现不佳的应用程序，取而代之的是质量更高、功能更全的应用程序（Substitutable Medical Apps，2013）。

电子健康记录的可用性

医生对电子病历与移动设备连接的可用性表现出强烈的偏好。我们是否可以期待应用程序开发人员将重点开发连接病历与手机和平板电脑的应用程序？在大多数情况下，应用程序平台和供应商之间的无缝对接在现有的医疗信息技术系统中尚不存在（Norton，2013），从移动医疗应用程序自动下载数据到供应商的电子健康档案，这方面的例子几乎没有。事实上，数据从应用程序被馈送到单独的门户网站，然后手动传送到电子健康记录，倒是常有的事。在许多情况下，数据从某人的应用程序最终传输到哪里是不得而知的（silowcarroll 和Smith，2013）。

提供即时诊断的应用程序

在许多情况下，一个诊断是基于视觉检查和身体声音的整体分析。例如，卫生保健工作者通过呼吸和咳嗽声来诊断和区分肺炎和普通感冒。应用程序运用摄像头或麦克风，将所需的视觉或听觉的数据传送给医生以进行诊断。如果不需要药物之外的进一步诊断或治疗干预，就可以不必为了诊断和药物处方而去医生办公室。这样的应用程序对儿童和老年人的照顾者特别有吸引力。此外，足不出户就能得到诊断的好处在于避免接触其他病原体，然而在医生办公室和急救环境中，这种倒霉事是不可避免的。美国和澳大利亚的科学家研发了此类应用程序，患者对着苹果手机麦克风咳嗽，应用程序 STAR Analytical Services 就可将患者的咳嗽声与数据库中的各种呼吸系统疾病的咳嗽声进行比较，马上就能获得对于感冒、流感、肺炎或其他呼吸系统疾病的"即时诊断"。该程序的研究得到了比尔及梅琳达·盖茨基金会的资助，和其他类似的程序一样，该程序对某些发展中国家可能非常有用，因为在这些国家，肺炎是造成儿童死亡的主要原因之一（Chivers，2009；Gould，2010）。

头像应用程序

由于应用程序市场正变得越来越拥挤，所以虚拟健康应用程序和头像有望获得一个立足点。2010 年，安泰（Aetna）使用由 Next IT（华盛顿的私人公司 Spokane）开发的智能虚拟助手会话软件程序，在消费者注册过程中提供 24 小时帮助。安泰将虚拟助理起名为安妮。报告称，安妮每天回答约 5 万个问题，每月回答近 150 万个问题。安泰声称在没有影响服务质量的情况下，已经降低了运营费用（tremoglie，2013）。同时，2013 年，三星为运行安卓系统的 Galaxy S4 智能手机配置了健康应用程序，程序中的头像可以根据用户吃的食物和运动量而变瘦或者变胖。该应用程序可以从 Google Play 商店免费下载，也可在三星的韩国国内市场购买（Lee，2013）。

传感器和可穿戴设备

随着苹果和三星的加入，手腕配饰产品市场的竞争越来越激烈。苹果内部人士估计，苹果的 iWatch 将在第一年销售 6300 万台。如果苹果开发医疗保健传感器，将加速移动技术创新市场的增长（Tilenius，2013）。

移动医疗传感器预计在未来 5 年内每年将增长约 70%（Pogoreic，2013B）。传感器市场一直被小型科技公司主宰，现在，零售巨头三星和耐克已经认识到了医疗传感器与消费者应用程序配套的市场潜力，这种类型的保健配套产品有望在 2017 年创造价值 56 亿美元的市场。研发人员的能力直接影响消费者对市场的兴趣，医疗产品最好是外观看起来与其说是医疗设备，不如说是时尚配饰。可穿戴产品包括腕带、头盔、袜子和眼罩，其中的传感器可以发送跌倒、头部受伤、皮肤过敏等多种情况的数据，然后由负责监测数据的供应商实施医疗干预。

市场上的可穿戴设备产品越来越多，有 Fitbit、Jawbone UP、Nike Fuel 和 Misfit Shine，均使用三轴加速计来监测身体活动、计算热量燃烧和分析睡眠模式。据统计，2013 年已销售了 800 多万件设备。T 恤里嵌入无线传感器来监测呼吸就是可穿戴设备的一种，这种可穿戴设备对诊断睡眠呼吸暂停患者特别有用。穿上这种 T 恤，患者可以在家里放心地睡个安稳觉，再也不需要在医院或睡眠治疗中心过夜。这种监测呼吸的 T 恤由波士顿利休特设备有限公司开发，该公司是由麻省理工学院的毕业生创办的（Needleman，2012）。许多分析家预测，该类产品未来的增长势头强劲，如果可穿戴设备在心率和其他生物识别上达到更高的准确度，市场前景就会更好（Tilenius，2013）。

保健医疗的谷歌眼镜

谷歌眼镜——配备计算机的光学头戴式显示器目前正在测试中，该产品具有数据传输的创新潜力，能全方位地显示医疗保健服务的关键数据。手术室的外科医生可以用谷歌眼镜查看患者的检查、化验和医疗影像结果，还可和其他外科医生一起研究病情；麻醉师可以在关注患者的同时，使用谷歌眼镜获得患者的重要生命体征指标，而不需要使用检测仪器；而且，给患者做检查的医生和护士使用谷歌眼镜可以马上获得患者的检查结果，而不需要离开患者去其他地方查找。谷歌眼镜的潜力振奋人心，特别是该产品具备多种模式和层次。例如，医生在检查患者的手臂时，可以把 CT 扫描数据叠加在上面；或者在检查患者的皮疹时，同时与皮疹数据库的图像进行对比，以确定诊断结果。

阿拉巴马大学伯明翰分校（UAB）的手术医疗团队于 2013 年 9 月使用谷歌眼镜并结合虚拟强化现实技术，成功实施了世界上首例远程医疗手术（Shepard，2013）。在亚拉巴马州的伯明翰，在该大学的整形外科医生在进行肩关节置换手术的同时，在佐治亚州亚特兰大的外科医生借助虚拟现实应用程序，利用 UAB 外科医生传来的谷歌眼镜图像，参与探讨同一台手术。谷歌眼镜和虚拟现实应用程序的结合，使两名外科医生能够进行实时互动。

智能手机驱动的设备

医疗设备日益增多，患者可以自己管理慢性病这些技术含量不高的"低端"问题，不需要或减少专业医疗人员的治疗。例如，截肢者可以使用智能手机里的应用程序来调整假肢装置，让身体更舒适一点。这样，患者便有更多的自主权，减少了来往于义肢诊疗室的劳顿；否则，来回折腾以及候诊的时间可能超过实际治疗的时间。义肢调式程序是由 Orthocare 创新有限责任公司开发的，这是位于俄克拉荷马市的新兴公司（Needleman，2012）。

再来看看其他地方的研究情况。西班牙电信（Telefonica）与巴塞罗那德拉希望医院（De La Esperanza）合作，在膝撑里嵌入运动传感器，患者出院后，医生通过计算机或手机观看模拟患者运动的影像，远程监控患者的康复情况（Capell 和 Scott，2010）。

众筹

众筹这种资本化战略为消费者提供预购监管部门待批产品的机会。产品投资者相信，一旦获得美国食品与药品管理局的批准，市场前景乐观。根据"岩石保健"（Rock Health）的《数字医疗经费周报》（2013）上的撰文，众筹数字医疗创业呈增长趋势。2013 年，"岩石保健"追踪了 120 例众筹活动，筹集的 920 万美元的资金中有 85% 投给了 Indiegogo，被称为"数字保健众筹平台"（go-to digital health crowd funding platform）（Gold，2014）。

学生创新者

有志于从事医疗保健技术职业的学生是未来应用程序开发的生力军。例如，2013 年 2 月，宾夕法尼亚大学的学生在费城"周末健康创新 2.0"的比赛中赢得了"健康资讯科技创新奖"。护理专业本科毕业生戴维·本德尔的应用程序 In Case of Emergency（mICE）获得了第一名。该应用程序提供基本的个人健康信息，如紧急状况时所需的血型和过敏状况。护理专业学生的 KnowMe 应用程序获得了第三名，这为未来家庭和供应商的居家护理描绘了美好的前景（Gold，2013）。

移动威胁

移动医疗应用程序的世界瞬息万变，因此严格监管是有必要的。据《个人电脑》杂志报道，获得媒体关注的 iPharmacy Drug Guid and Pill ID 应用程序，是安卓系统的应用程序，获得了 Google Play 颁发的优秀研发奖。但是，根据移动应用程序安全供应商（Appthority）的说法，在医疗保健应用程序的隐私侵权上，iPharmacy 也是侵权老手。iPharmacy 声称已对个人信息进行了加密，但消费者的药品搜索是随用户主机上的具体数据一起传输的。此外，该应用程序没有遵守隐私权声明（Eddy，2013）。Appthority 认为自己是应用程序的风险管理服务者，通过静态、动态方式和行为分析来揭示应用程序中隐藏的行为，以授权一些组织运用自定义策略来阻止不必要的应用程序行为（https：//www. appthority. com）。

隐私

隐私权信息交流中心（Privacy Rights Clearinghouse）是加利福尼亚州的非营利公司，致力于保护消费者隐私。该公司的一项研究评估了 43 款最受欢迎的移动医疗保健应用程序存在的隐私风险，包括免费的和付费的应用程序（Privacy Rights Clearinghouse，2013）。研究发现：

- 应用程序用户存在相当大的个人隐私风险，72％的用户分布于中度风险（32%）到高度风险（40%）；
- 应用程序隐私规则研究没有描述所涉及的风险；
- 许多应用程序会在用户不知晓的情况下连接到多个第三方网站；
- 隐私风险最低的是付费应用程序。

集成与互操作性

整个医疗保健系统缺乏集成和互动操作性，移动医疗界也同样如此。例如，监测血压的应用程序可以和消费者的智能手机一起使用，但不确保能向医生、医院或保健计划中心发送检测到的信息。因此，供应商和健康计划中心必须设立医疗信息系统，还要能接收从智能手机或平板电脑发送来的信息。但是，供消费者访问的企业网站却存在内部数据和患者隐私上的巨大风险，而且，建立安全连接需要不少投资，这笔投资不大可能是所有机构优先考虑的战略。普渡大学和印第安纳大学生物医学信息中心的负责人就是一例，对上述困扰，他深有体会。虽然他妻子能够记录和整理智能手机应用程序中的血压测试结果，但是她的智能手机却不能和医疗保健系统门户"对话"，因此不得不"低技术"地解决这个问题——把智能手机带去见医生（Norton，2013）。虽然拥有智能手机应用程序，但把医疗数据录进档案的唯一办法竟然是把数据手工抄写到纸上，然后扫描成文档，或使用键盘输进计算机来形成电子档案。

结论

医疗技术产品市场蕴藏巨大商机，移动医疗在其中扮演着关键角色。然而，并不是所有的医疗保健应用程序都能在移动平台商店中出售给大众。例如，一些先进的医疗应用程序已经获得了美国食品与药品管理局的批准，但是并不提供给普通大众。现在有为专业医疗人员设计的应用程序，也有为患者设计的程序，但后者需要处方；还有些应用程序面向小群体，在一般的应用程序商店，如苹果的 iTunes 商店，是买不到的（IMS Report，2013）。

虽然创新和健康应用程序的投资可能上升，但据卫生技术专家说，绝大多数应用程序不能吸引消费者，也没有获得医生的青睐。目前有数以千计的医疗应用程序可供下载，许多都无须付费或只需支付很少的费用。但是质量不高，即使下载了也很快会被删除。有些应用程序用几次后，新鲜感消失，失去了吸引力，消费者很快就会弃之不用，转而寻求其他程序（Heussner，2012）。《美国联邦职业健康》（2012）确定了推动移动医疗市场的五个关键因素（FOH，2012），如下所示：

1）消费者接受移动医疗产品
2）产品的临床应用
3）有效性的证据
4）成本
5）管理调控环境

这些关键的推动因素中的每一个都能影响移动医疗市场，而且它们之间还会互相影响。例如，证据的有效性和成本可能会影响临床医生和消费者对应用程序的使用。此外，证据和成本也会反过来影响监管环境（Koh，2012）。

这些关键的推动因素的驱动程序都解决了吗？某些因素是否需要更多的关注？关于这两个问题的回答目前只能是"肯定"或"还没有"。移动医疗应用程序市场尚未成熟，市场上的应用程序数量庞大、品种繁多，但在使用或资金方面却很少表现出可持续性。应用程序往往缺少足够的测试或评估，在概念证明和成本节约方面做得也很不到位，而且缺乏提高生产力的措施。例如，一名肿瘤学家在估计肿瘤大小时，如果用的是苹果手机上的应用程序，而不是专业的设备，那就没有证据表明这样做可以提高医生的工作效率。

越来越多的医生在使用移动技术，医生们已经习惯于在线从事日常和专业的任务和互动了。几乎所有的美国医生都参与某种形式的社交媒体，如领英或者脸书（Dolan，2011），而且许多医生也在推特上发帖。约 1300 名医生注册了 twitterdoctors. net 网站，这是推特旗下最有影响力的医生网站。该数字预示，新一代医生可能使用社交媒体就健康和医疗问题发表评论。推特上有 260 人自诩为医生，还有至少有 500 名追随者。一组医生分析发现，他们发的一半推特是与健康或医学有关，12% 是自我宣传，3% 被标记为"不专业"（意味着含有不雅或歧视性的陈述，或侵犯患者的隐私权）。这些研究结果发表在《美国医学会杂志》（JAMA）登载的一封信中（Pearson，2011；Letters，2011）。

曼哈顿研究公司的年度调查表明，医生对研究患者自己跟踪的数据持开明态度，但是大多数患者宁愿把数据誊写在纸上或打印出来，而不愿意用电子的方式传输自己计算机中的数据。这一发现与"皮尤互联网和美国生活项目"的年度调查数据相吻合，这表明移动健康应用程序的采用率在 10% 左右（Pogoreic，2013A）。那么，如何才能让消费者和医生同处在一个健康医疗空间中呢？

消费者对移动医疗的兴趣似乎越来越大，这是个好消息，调查结果也证实了这一趋势。2013 年 5 月，哈里斯互动调查公司在美国全国进行了在线调查，结果显示，超过三分之一的消费者有兴趣或正在使用智能手机或平板电脑问医生问题、预约就诊或查询医疗检查结果。此外，也有数量类似的消费者迫切希望使用手机和平板电脑来得到诊断和跟踪医疗保健服务，如监测血压或血糖。不太好的消息是，技术可能跟不上需求，大多数应用程序都处于开发期间，暂时还未上市，对于最终提供给消费者的服务是什么类型，以及何时提供，尚不清楚（Norton，2013）。别忘了，移动医疗能做的事已经有十多年之久了，如请求开处方、接收邮件提醒、预约医生等，然而，许多医生现在仍不为患者提供这些服务（Terry，2012）。

此外，智能手机使用量向年轻用户倾斜，很难面向老年人这个医疗保健花销最大的群体，以及那些慢性疾病患者，卫生保健系统也难以控制整体成本，这些问题是目前的应用程序解决不了的。此外，消费者经常感到困惑，没有人指导他们如何找到最符合需要的应用程序，又或是他们在下载后发现不合适又删除。因此，需要对下载量大的程序建立下载倾向报告，而不是那些最实用的程序。这样一来，下载多的应用程序由于安装数量高将继续受到关注，医生的困惑也会减少很多，因为患者常常要求推荐应用程序（IMS Report，2013）。

健康应用程序的业务案例需求旺盛。应用程序的规模扩大后又出现了各种问题，在临床治疗中出现的问题则更明显。临床治疗的应用程序主要运用于综合医疗体系或雇主比较大的公司，患者能够与医生办公室进行互动的应用程序在规模小的供应商或医院里并没有得到普遍使用，这说明了与应用程序规模相关的各种问题都有待解决，这些问题涉及偿还、监管、技术、个人和经济等方面。综合医疗体系也许有能力拿应用程序做试验，以帮助管理患者，看是否能降低成本。但在"付费—服务"工作环境中的供应商则不然，他们按时间计算应用程序提供的健康管理服务，设备和软件都要收费。同时，保险公司和雇主在看到应用程序行之有效的文件之后才会偿付上述费用（Silow-Carroll 和Smith，2013），然而有效性的建立却不是件容易的事。

总部位于纽约的移动医疗保健供应商 Happtique 正在努力验证应用程序的有效性。2013 年 3 月，该公司公布了移动医疗应用程序最终的认证标准，该认证是应用程序认证过程中的最后两道手续之一，因此，供应商和消费者对所下载的应用程序信心大增。Happtique 的健康应用程序认证计划（HACP）是美国医学院协会（AAMC）、外国护校毕业生国际委员会（CGFNS International）与天祥集团（Intertek）一起开发的。认证程序使用标准评估和认证应用程序，这些程序分为四大类：隐私、安全性、内容和可操作性。2013 年 12 月，Happtique 宣布已注册了 19 款健康和医疗应用程序。然而，在公布后不到两个星期，Happtique 暂停认证程序，因为一位软件开发人员发现了安全漏洞。这个例子只是为了强调移动医疗的未来困难重重，应用程序的发展前景不容乐观（Baum，2013）。

不知道移动医疗的进步最终是否会产生"自己动手"（DIY）的"医生"，一些观察人士认为，这是可能的，尤其是我们见证了应用程序借助智能手机录入咳嗽声后就能够诊断呼吸道疾病（Gould，2010）。DIY 的观点符合当今消费文化的特点——上网下载信息来完成别人曾经为我们做的事情。无论是解决支付纠纷还是完成旅行安排，或是点菜，消费者已经习惯用自己的手机或平板电脑来单打独斗了。此外，还有人认为，有了技术这个"助理"，我们正在成为自己的健康 CEO。消费者在加速美国医疗保健体系的转型（Tilenius，2013）。无论消费者把自己标记为健康的 CEO 还是 DIY 医生，结果都是相似的：技术让消费者做自己的主人。

消费者是否愿意被收费仍未确定。一些分析人士认为，尽管智能手机的使用越来越广泛，应用程序越来越容易得到，消费者对健康应用程序的需求也是短暂的。为什么？因为在很多情况下，它们是无聊的、耗时的，努力远远大于收获。应用程序可能会更容易测量热量和田径运动，但能指导消费者减肥吗？除非应用程序也有意志力。结果往往是，消费者很快就恢复了减肥前的行为方式。有趣的是，消费者说，发送到他们手机上的提醒总是唠唠叨叨的，而谁喜欢被唠叨呢？此外，应用程序纷至沓来，需要消费者做的事情实在太多，如信息输入，确实无聊。最终，消费者发现使用应用程序的热情逐渐熄灭，越来越多的"沙发土豆"们宁愿一边伸手拿阿司匹林，一边记录和输入数据（Rich-man，2010）。因此，应用程序开发人员也要在如何吸引消费者上动脑筋。底线是：让消费者感觉到下载健康应用程序其实并不费事；但是，激励他们不断地使用一个健康应用程序可能是更大的挑战。

移动医疗的难题

患者真的更喜欢和照顾他们的团队在网上沟通吗？难道是顾问、健康计划和应用程序开发商故意炒作虚拟访问量，误导消费者认为自己喜欢在线咨询医生？

移动医疗有望提高诊断和治疗的效率，也改变了医生、护士和患者关于医疗保健的想法。移动医疗工具使医生和护士能够监测患者的重要体征、注意其身体的变化、验证药物的使用情况——这一切都不需要面对面地看着患者进行，所以将来医生办公室就诊和需要住院的患者都会越来越少。减少与供应商见面的时间的结果是，消费者的数据访问量前所未有地增加，这有助于他们照顾自己的健康。

这种远程诊疗对患者有好处吗？思科全球调查显示，74%的消费者对虚拟医生访问持开放态度，能够很惬意地用技术与临床医生互动。但研究结果也质疑现有的假设，即面对面的互动始终是首选的保健体验（Cisco Press Release，2013）。虚拟医生也很好吗？

弗里德曼·亚历山大博士（2010）在《华尔街日报》上发表了一篇专栏文章，谈论电子医疗记录是如何将医生的注意力从患者转移到计算机上的，比如医生们要花时间检查表格，插入代码。他写道：

我经常转过身去，往安装在墙上的计算机里打字，偶尔转过头来和患者做视线交流。我主动道歉：'我很抱歉，背对着你了'，但我知道这些借口并不能弥补我的粗鲁，因为一名患者疼痛时或因怀孕而焦虑时值得被关注。

也许消费者和医生对于面对面诊疗越来越不感兴趣，因为在办公室诊疗期间，大家都被技术吸引去做各自的事情。正如弗里德曼博士所描述的，医生可能在查看电子健康病历的各种表格，患者也许在网上搜索医疗信息，或者都在阅读各自的电子邮件。谁知道呢？总而言之，大家都互不打扰、有独立的移动空间，所以虚拟访问倒是成了实际的面对面访问。

2012年，埃森哲消费者调查显示，90%的受访者希望在线访问自己的医疗信息，75%的受访者希望能够与医生进行电子邮件交流，而80%的人说仍然希望在需要时与医生进行面对面的交流（Terry，2012）。我们又回到了难题上。

参 考 文 献

American Diabetes Association. (6 March 2013). American Diabetes Association releases new research estimating annual cost of diabetes at \$ 245 billion. http：//www. diabetes. org/for-media/2013/annual-costs-of-diabetes-2013. html? loc = cost-of-diabetes. Accessed 06 June 2013.

American Heart Association Meeting Report-Abstract 218. (17 May 2013). Diagnosing heart attacks: There's an app for that. http：//newsroom. heart. org/news/diagnosing-heart-attacks-theres-an-app-for-that. Accessed 06 June 2013.

Arora, S. , Peters, A. , Burner, E. , Lam, C. N. , & Menchine, M. (2013). Trial to examine text message-based mHealth in emergency department patients with diabetes (TExT-MED)：A randomized controlled trial. *Annals of Emergency Medicine.* http：//www. annemergmed. com/article/S0196-0644 (13) 01486-8/abstract. Accessed 10 July 2013.

Aycan Announcement. (17 September 2012). Aycan's iPad app for teleradiology, aycan mobile, receives FDA 510 (k) clearance. DOTmed Daily News. http：//www. dotmed. com/news/story/19528/. Accessed 11 Dec 2012.

Baum, S. (12 December 2013). Happtique suspends mhealth app certification program after software developer exposes security shortcomings. MedCity News. http：//medcitynews. com/2013/12/happtique-suspends-mhealth-certification-program-software-developer-exposes-security-flaws/. Accessed 28 Dec 2013.

Bird, J. (1 August 2012a). Twitter, smartphones help in treating stroke victims. FierceMobileHealthcare. http：//www. fiercemobilehealthcare. com/story/twitter-smartphones-help-treating-stroke-victims/2012-08-01. Accessed 14 Sept 2013.

Bird, J. (7 September 2012b). Wireless, handheld lab analyzes blood in minutes. FierceMobileHealthcare. http：//www. fiercemobilehealthcare. com/story/wireless-handheld-lab-analyzes-blood-minutes/2012-09-07. Accessed 14 Sept 2013.

Butler, C. (16 July 2012). How to pick useful health apps for mobile devices. The Washington Post. http：//www. washingtonpost. com/national/health-science/how-to-pick-useful-health-apps-formobile-devices/2012/07/16/gJQAQ1uFpW_ story. html. Accessed 28 Dec 2012.

Capell, K. , & Scott, M. (2010). When body parts call the doctor. Businessweek, 4173, 54-55.

Chivers, T. (9 November 2009). Cough into your mobile phone for instant diagnosis. Telegraph. http：//www. telegraph. co. uk/health/healthnews/6530704/Cough-into-your-mobile-phone-for-instant-diagnosis. html. Accessed 10 Nov 2009.

Cisco Press Release. (4 March 2013). Cisco study reveals 74 % of consumers open to virtual doctor visit. http：//newsroom. cisco. com/press-release-content? articleId = 1148539. Accessed 08 June 2013.

Comstock, J. (3 January 2014). iRhythm's ZIO patch outshines Holter monitor in Scripps AF study. MobiHealthNews. http：//mobihealthnews. com/. Accessed 14 Jan 2014.

Conn, J. (8 December 2012) Most-healthful apps. ModernHealthCare. http：//www. modernhealthcare. com/article/20121208/MAGAZINE/312089954. Accessed 11 Dec 2012.

Cornell University. (13 December 2013). New tech lets cholesterol-tracking smartphone users take lifesaving selfies. ScienceDaily. http：//www. sciencedaily. com/releases/2013/12/131213161150. htm. Accessed 27 Dec 2013.

Crodo, K. (10 January 2013). New pregnancy test app makes life easier. WhatToExpect. http： // www. whattoexpect. com/wom/pregnancy/0110/new-pregnancy-test-app-makes-life-easier.

Digital Health Funding In Review. (2013). http：//www. slideshare. net/RockHealth/digital-healthfunding-2013-year-in-review-by-rockhealth. Accessed 30 Dec 2013.

Dolan, B. (8 November 2012). Three years of stagnant health app adoption. MobiHealthNews. http：//mobihealthnews. com/18978/three-years-of-stagnant-health-app-adoption/. Accessed 05 Feb 2013.

Dolan, P. L. (26 September 2011). Nearly all U. S. doctors are now on social media. amednews. http：//www. amednews. com/article/20110926/business/309269969/2/. Accessed 07 May 2012.

Eddy, M. (02 December 2013). Mobile threat Monday：Android app leaks your medical info online. https：//www. appthority. com/news/mobile-threat-Monday-Adroid-app-leaks-yourmedical-info-online. Accessed 03 Dec 2013.

Edney, A. (6 September 2013a). App makers crowdfund to avoid blindside hit of FDA rules. Bloomberg. http：//www. bloomberg. com/news/2013-09-06/app-makers-crowdfund-to-a-void-blindside-hit-of-fda-rules. html. Accessed 07 Nov 2013.

Edney, A. (1 November 2013b). Medical advice just a touch away with smartphone apps. Bloomberg. http：//www. bloomberg. com/news/2013-11-01/medical-advice-just-a-touch-away-with-smart-phone-apps. html. Accessed 07 Nov 2013.

Fox, S. , & Duggan, M. (8 November 2012). Mobile health 2012. Pew internet and A-merican life project. http：//pewinternet. org/Reports/2012/Mobile-Health. aspx. Accessed 30 Dec 2012.

Frangoul, A. (14 November 2013). How to save a life with an app. CNBC. com. http：// www. cnbc. com/id/101194802. Accessed 08 Jan 2014.

Friedman, A. (2010). A doctor's problem with electronic records. The Wall Street Journal. http：//online. wsj. com/news/articles/SB126599531264644979. Accessed 01 June 2013.

Gold, A. (5 March 2013). UPenn students win health IT innovation awards. FierceHealthIT. http：//www. fiercehealthit. com/story/upenn-students-win-health-it-innovation-awards/2013-03-05. Accessed 07 March 2013.

Gold, A. (2 January 2014). Digital health funding hit ＄1. 92 billion in 2013. Fierce-HealthIT. http：//www. fiercehealthit. com/story/digital-health-funding-hit-192-billion-2013/2014-01-02? utmmedium = nl&utm_ source = internal. Accessed 08 Jan 2014.

Gould, D. (25 March 2010). A new iPhone app by star analytical services promises to let users become their own DIY doctors. http：//www. psfk. com/2010/03/iphone-app-diagnoses-disease-through-sound. html#! qN1aS. Accessed 08 June 2012.

Guy, S. (30 November 2011). Walgreens guides provide real-time solutions. Chicago Sun-Times. http：//www. suntimes. com/technology/innovation/gallery/8439052-417/walgreens-guides-provide-real-time-solutions. html. Accessed 10 June 2012.

Hannaford, K. (25 February 2011). ＄200 handheld scanner detects cancer in just one hour. Gizmodo. http：//gizmodo. com/5769366/200-handheld-scanner-detects-cancer-in-just-one-hour. Accessed 10 June 2012.

Heussner, K. M. (10 July 2012). Mobile health is taking off, but what is still in the way? Gigaom. http：//gigaom. com/2012/07/10/mobile-health-is-taking-off-but-whats-still-in-its-way/. Accessed 30 July 2012.

IMS Institute for Healthcare Informatics. (October 2013). Patient apps for improved health-care： From novelty to mainstream. Parsippany, NJ： IMS Institute.

Jahns, R-G. (7 March 2013). The market for mHealth app services will reach ＄ 26 billion by 2017. research2guidance. http：//www. research2guidance. com/the-market-for-mhealth-app-services-will-reach-26-billion-by-2017/. Accessed 10 March 2013.

Johnson, C. Y. (24 February 2011). Device linked to smartphone helps diagnose cancer. http：//www. boston. com/lifestyle/health/articles/2011/02/24/device_ linked_ to_ smartphone_ helpsdiagnose_ cancer/. Accessed 08 April 2012.

Kharif, O. (2011). Smartphones get their medical degree. Bloomberg Businessweek, 4248, 41-42.

Kochanek, K. D. , Xu, J. Q. , Murphy, S. L. , Miniño, A. M. , Kung, H. C. (2011). Deaths： Final data for 2009. National Vital statistics Reports, 60 (3). http：//www. cdc. gov/heartdisease/facts. htm. Accessed 08 April 2012.

Koh, K-L. (May 2012). Integrating healthcare： The role and value of mobile operators in eHealth. GSMA mHealth programme. http：//www. gsma. com/mobilefordevelopment/wp-content/uploads/2012/05/Role-and-Value-of-MNOs-in-eHealth1. pdf. Accessed 30 Oct 2012.

Lee, M-J. (22 August 2013). Samsung enters crowded market for health apps. WSJ Blog, Digits. http：//blogs. wsj. com/digits/2013/08/22/samsung-enters-crowded-market-for-health-apps/. Accessed 25 Sept 2013.

Letters. (2011). Physicians on Twitter. The Journal of the American Medical Association, 305 (6), 566-568. http：//jama. jamanetwork. com/article. aspx? articleid = 893850. Accessed 10 June 2013.

Lowes, R. (23 September 2013). FDA to regulate only 'small subset' of mobile medical apps. Medscape. http：//www. medscape. com/viewarticle/811519. Accessed 26 Sept 2013.

Heussner, K. M. (10 July 2012). Mobile health is taking off, but what is still in the way? Gigaom. http：//gigaom. com/2012/07/10/mobile-health-is-taking-off-but-whats-still-in-its-way/. Accessed 30 July 2012.

IMS Institute for Healthcare Informatics. (October 2013). Patient apps for improved health-care: From novelty to mainstream. Parsippany, NJ: IMS Institute.

Jahns, R-G. (7 March 2013). The market for mHealth app services will reach $ 26 billion by 2017.

research2guidance. http://www.research2guidance.com/the-market-for-mhealth-app-services-will-reach-26-billion-by-2017/. Accessed 10 March 2013.

Johnson, C. Y. (24 February 2011). Device linked to smartphone helps diagnose cancer. http://www.boston.com/lifestyle/health/articles/2011/02/24/device_ linked_ to_ smartphone_ helps_ diagnose_ cancer/. Accessed 08 April 2012.

Kharif, O. (2011). Smartphones get their medical degree. Bloomberg Businessweek, 4248, 41-42.

Kochanek, K. D., Xu, J. Q., Murphy, S. L., Miniño, A. M., Kung, H. C. (2011). Deaths: Final data for 2009. National Vital statistics Reports, 60 (3). http://www.cdc.gov/heartdisease/facts.htm. Accessed 08 April 2012.

Koh, K-L. (May 2012). Integrating healthcare: The role and value of mobile operators in eHealth. GSMA mHealth programme. http://www.gsma.com/mobilefordevelopment/wp-content/uploads/2012/05/Role-and-Value-of-MNOs-in-eHealth1.pdf. Accessed 30 Oct 2012.

Lee, M-J. (22 August 2013). Samsung enters crowded market for health apps. WSJ Blog, Digits. http://blogs.wsj.com/digits/2013/08/22/samsung-enters-crowded-market-for-health-apps/. Accessed 25 Sept 2013.

Letters. (2011). Physicians on Twitter. The Journal of the American Medical Association, 305 (6), health and fitness apps: What are the privacy risks? https://wwwvprivacyrights.org/mobile-medical-apps-privacy-alert%20. Accessed 08 July 2013.

Quick, D. (23 January 2011). Handyscope turns an iPhone into a digital dermoscope. Gizmag. http://www.gizmag.com/handyscope-turns-an-iphone-into-a-digital-der-moscope/17660/. Accessed 01 June 2012.

Richman, J. (22 April 2010). Why no one uses your health, medication or exercise track-ers-mini white paper. Dose of Digital. http://www.doseofdigital.com/2010/04/no-one-uses-your-health-medication-exercise-tracker/. Accessed 04 June 2012.

Schreiber, D. (30 May 2013). Two-year old mobile health startup Cognovant closes its doors. Silicon Prairie News. http：//www. siliconprairienews. com/2013/05/two-year-old-mobile-health-startup-cognovant-closes-its-doors. Accessed 08 July 2013.

Schwartz, E. (26 November 2013). Diabetes apps assuming mHealth bellwether role. mHealth news. http：//m. mhealthnews. com/news/diabetes-apps-assuming-mhealth-bellwether-role-mobile. Accessed 30 Nov 2013.

Shepard, B. (29 October 2013). UAB does virtual surgery with VIPAAR and Google Glass. UAB News, October 29, 2013. http：//www. uab. edu/news/latest/item/3896-uab-does-virtual-surgery-with-vipaar-and-google-glass. Accessed 1 June 2014.

Silow-Carroll, S., & Smith, B. (November 2013). Clinical management apps: Creating partnerships between providers and patients. Commonwealth Fund Issue Brief. http：//www. com-monwealthfund. org/Publications/Issue-Briefs/2013/Nov/Clinical-Management-Apps. aspx. Accessed 07 Dec 2013. 566-568. http：//jama. jamanetwork. com/article. aspx? articleid = 893850. Accessed 10 June 2013.

Lowes, R. (23 September 2013). FDA to regulate only 'small subset' of mobile medical apps. Medscape. http：//www. medscape. com/viewarticle/811519. Accessed 26 Sept 2013.

Substitutable Medical Apps. (2013). Substitutable medical apps, reusable technologies. Strategic health IT advanced research projects (SHARP). HealthIT. gov. http：//www. healthit. gov/policy-re-searchers-implementers/substitutable-medical-apps-reusable-technologies. Accessed 21 Oct 2013.

Teo, G. (31 October 2013). 'Smart hearing apps' -a new frontier in mobile health. VentureBeat. http：//venturebeat. com/2013/10/31/smart-hearing-apps/. Accessed 03 Nov 2013.

Terry, K. (25 June 2012). Physician 'face time' is not optional, regardless of technology. FierceHealthIT. http：//www. fiercehealthit. com/story/physician-face-time-not-optional-regard-less-technology/2012-06-25. Accessed 26 June 2012.

Tilenius, S. (8 September 2013). Will an app a day keep the doctor away? The coming health revolution. Forbes. http：//www. forbes. com/sites/ciocentral/2013/09/08/will-an-app-a-day-keep-the-doctor-away-the-coming-health-revolution/. Accessed 15 Sept 2013.

Tremoglie, M. P. (4 November 2013). Virtual medical assistants: A boon to the ACA concept? MainStreet. http：//www. mainstreet. com/article/family/family-health/virtual-medical-assistants-boon-aca-concept? page = 1. Accessed 10 Nov 2013.

University of California-Los Angeles. (17 September 2013). Smartphone 'microscope' can detect a single virus, nanoparticles. ScienceDaily. http：//www. sciencedaily. com/releas-es/2013/09/130917093933. htm. Accessed 27 Dec 2013.

VanVelsen, L. , Beaujean, D. , & VanGemert, J. (2013). Why mobile health app over-load drives us crazy, and how to restore the sanity. BMC Medical Informatics and Decision Mak-ing, 13, 23. http：//www. biomedcentral. com/1472-6947/13/23. Accessed 27 Dec 2013.

Wofford, M. (2013). Empowering consumers with quality healthcare apps. In advancing the mHealth ecosystem：Mobile technology to address patient, provider and payer needs, Nu-ance Communications. http：//nuancehealthcareblog. files. wordpress. com/2013/02/nuance-mobileguide-r14. pdf. Accessed 27 Dec 2013.

第 5 章

移动医疗投资者：有钱为啥不赚？

引言和概述

医疗行业通常极其复杂，移动医疗部门也同样如此，尽管某些驱动因素在宏观和微观层面上使复杂程度高低不同。在这两个层面上，各利益相关者的数量和影响力是个人和组织必须解决的重要问题，否则无法生存并取得成功。利益相关者是影响组织运作和成功的个体、团体或组织，同时，它们也受到组织的决策和行动的影响。通常情况下，关系是相互的，而不是单向的，而且各种利益相关者之间往往会有自己独立的关系。这些利益相关者单独行动或组成小集团可以影响组织的战略——限制可以追求的目标，或者抑制既定目标的实现（Freeman，1984）。

了解谁是利益相关者、他们想从公司里得到什么、他们的相对实力和重要性，以及其他有利于关系管理协调的因素，可能是组织成功的关键，对处于不稳定环境中的初创企业和企业参与者来说尤其如此。移动医疗领域不仅要有能力面对易变性和新市场准入的双重要求，还要适应许多问题，如新的监管、缺乏行之有效的商业计划模型，以及其他因过度依赖利益相关者而产生的挑战。开发商、投资者和销售公司都应该规范对利益相关者的评价，无论评价涉及的是行业水平还是公司水平，并应弄清楚权力、自身利益、支持和威胁的来源。然后制定管理战略，以确保利益相关者的关系得到优化。

利益相关者的识别和分类

20 世纪 70 年代，利益相关者的概念出现在了战略管理文献中，但是直到 20 世纪 80 年代末才被用于医疗服务管理研究中，然后成为那段时间医院医疗保健服务的重心和关键所在。最初，根据利益相关者对医院的计划支持与否，将其划分为合作派或威胁派。然而，随着服务系统和支付机制的变化，管理者和研究者开始考虑利益相关者影响医院经济来源的潜力和兴趣。这项分析导致了识别和管理利益相关者技术的发展，利益相关者被确定为一个组织成功与否的关键（Blair 和 Whitehead，1988）。

了解利益相关者的第一个步骤是按描述性标签进行分类。最简单的分类是区分组织内外的利益相关者。内部利益相关者几乎完全在组织范围内运营，影响组织进程；外部利益相关者可能为组织提供输入（供应商的商品和服务）或使用组织的输出（客户或下游生产商），也可能是提供类似产品或服务的竞争对手。边界管理人员操作公司的内外结构，比如聘请具备独特知识或技能的顾问，他们也可能为竞争对手或相关公司提供类似的服务（Freeman，1984；Blair 和 Fottler，1990）。

被认定为"关键"的利益相关者存在于这些广泛的群体中，他们在公司中占有最多股本，很有可能积极地施加影响。关键的利益相关者可以是合作，也可以是威胁。利益相关者之间关于问题或共同关心的问题所达成共识的程度对评估也很重要。真的是"人多势众"，大的利益群体需要更多的管理，特别是在他们不支持公司的战略目标时。利益相关者以不同的方式获得权力，一些典型的权力来源包括：

- 控制所需的资源

- 具备设计或操作的关键技能

- 提供必要的服务

- 施加政治权力或影响力

- 拥有否决权

- 是大投资者还是大批量采购者

问题的关键是，利益相关者是否会使用他们的权力来帮助或阻碍组织，以及他们是如何使用权力的（Freeman，1984；Blair 和 Whitehead，1988）。

在移动医疗领域，对应用程序开发企业和投资者来说，谁是关键的利益相关者？他们的主要利益是什么？由于《平价医疗法案》（ACA）促进患者参与自身的医疗保健，所以消费者/患者成了首要出发点；其次是供应商——卫生系统和医生、保险公司/付款人/私营部门投资者、应用程序开发者和创业公司、大型制药公司和生物技术公司；然后才是军队。由于政府的角色是管理和部署技术，是关键的利益相关者，对此，整本书中都有所论及，所以这里的重点是军方在开发移动医疗应用中的新作用。

消费者/患者

大量的调查数据显示，患者报告说希望通过健康应用程序把自己与医生和护士联系起来，但又不想让应用程序把自己的生活变复杂——只是想让"自我护理"更多地为自己服务，也就是说不断提醒"烦扰"他们做这做那（Gruman，2013；Silow-Carroll 和 Smith，2013）。然而，消费者面对那么多应用程序，却没有人指导他们选择最合适的那款。互联网上的医疗保健信息数量惊人，消费者轻而易举就能获得，自然也希望从移动医疗行业获得需要的信息。因此，越来越多的消费者要求更多的实用技术，也希望能够与供应商一起参与医疗决策的制定。总之，消费者的预期将会膨胀，而不是缩小，应用程序开发人员必须按照消费市场的要求去生存和发展（IMS Report，2013）。消费者经常抱怨应用程序设计人员忽视他们真正想要的，在线博客和社交媒体也讨论了这个观点。硅谷的高科技（并且是年轻的）开发人员受到指责，他们考虑为年轻健康的消费者开发应用程序。开发人员认为，年轻的消费者比年长的消费者具备更多的科技知识，而后者更易身患多种慢性疾病且医疗费用开支不小。然而年长的消费群体可能更需要疾病管理应用程序，而且最好是使用方便、价格合理。

供应商/卫生系统

盖辛格卫生系统（Geisinger Health System）、凯萨医疗机构（Kaiser Perma-nente）和合作医疗集团公司（Group Health Cooperative）（位于华盛顿普吉特海湾）等著名的综合医疗系统，似乎已经接受了移动医疗的发展趋势。例如，2011 年，盖辛格卫生系统推出了一款叫作 MyChart 的移动应用程序，为患者提供访问医疗记录的服务。通过该应用程序，患者可直接与医疗团队的成员沟通，还可享有医生预约和服药提醒短信服务。2013 年，盖辛格开始测试一款能让患者监测自身体力活动的应用程序 Cardiac Rchab，并可接收培训材料以及服药提醒，减少了患者去医院或急诊室就诊的麻烦，还有经常关心和问候患者的医疗团队做支持。盖辛格还有一个新兴的移动医疗项目，是关于患者病情报告数据的电子采集——使用第三方工具收集有关哮喘病患者如何有效地管理病情的信息（Dorfman，2013；Silow-Carroll 和 Smith，2013）。

综合卫生系统——凯萨医疗机构是美国最大的非营利性健康计划之一，它即将推出一个名为 Interchange 的开放应用编程接口（API），使开发人员能够在应用程序上利用凯萨医疗机构的公开信息。重要的是，凯萨医疗机构共享关于医院位置、工作时间的数据，还有该机构旗下的 37 家医院和 600 多家医疗机构的专业信息。这种发展将有利于创新和降低应用程序的开发时间，使应用程序更快地推向市场（Comstock，2013b）。

著名的克利夫兰诊所创立了一个孵化器，以促进内部应用程序的开发，相信医生、IT 人员和其他人对应用程序和其他移动产品有更好的想法。他们成立了由医生、营销人员、管理人员、注册护士和 IT 代表组成的移动"管理委员会"，鼓励所有门诊人员提交想法——即使他们不知道如何让想法变得可行。该委员会类似于岩石健康（Rock Health）这样的私人孵化器公司，计划为审批通过的产品找到融资，并通过开发过程引导创新者。克利夫兰诊所已经拥有了一系列正在开发的应用程序，包括为 iPad 设计的、重视消费者的健康新闻视频应用程序；一款医生应用程序，为美国的医生提供某诊所的临床内容；一款由健康研究所开发的睡眠应用程序（Jackson，2011）。总而言之，应用程序开发人员应该适应供应商的重点"需要"——所开发的商业应用程序能够以安全的方式将存储数据传输到专门的应用程序上。此外，患者还应该保留对数据传输的控制，选择妥当的发送对象和时间后再发送数据。

医生

医生一直是患者的支持者，也是健康信息和治疗选择的把关人。但是，当涉及推荐一款健康应用程序并面对着渴望专业指导的患者时，医生已经无法提供更多帮助了。虽然意识到了医疗应用程序的潜在好处，但许多医生对推广的实用性仍持怀疑态度，主要是因为还没有看到明显的价值，也没有专业的操作指南（IMS Report，2013）。

大多数医学院的学生习惯于使用平板电脑、媒体播放器、其他移动设备和标准的解剖工具包，预计下一代医生接受移动医疗的可能性相当高。研究表明，医生的智能手机使用率正在增加，过去曾预计在 2012 年会达到 81%（Rajecki，2009），而最近更多的研究揭示了医生使用智能手机、便携式计算机的地点和程度。2013 年，对"坎特媒体资源和互动研究"的 21 个专业领域中 3000 多名医生的调查研究表明，74% 的医生在处理与工作相关的任务时使用智能手机。特别重要的是，所有用智能手机完成的工作和在研究中跟踪的任务，较去年同期都没有下降。这一发现说明了智能手机在医疗工作中的使用越来越广泛。其他的研究重点包括：

- 接受调查的所有医生中，43%的人表示会在智能手机上查询和对照药材数据，这比去年的调查结果增加了13%。
- 在接受调查的所有医生中，39%的人表示会使用智能手机查询和临床计算，比去年同期增加了4%。
- 31%的医生表示会使用智能手机开药方，比去年同期增加了约21%（Alvarez，2013；Dolan，2013）。

曼哈顿研究公司针对医生采纳技术的趋势进行了名为"跟上潮流"（*Taking the Pulse*）年度调查，结果显示，现在大约72%的美国医生使用平板电脑设备，比2011年增长了约30%。虽然智能手机似乎是用于查找信息的"快速装置"，但便携式计算机似乎更倾向于内容消费和存取电子健康档案。这项调查是在网上进行的，共有2950名医生参与（Comstock，2013a）。

对参与过移动医疗的居民进行的调查表明，在使用iPad和其他平板电脑上他们表现积极。然而，当初他们对这些移动设备的期望比较高，这种期望可能最终模糊了整体满意度（Slabodkin，2013a）。也存在这种可能：调查结果只肯定了我们预期的直觉，年轻医生对于这些设备的使用可能过于乐观了。

佛罗里达州市场和民意研究公司黑皮书排名（Black Book Rankings）进行了一项全国范围的研究，结果表明，基础保健和内科医生对于用移动设备做电子健康记录有很强的倾向性。也就是说，这些医生希望在任何地方、任何时间，无论用什么类型的移动设备，都能够访问患者的数据。然而，外科医生，尤其是骨科、眼科和耳鼻喉外科的医生，对使用移动设备不怎么感兴趣，低于平均的14%（Black Book Rankings，2013；Slabodkin，2013b）。移动诊所（eClinicalWorks）的一项研究发现，受访医生中的93%意识到了连接移动医疗应用程序和电子健康记录的价值。同样的调查发现，受访医生中有93%的人认为移动医疗应用程序可以改善患者的健康结果（eClinical Works，2013；Slabodkin，2013b）。

政府用奖励的方式促进患者在网上参与治疗，该举措也影响到了医生。越来越多的消费者使用在线交流工具与许多商家联系，能享有的服务有：医生预约提醒美容美发预约、银行存取预约等多种服务。然而，患者与医生的在线关系并没有按照预期那样从 2014 年开始增长，尽管有医疗保险和医疗补助服务中心（CMS）的政府保险项目提供财政激励措施——如果医生采用患者在网上可以访问的电子健康档案，且与患者进行在线交流，并保证 5% 以上的患者使用该技术，那么就会得到奖励（Consumer Reports，2014）。

由加利福尼亚州圣迭戈的帕罗马医疗公司（Palomar Pomerado Health）开发的"医学信息随时随地"（MIAA）应用程序，在 2011 年奥兰多医疗卫生信息和管理系统协会的会议中受到追捧。该应用程序使医生无论用何种软件系统都可以访问患者病历，思科是样品开发的主要投资者（Bowman，2011；Millard，2011）。而关于该应用程序是否成功了，却没有公开出版的文件，公司的脸书也没有帖子。

支付方：保险支付方公司和雇主

目前，支付方对医疗保健的治疗模式以及对医疗成果的评价影响最大，为了实现改善医疗、提高生产力、降低成本的目标，他们欣然接受移动应用程序。然而，支付方偿付、使用应用程序之前，首先要确定是否可以带来价值和利好。移动医疗行业必须拿出可信的证据，证明使用应用程序可以带来利益，让支付方看到可以大幅度提高医疗效果（IMS Report，2013）。

联合医疗集团被《美国新闻与世界报道》（2013）评为美国排名第一的保险公司。联合医疗集团的医疗业务对公司贡献不小，其使用在线虚拟医疗网站（www. healthcarelane. com）吸引会员并提供各类信息资源，如预防保健、医疗改革，以及如何获得药品福利等各类信息。该网站还有视频短片，所有短片都可以在移动设备上观看。2012年1月，联合医疗集团宣称已经与康友道（Care Speak Communications）、简道达（Lose It!）和菲比特（Fitbit）三家移动医疗信息技术公司进行合作。这些信息技术公司都提供了与健康有关的移动应用程序和设备，旨在实现健康和保健的目标（Lewis，2012）。

另一家大型保险公司信诺集团（Cigna）与电子行业巨头三星公司合作，共同开发医疗和保健应用程序，打造三星的"S"医疗保健平台，即三星集团与医疗界联手的新型创新服务平台。在初创阶段，主要通过三星的"S"医疗保健平台发布一些与医疗有关的小技巧和文章，最终目标是将个人与医护人员、医生及医院联系起来，以提高全球的医疗保健水平（Mondy，2013）。2014年年初，美国食品与药品管理局准许该应用程序作为心脏病信号传输器使用，这为该应用程序与其他医疗设备的结合奠定了基础（Comstock，2014）。

私营部门投资者

大多数移动医疗应用程序并不需要美国食品与药品管理局的批准，且美国食品与药品管理局并未计划对装有应用程序的智能手机或平板电脑的作用进行监管。美国食品与药品管理局设备和放射学健康中心主任杰弗里·舒仁博士非常清楚，这一点对吸引投资商和加速应用程序的创新非常关键（Lowes，2013）。与过去需投入大量资金及资源才能将产品推向市场相比，现在的技术有更多的机会，移动技术为投资、应用程序开发及创新创造了看似开放的竞争环境。虽然美国食品与药品管理局对移动医疗市场来说是一个重大"障碍"，但随着指导方针的完善，移动医疗程序审批所需的成本和时间都将会减少（Kharif，2011；Lowes，2013）。

许多人认为，投资基金和风险投资集团可能成为医疗应用程序领域的重要投资人。例如，2013年8月，名为MyFitnessPal的热量计数器应用程序接受了1800万美元的风险投资额，是美国Google Play应用程序商店里最受欢迎的免费热量计数器和健身追踪器，在美国苹果商店中也排第二。该应用程序及其附属网站称其用户超过 4000 万，大多数是电脑用户（非手机用户），通过产品广告收入获取了丰厚利润。风险投资公司承销此次投资，凯鹏华盈公司（Kleiner Perkins Caufield & Byers）和加速合伙公司（Accel Partners）相信消费者已经准备好更多地监管自己的健康了（IMS Report，2013；Ziobro，2013）。

据说风险投资者"偏爱"移动医疗设备和应用程序。根据罗特宝（Rutberg & Company）（自定义为注重研究的投资公司）的研究报告，2013 年 1 月到 9 月期间，移动医疗部的 50 家公司吸引了共 3.1 亿美元的风险投资额，而 2012 年同期，42 家公司共吸引了 2.29 亿。在移动医疗应用程序领域，Healthtap、MyFitnessPal 和 Medivo 是整体投资的领军者。2013 年的前 8 个月，风险投资资金的前三名接受者为智能丸制造商普洛特数字（Proteus Digital）、菲比特和健身测量带制造商维星斯（Withings）。

普洛特有一款产品是将微型硅芯片植入丸药中，由胃酸激活，能与智能电话交流信息。因为其是作为医疗产品被患者摄取，所以要受到监管，需经美国食品与药品管理局的批准。菲比特和维星斯生产的健身测量带是不会给顾客带来任何健康风险的消费设备，因此不需经过美国食品与药品管理局的批准（Jha，2013）。

墨康资本集团（Mercom Capital Group）（2013）宣称，2013 年第二季度风险投资金额持续快速增长，达到 6.23 亿美元。此季度有 168 项投资交易已经谈判妥当，上一季度为 104 项，2012 年度共 163 项。该集团首席执行官普拉布称："2013 年对医疗技术的风险投资有望超过 20 亿，这得益于政府主动开放医疗健康数据，这些数据能够充分运用于应用程序和服务中，因此，以消费者为导向的公司在投资活动和资金投入上增长迅速。"

应用程序开发商和新兴企业

公众使用的应用程序是由各种开发人员设计的，既有追求独特思想的个人，又有运用策略将应用程序商业化以谋利的大型机构。由于这种多样性的存在，因此消费者健康应用程序的商业运作模式在投资规模、投资金额、投资回报等方面都大不相同。同时，因为移动医疗应用程序市场的不断扩大，所以以下领域的应用程序开发商集团可能会不断增加。

- 个人，包括医师、医生
- 联合医疗体系
- 机构，如诊所
- 学术组织和研究团体
- 患者支持团队
- 企业投资者和风险投资者
- 对冲基金
- 制药和生物技术公司
- 减肥和健身公司
- 零售连锁药店
- 公众和私人医疗承保人
- 医疗信息技术公司
- 移动设备公司
- 移动电信运营商

移动医疗信息专家认为，移动应用程序开发者必须突破创新、实现联合。如果移动应用程序没有与临床工作流程相结合、与薪酬激励相结合，那就是行不通的（Coon，2012）。应用程序开发人员所面临的挑战之一，是如何将医疗保健行业的知识和经验与医疗信息技术相结合。岩石医疗公司正着手应对该挑战（www. rockhealth. com）。该公司是提供全方位服务的出资公司，也是移动医疗的孵化平台。案例"岩石医疗创世纪，移动医疗初创平台和医疗 2.0 孵化器"就讲述了这些初创平台公司是如何进步的，以及如何与投资商及供应商（梅奥诊所等）实现伟大合作的。

案例

岩石医疗创世纪，移动医疗初创平台和医疗 2.0 孵化器

哈佛商学院的 4 名学生推出了总部位于旧金山的移动医疗和医疗 2.0 孵化器岩石医疗公司，现在已经发展成为一个为移动医疗企业提供全面服务的新兴融资集团。岩石医疗试图提供医疗专业技术，开发资源，并最终提供资金以获取好的点子。岩石医疗公司的核心团队包括医务主任纳特·格罗斯（他也参与了 Doximity）、临时首席财务官丹·莫纳汉、创意总监莱斯利·齐格勒，以及总经理哈雷·特科。

据岩石医疗的网站，孵化器的投资伙伴包括加速合伙公司（Accel Partners）、摩达维多（Mohr Davidow）风险投资公司、阿布戴尔风险投资公司（Aberdare）、加利福尼亚医疗基金会等。更重要的是，该团队也与梅奥诊所（一直位居世界前列的医院）密切合作。该孵化器的特点如下：

在医疗领域没有经验？太好了。我们已经设计了一个程序，可以为你提供该领域的资源和人脉。

该公司强调，他们在梅奥诊所的"朋友"很乐意提供帮助。

在《移动医疗快讯》的最近一次采访中，岩石医疗的哈雷·特科说，该孵化器打算为医疗行业引进新的人才："我们尽量专注于技术本身，希望找到合适的技术人才。"她说："我们正试图引进卓越的开发商和程序员，并鼓励医疗保健的创新和试验。"

与其他孵化器类似，岩生医疗计划举办宣传日，为风险投资合作伙伴和其他的风险投资商的创业平台吸引、招揽观众。"我们正在组建由我们的顾问及合作伙伴组成的评审团。"特科说，"任何孵化器都是如此，由团队而非个人做出决策。我们应从多个角度看待此事，包括医疗供应商及投资者的角度。"

岩石医疗的网站列出了一组令人印象深刻的顾问团，他们来自推特、基因技术公司"23 和我"、医疗问诊平台（Health Tap）、梅奥诊所等处。顾问包括萨莫德（Sermode）创始人兼首席执行官丹·帕斯郡博士。

[来源：Dolan, B.（2011.3.10）. Dolan, B.（2011.3.10）. Harvard Students to launch mHealth, Health 2.0 Incubator Rock Health. *Mobil Health News*, and the company website http://rockhealth.com/]

《数字医疗资金审查》（2012）是由岩石医疗公司所做的报告，全面分析了这一年移动医疗领域的投资和整体资金市场。报告的重要部分显示：2012年，科技公司向数字医疗公司投入了14亿美元，较2011年同比增长45%。此外，相比于对传统医疗投资的不断减少，对于软件和数字医疗的投资在不断增长。数字医疗市场的快速扩张也有利于就业市场，数字医疗新兴企业为美国创造了成百上千的工作岗位。（Gold，2013；Digital Health Funding in Review，2012）。详情请见表5.1。

表5.1　岩石医疗中数字医疗基金审查的重要部分（2012）

2012年，科技公司向数字医疗公司投入了14亿美元，较2011年同比增长45%。

2012年，数字医疗的投资交易数量比上一年增长了56%。

相比于对传统医疗投资的不断减少，对于软件和数字医疗的投资在不断增长。

2012年，共有134家数字医疗公司，每家募集了200万美元。

共有179家机构投资于数字医疗公司，大多数投资于单一的交易。

包括高通风险投资公司、阿伯德尔风险投资公司和默克全球医疗创新基金在内的8家投资商均投资了不少于三家数字医疗公司。

令人瞩目的数字医疗初创企业，如PingMd、Wello、Breakthrough和BeyondLucid各出资多达130万美元支持其项目的发展。

植入式医疗设备的市场正在加速发展，预计2017年将拥有1.7亿台设备。

数字医疗市场的快速扩张有利于就业市场，数字医疗新兴企业为美国创造了成百上千的工作岗位。（Gold，2013；Digital Health Funding in Review，2012）

［来源：Digital Health Funding In Review（2012）and Gold（January 08,2013）. Digital Health Funding up 45 % in 2012. *Fierce Health IT*. Retrieved online at http://www. fierce health it. com/story/digital-health-funding-45-2012/2013-01-08］

《数字医疗资金审查》（2013）的最新报告称，2013年，数字医疗总经费达到19.2亿美元，这表示自2012年以来增长了35%，自2011年以来增长了超过100%。根据此报告，2013年共进行了195项数字医疗交易，交易额超过200万美元。此外，该报告还指出，2013年有27家独立投资商都投资了不少于3家数字医疗公司，而2012年仅有8家投资商。最后，以下六大项目几乎占用了年度经费总额的 50%（Gold，2013）。

- 电子健康病历/临床工作流程
- 分析/大数据
- 数字医疗设备
- 植入式器械/生物传感器
- 人口健康管理
- 医疗保健消费者参与

大型制药公司和生物技术

2013 年，大型制药公司和生物技术的应用程序预计将成为领头羊。此前，生物制药公司首先将应用程序安装在苹果设备上，随后安装在谷歌的安卓系统上。但是 2013 年出现了同时安装的情况，可以使苹果有更少的排他性安装，且应用程序开发人员也可以在安卓系统中寻求更多的机会。随着苹果和安卓设备数量的不断增多，人们可以有更多的机会接触生物制药应用程序，许多公司也及时做出应对，增加产品的多样性，以超越之前典型的记录仪、记录簿及基于文本的教育应用程序。这些应用程序有：

- 阿斯利康的 *Grace* 2.0：由大型制药公司阿斯利康支持，基于全球急性冠心病事件记录（GRACE）设计的应用程序。医疗供应商可以利用 *Grace*2.0 来识别高风险心脏病患者。阿斯利康还支持为英国的国民医疗服务设计的"My Medicine Passport"应用程序，该程序允许患者查询药物的名称、剂量和服用时间。这两个应用程序几乎同时被安装到了苹果和安卓设备上。

- 拜耳公司的 *My iPill*：忘记采取避孕措施后果相当严重。2012 年 12 月，拜耳公司推出了可在 iPhone 上使用的 *My iPill* 软件，提醒妇女别忘记吃日常避孕药。该应用程序每日在用户设定的相同时间点发送个性化提示，并与 21 天和 28 天的药物相结合。

● 杨森公司的 Care4Today：2013 年 8 月，强生和杨森子公司发布了健康管理应用程序 Care4Today 的 2.0 版本。如果患者不按时服药，应用程序便会立即将警报发送到其家庭成员那里，还可以用图表显示治疗方案的持续情况。杨森公司向坚持服药的用户每日赠送 5 美分（Taylor，2013）。

军事

政府的数字战略促成了移动医疗技术的多方合作，既有政府资助的军事机构，又有政府保险获益者。军方对移动医疗工具运用于医疗保健项目特别感兴趣。纵观历史，战争极大地助推了医疗技术的快速发展，战场上救死扶伤的紧迫性刺激了技术进步与科学发现。无论是抗生素、移动外科部门、新外科手术的程序和治疗方案，还是用假肢替代残缺的身体，技术更新不断加快，以应对战场上和退役伤员的需求。随着移动科技的出现，军队正在研究与士兵有关的应用程序，以帮助他们解决从战场上退役回家后日常生活中所遇到的问题。

许多应用程序为士兵提供个人监控和医疗诊断，还有一些程序致力于解决老兵的健康问题。美国国防部（DOD）发布了一款生物反馈应用程序，以帮助老兵缓解压力。据报道，BioZen 是第一款此类移动应用程序，不仅便携，而且成本很低，可使患者在临床治疗期间及以后都能使用生物反馈技术（American Force Press Service News Release，2013）。其他为老兵设计的应用程序还有：

● PE（延长暴露）疗法：通过重放治疗录像来帮助患者处理记忆，同时进行呼吸训练。

● Mobilyze：通过手机的传感器获取手机用户的信息，并将其与心情日志进行对比，生成一个预测用户心情的模板，为用户与他人的交往提供建议。

● T2 Mood Tracker：为医生提供用户的心情记录，升级版可以存在家中的计算机。（Hall 2013）

另外，美国军方正在资助伍斯特理工大学和马萨诸塞大学医学院的研究团队的研究项目，该项目将持续 3 年、耗资 190 万美金，研制可以检测用户失血量的无线传感器。研究人员也计划将类似的传感器应用在智能手机上。因此，随军医生和其他有第一反应时间的人员可以通过其手机分辨出无明显出血，但因受到钝力打击而有内出血的伤员。（Bowman，2012）

管理利益相关者

只要确定了关键的利益相关者以及他们的需求和关注，我们便可以通过管理策略来激励他们对公司做出贡献或限制其潜在的威胁（Malvey et al.，2002）。如前所述，利益相关者可被分为"支持型"和"威胁型"。支持型的利益相关者通常是一个团体，他们的目标与公司一致。如果某些利益相关者潜在的威胁很大，且与公司的合作很少，我们则称其为非支持型。第三种类型叫"混合型"，有更多的具体标签，管理策略也因而得到完善。

"支持型"和"威胁型"的特征很明显，针对他们的策略也已经很成熟了，但我们还需要对其进行更多的分析，以取得更完善的应对机制。"混合型"既可以是"支持型"，又可以是"威胁型"，这要视具体情况而定，看他们是潜在的有利还是明显的破坏。如果他们不能完全支持公司，那么就要对他们采取多种管理策略。表 5.2 分析了移动医疗的关键利益相关者并评估了他们对公司的支持率，以及他们从"混合型"成为"支持型"的可能性。

表 5.2 移动医疗利益相关者分析

移动医疗利益相关者	利益相关者类型	评　价
患者	支持型	大量调查显示，这类患者愿与其医疗团队合作，并接触医疗信息和方法

（续）

移动医疗利益相关者	利益相关者类型	评　价
患者宣传组	支持型	此组愿将移动技术的有益方面反馈给患者
医生	好坏参半型 若有证据支持或确认此应用程序有保证，他们便会向患者推荐，此时他们是支持型。若无证据或他们认为技术妨碍了医患关系，此时便为威胁型	对医生的调查研究显示，医生越来越习惯于上网，但他们享有更多的证据支持和明确的权威指导，以便更有信心地向患者推荐
护士	支持型	护士特别喜欢医疗信息工具，希望能以此提高患者的医疗知识
提供医疗服务的机构（医疗、诊所、医生办公室等）	综合性的大型机构是支持型，小一些的机构是好坏参半型	总的来说，医疗服务提供者希望通过移动医疗来减少成本。大型机构有能力对移动医疗进行试验并广泛使用其功能：从疾病管理到诊疗方式。小一点的机构，包括医生个体没有能力去负担试验和后续费用
支付方（政府/公共，私人雇主）	支持型	这些利益相关者都期待移动医疗可以降低成本、提高效率、创造成效
美国军方	支持型	移动医疗协助军方为伤员及其回家后的医疗提供服务。美军与高校及科技公司的合作也反映了其支持此类应用程序的决心

（续）

移动医疗利益相关者	利益相关者类型	评　价
生物制药公司	支持型	使用苹果和安卓系统的人在增加，这也增强了生物制药应用程序的潜力。公司也通过使其产品不再局限于日常的应用程序，如日记和文字排版的教育应用程序。我们认为，在2013年，大型制药公司和生物技术应用程序都起到了带头作用
技术公司（设备、应用软件、基础设施、数据分析等）	支持型	移动医疗为这些公司，特别是新兴企业提供了新的机会和市场。《洛克医疗》显示，2012年，技术公司对数字化医疗企业的投资是14亿美元，这比2011年增长了45%，2013年总共的数字技术投资为19.2亿美元
远程通信服务供应商	支持型	这些运营商已经渗透到了手机市场，移动医疗为其提供应用程序技术的伙伴带来了很多机会

需要建立直接的防御机制来管理对公司或公司产品有威胁的利益相关者，虽然这会耗费时间和金钱，但是对公司的威胁必须加以控制。对于那些对公司没有多大威胁，对合作没有多大贡献的利益相关者可以暂时忽略，让他们处于边缘位置即可，除非有新的刺激将他们吸引到游戏当中。要发现利益相关者什么时候对新产品或市场开发感兴趣，可用一招简单的监控手段。

最理想的是支持型利益相关者。对他们的管理策略应该是重视提高其参与合作的热情，增加和他们的以及他们之间的相互联系，这就需要管理层面的交流，吸引他们参与研讨，特别是讨论新产品的开发。在移动医疗应用程序领域，良好的客户服务项目对后续支持和机遇拓展非常重要。

大多数时候，"混合型"组因为不稳定而成为最难管理的利益相关者。根据当时的情况或特定的对应手段，他们可以从消极角色变为积极角色，再到不重要角色。对于这些利益相关者，单一的管理手段往往不够，因为有的人天生倾向于支持公司，而有的人则相反，而尽可能地使其参与公司运作就是一个有效的管理手段——利益相关者对公司的支持越多，今后转化自己角色的可能性就越小。我们应避免过多使用对利益相关者的防御机制，以防未来其与公司的合作受到阻碍。

总结

任何公司或组织都少不了利益相关者，精明的董事、投资人和企业家都明白，管理好那一小部分人才是公司成功的关键。公司必须了解一名利益相关者是支持型还是非支持型、他们转换角色的可能性以及他们想要什么。因为人多了能形成势力，所以利益相关者之间的关系也很重要，有共同利益的利益相关者会给公司带来好处，但也可能是挑战。

移动医疗的利益相关者可以分成公司层面和工业层面，还有那些应用程序的促销人员，如医生或宣传人员；以及将移动医疗推向市场的人，如投资者和立法者。我们应该区分出不同类型的利益相关者，并关注那些给公司提供支持或带来威胁的人。最需要关注的就是"好坏参半"的利益相关者，因为他们在公司里有很高的不确定性——他们有时支持某些事务，有时又不置可否。

《平价医疗法案》（ACA）重视患者管理自己的健康，这点在本法利益相关者评估书中的前半部分已有提及。调查和应用程序收集的数据显示，消费者希望通过技术手段与医疗服务供应商取得联系。但这些信息同时指出，应用程序应当使用方便，并应在功能上满足用户的需求，否则，程序就会被删除和取代。大多数应用程序低成本甚至零成本的做法受到普遍欢迎。在某些情况下，有的应用程序有足够的能力获取信息、处理信息，但不能将数据上传到供应商的信息系统中。因此，用户难以参与到患者的全部体验过程中。

供应商和健康计划制订者都致力于更加便捷、便宜和高效的移动医疗应用程序，为了实现该目标，许多开发者设计了专门的应用程序，雇佣患者参与诊所的工作，管理信息系统。受雇的患者可以安排医生的预约、与供应商交流、查看医疗报告，以及从事其他重要工作。但是，患者所使用的商业化应用程序通常不能介入专门系统。

应用程序研发者可分成不同的类型。表5.3分析了不同类型的应用程序开发人员，从个人到大型医疗系统，特别是要将产品商业化的保险公司。现在，有了先进的技术，应用程序的研发便不再是遥不可及的事，个人甚至是创业者都可以承担，但要制作商业化且生命力持久的应用程序却不是件容易的事。尽管如此，投资者还是增加了对开发应用程序的支持，投资回报率可能也会增长。如果产品回报率不高，那么投资者便会转向其他的产品。

表5.3　潜在的应用程序开发商种类

个　人

整体医疗系统

医生办公室

诊断设备

紧急医疗设备和医疗零售

学生组织和科研团体

服务于患者的组织

公司投资者

风险投资者

对冲基金

医药和生物科技公司

减重健身公司

医药零售连锁商店（如 **CVS**、沃尔格林、来爱德等药店）

健康保险公司（私企）

健康保险公司（美国联邦政府、州政府和地方政府所有）

健康信息技术公司

寻求拓展医疗卫生市场的信息技术公司

移动设备公司

移动电信运营商

虽然很多很多免费应用程序的广告收入颇丰，但应用程序本身却不一定都赚钱。越来越多的应用程序不仅设计好，而且免费，但目的是推销其他产品，如：一个体重管理应用程序可用数字化检测器和生物传感器来测量用户的血压。鉴于有效的商业模版还没建立起来，所以在目前的情况下，推行商业化可能面临许多失败。但是移动医疗还处于萌芽期，其成功率也可以反映其商业化的进程。

美国军方逐渐成为研发和应用移动医疗及其衍生产品的主力军。尽管其研发重点放在战斗中受伤或因公受伤的士兵，但许多军事应用程序一旦被看作是确实有价值，便会惠及大众医疗。另外，学者、科技公司与军方的合作也会产生更好的产品设计和质量。

移动设备出现了爆炸性增长，其操作系统的复杂化也创造了无限广阔的市场。《平价医疗法案》（ACA）和其他工业方面的规定支持医疗融入移动设备和其他无线技术，促进患者、医生的互动，并降低价格。技术公司和电信商也在寻找合作伙伴进驻医疗领域新市场，这样就为移动医疗和生物传感产品的研发提供了重要的支持。

最后，移动医疗的成功取决于它本身的生命力，体现在公众的接受程度、使用方式、降低成本和提高效率上。同时，我们也要考虑取得成功的代价。如果产品在走向衰落，投资者就不会再给予支持，而是会转向别的项目。在移动技术的支持下，对移动医疗的投资会持续增长吗？利益相关者的合伙人、合伙公司是否会使用策略提高增长潜力，并从产品中受益？政府规定是支持还是阻碍产品创新？商品应用程序是否与专利系统相结合了？移动医疗的进程与未来很可能都取决于对这些问题的答案。

参 考 文 献

Alvarez, A. (22 April 2013) How are physicians using smartphones for professional purpo-ses?

Kantar Media Health Research Insightshttp://wwwkantarmedia-healthcarecom/how-are-physicians-using-smartphones-for-professional-purposesAccessed 5 Dec 2013.

American Forces Press Service News Release. (1 February 2013). Mobile app provides biofeed-back for patients. American Forces Press Service. http://www.defense.gov/news/ne-wsarticle. aspx? id = 119161. Accessed 5 Dec 2013.

Black Book Rankings Release. (30 May 2013). "The year of the big EHR switch" con-firms physicians favor iPad and mobile applications. http://www.prweb.com/releases/2013/5/prweb10553455. htm. Accessed 12 Dec 2013.

Blair, J. D., & Fottler, M. D. (1990). Challenges in health care management: Strategic perspec-tives for managing key stakeholders. San Francisco: Jossey-Bass.

Blair, J. D., & Whitehead, C. J. (1988). Too many on the seesaw: Stakeholder diagnosis and management for hospitals. Hospitals and Health Services Administration, 33, 153-166.

Bowman, D. (21 February 2011). New app will give docs access to records 'anytime, an-ywhere'. FierceMobileHealthcare. http://www.fiercemobilehealthcare.com/story/new-app-will-give-docs-access-records-anytime-anywhere/2011-02-21 # ixzz2ocPX2cvC. Accessed 12 Dec 2013.

Bowman, D. (23 August 2012). Researchers to develop wireless sensors to measure blood loss. FierceMobileHealthcare. http://www.fiercemobilehealthcare.com/story/researchers-de-velop-wireless-sensors-measure-blood-loss/2012-08-23. Accessed 12 Dec 2013.

Comstock, J. (18 April 2013a). Manhattan: 72 % of physicians have tablets. MobiHealth-News. http://mobihealthnews.com/21733/manhattan-72-percent-of-physicians-have-tablets/. Accessed 18 Nov 2013.

Comstock, J. (3 June 2013b). Kaiser Permanente Launches Open Oealth API with Facility Info, Self-tracking Data Coming Soon. MobiHealthNews. http://mobihealthnews.com/22729/

kai-ser-permanente-launches-open-health-api-with-facility-info-self-tracking-data-coming-soon/.
Accessed 18 Nov 2013.

Comstock, J. (2 January 2014). Samsung gets FDA clearance for S Health App. MobiHealth-News. http: //mobihealthnews. com/28387/samsung-gets-fda-clearance-for-s-health-app/ on 01/104/2014. Accessed 03 March 2014.

Conn, J. (8 December 2012) Most-healthful apps. ModernHealthCare. http: //www. moder nhealth-care. com/article/20121208/MAGAZINE/312089954. Accessed 18 Nov 2013.

Consumer Reports. (January 2014). The doctor will e-mail you now. Consumer Reports, 16-18.

Digital Health Funding In Review. (2012). Rock health. http: //www. slideshare. net/RockHealth/2012-year-end-funding-report/1. Accessed 5 Dec 2013.

Digital Health Funding In Review. (2013). http: //www. slideshare. net/RockHealth/dig-ital-health-funding-2013-year-in-review-by-rockhealth. Accessed 5 Dec 2013.

Dolan, B. (29 April 2013). Survey: 31% of doctors make Rx decisions from smartphone. MobiHealthNews. http: //mobihealthnews. com/21976/survey-31-percent-of-doc-tors-make-rx-deci-sions-from-smartphones/. Accessed 9 Dec 2013.

Dorfman, S. (20 March 2013). Geisinger's mHealth journey down the patient engagement path. Consumer eHealth Engagement. http: //www. consumerehealthengagement. com/con-sumere-healthengagement/2013/3/20/geisingers-mhealth-journey-down-the-patient-engage-ment-path. html. Accessed 18 Nov 2013.

eClinicalWorks Press Release. (6 February 2013). http: //www. eclinicalworks. com/2bb0a29c-1161-4fca-8e9f-eb4e3c1cc24d/news-and-events-press-releases-detail. htm. Accessed 18 Nov 2013.

Freeman, R. E. (1984). Strategic management: A stakeholder approach. Marshfield: Pit-man.

Gold, A. (8 January 2013). Digital health funding up 45 % in 2012. FierceHealthIT. ht-tp: //www. fiercehealthit. com/story/digital-health-funding-45-2012/2013-01-08. Accessed Dec 2013.

Gruman, J. (4 April 2013). What patients want from mobile apps. KevinMD. http: //www. kevinmd. com/blog/2013/04/patients-mobile-apps. html. Accessed 9 Dec 2013.

Hall, S. (3 April 2013). Mobile apps-health technologies for veterans. FierceHealthIT. http:/www. fiercehealthit. com/special-reports/7-health-technologies-veterans-mobile-apps.

IMS Institute for Healthcare Informatics. (October 2013). Patient apps for improved health-care: From novelty to mainstream. Parsippany, NJ: IMS Institute.

Jackson, S. (01 August 2011). Cleveland clinic creates incubator for internal app develop-ment. EierceMobileHealthcare. http://www. fiercemobilehealthcare. com/story/cleveland-clinic-cre-ates-incubator-internal-app-development/2011-08-01. Accessed 9 Dec 2013.

Jha, S. (25 September 2013). VC's love mobile health devices and apps. Cayenne Consult-ing. http://www. caycon. com/blog/2013/09/vcs-love-mobile-health-devices-and-apps/. Accessed 18 Nov 2013.

Kharif, O. (2011). Smartphones get their medical degree. Bloomberg Businessweek, 4248, 41-42.

Lewis, N. (12 January 2012). UnitedHealth group promotes mobile health apps. Information Week. http://www. informationweek. com/mobile/unitedhealth-group-promotes-mobile-healthapps/d/d-id/1102250. Accessed 18 Nov 2013.

Lowes, R. (23 September 2013). FDA to regulate only 'small subset' of mobile medical apps. Medscape. http://www. medscape. com/viewarticle/811519. Accessed 9 Nov 2013.

Malvey, D., Fottler, M. D., & Slovensky, D. J. (2002). Evaluating stakeholder manage-ment performance using a stakeholder report card: The next step in theory and practice. Health Care Management Review, Spring, 66-80.

Mercom Capital Group Announcement. (16 July 2013). VC funding in healthcare IT con-tinues record growth in Q2 2013 with $ 623 million, Reports Mercom Capital Group. http://finance. yahoo. com/news/vc-funding-healthcare-continues-record-130000630. html. Accessed 18 Nov 2013.

Millard, M. (22 February 2011). Cisco outlines its vision of a connected health future. HealthIT-News. http://www. healthcareitnews. com/news/cisco-outlines-its-vision-con-nected-health-future. Accessed 18 Nov 2013.

Mondy, J. (28 October 2013). Cigna and Samsung team up to deliver digital health improve-ment platformworldwide. http://newsroom. cigna. com/NewsReleases/cigna-and-samsung-team-upto-deliver-digital-health-improvement-platform-worldwide. htm. Accessed 18 Nov 2013.

Rajecki, R. (27 November 2009) . Physician smartphone adoption rate to reach 81 % in 2012.

Medical Economics. http: //medicaleconomics. modernmedicine. com/medical-economics/news/modernmedicine/modern-medicine-news/physician-smartphone-adoption-rate-reach. Accessed 9 Dec 2013.

Silow-Carroll, S. , & Smith, B. (November 2013) . Clinical management apps: Creating partner-ships between providers and patients. Commonwealth Fund Issue Brief. http: // www. com-monwealthfund. org/Publications/Issue-Briefs/2013/Nov/Clinical-Management-Apps. aspx. Accessed 9 Dec 2013.

Slabodkin, G. (14 May 2013a). Are iPads overhyped for doctors? FierceMobileHealthcare. http: //www. fiercemobilehealthcare. com/story/are-ipads-overhyped-doctors/2013-05-14. Accessed 9 Nov 2013.

Slabodkin, G. (3 June 2013b). Survey: Doctors overwhelmingly favor mobile devices and apps for EHRs. http: //www. fiercemobilehealthcare. com/story/survey-doctors-overwhelmingly-favormobile-devices-and-apps-ehrs/2013-06-03. Accessed 9 Nov 2013.

Taylor, N. P. (21 October 2013). 20 Big pharma and biotech mobile apps-2013. Fierce-BiotechIT. http: //www. fiercebiotechit. com/special-reports/20-big-pharma-and-biotech-mobile-apps-2013#ixzz2oikJdviF. Accessed 18 Nov 2013.

Ziobro, P. (13 August 2013) . MyFitnessPal app gets venture backing. The Wall Street Journal. http: //online. wsj. com/news/articles/SB10001424127887323446404579006820747140550. Accessed 18 Nov 2013.

第 6 章

在公共医疗中引入移动医疗

引言和概述

本章探讨移动医疗对美国公共卫生体系的影响：全国手机的爆炸性增长是否可以用来改变公共健康渠道、公共健康服务，以及提高个人和总体人口的健康水平；移动技术是否可以更有效地消除公众健康的威胁，同时加强预防并促进健康。移动医疗的支持者认为，移动医疗可以做其他任何技术能做到的，如果需要，能随时随地进行信息访问。因此，就各种公共健康问题的解决来说，移动医疗可以帮助人们和卫生工作者做出明智的决定，诸如获得更健康的生活方式，改变行为方式以防止疾病的爆发，提供灾后（如龙卷风、水灾、地震等）人道主义援助。如果设计合理、实施有效，移动医疗有望确保美国人都能获得医疗保健服务。哈佛公共卫生学院院长胡里奥（Julio Frenk）指出：

卫生保健和公共卫生领域使用手机是最有可能实现覆盖全球的全民医疗发展，因为手机正在迅速成为首选的通信技术，而且在低收入人群中情况更是如此（HSPH News, 2012）。

然而，移动医疗的潜力和希望不是唾手可得的。许多挑战依然存在，将阻碍或分散目标的实现，如规模庞大所造成的障碍，缺乏保障互操作性的统一标准，移动技术的普及培训，如果要成功地发挥手机在公共卫生中的作用，这些问题都必须解决。据报告，创新文化没有跟上移动医疗领域的发展。因此，现在的趋势是继续进行小规模的试点项目，而不是搞清楚到底是什么在起关键作用，或在更大范围部署可行的产品。这样的现状必须改变，否则公共卫生的资金以及付出的努力会不断地重复做同样一件事情，且不会增加任何实际效益（Martin，2013）。

在公共卫生基础设施、卫生政策和公共卫生文化等体制中，还存在技术、政治和社会等方面根深蒂固的遗留问题，这些也是必须要解决的。必须克服官僚主义导致的混乱局面，要重视研究，特别是耗时长的研究，收集长期行为和健康数据必须是重中之重。这些数据可以帮助确定哪些是威胁公众健康或健康状况改善的具体因素，最终，这些因素可能会被检测到（HSPH，2012）。

美国公共卫生体系

美国公共卫生系统的现状在很大程度上类似于卫生保健系统的状况：分散、混乱、资金来源不稳定，也没有明显的问责机制。卫生保健系统既有私人部门又有公共部门和投资者；与之不同的是，公共卫生仍然由政府运作。然而，美国公共卫生服务部（USPHS）并不是一个内阁级机构，而是由美国军医总监领导，这两个机构的办公场所都在美国健康与公众服务部（HHS），只不过后者的办公室与健康与公众服务部分管卫生的副部长同处一室。

美国公共卫生服务部（USPHS）不是当前健康与公众服务部组织结构中的有形实体，虽然健康与公众服务部的各种办公室和机构有星号标识，表明其的确是美国公共卫生服务部的一个组成部分，如筹备与应对办公室助理秘书长、印第安卫生服务、疾病控制和预防中心（CDC）。因此，尽管美国公共卫生体系担负着保证国民健康和安全的重要使命，但却没有类似内阁级机构的知名度和政治地位，如美国退伍军人事务部（VA）。美国公共卫生体系只代表一小部分民众，只是名义上重要而已。

在美国健康与公众服务部网站上可以定向搜索美国军医总监和美国公共卫生服务部及其部队。大多数美国人对军医总监知之甚少，也不知道其在公共卫生服务部中的角色，虽然有些人可能记得 C. 埃弗雷特·库普。他从 1981 年到 1989 年担任军医总监。库普博士通常被认为是美国历史上最有影响力的军医总监，主要是因为他成功开展了禁烟运动，改变了人们对吸烟的态度。他还在预防艾滋病的普及宣传中扮演了重要角色（Noble，2013）。虽然身为准名人，但库普博士非常清楚美国公共医疗卫生中的种种挑战。他写道：

公共医疗卫生从未得到应有的认可。19 世纪末和 20 世纪被称为"现代医学奇迹时代"，但是，国家现在所享有的健康状态并不是高新技术创造的奇迹；相反，那是公共卫生发展取得的成就：清洁的水源、合适的住房、免疫的普及、天花的消灭、寿命的延长，以及公众对预防医学的认识，如选择健康的生活方式（C. Everett Koop，1998）。

相比库普先生的勤奋工作，具有讽刺意味的是，移动医疗技术可能在以下几个方面成为推动 21 世纪公共卫生发展的重要途径：提高国民整体健康水平，加强美国公共卫生体系，尤其是当地卫生部门的管理功能，改善人口的健康状况。此外，移动医疗可以使公立医疗机构在医疗保健服务中发挥更重要的作用。库普博士表示，虽然公共卫生管理部门和工作人员取得了很多成就，但是公共卫生扮演的是支持者，而不是领导者的角色。《美国医学的社会转型》（1982）一书获得了普利策奖，作者保罗详细介绍了公共卫生的成就，以及其为保持美国主流医疗卫生所做出的种种努力。然而，公共卫生终究未逃脱被边缘化的宿命。医生在美国医疗保健系统中仍然占据着主要地位，主要原因是医院重视紧急医疗。

医疗改革的执行力度，尤其是《平价医疗法案》（ACA），能使公共卫生从其历史上的边缘位置进入主流医疗服务吗？《平价医疗法案》的重点是预防保健和健康行为，提高人口健康，降低医疗成本，这似乎与公共卫生目标一致。如果美国人追求健康的生活方式，能做到饮食健康、锻炼身体，那么他们就不需要昂贵的医疗服务。此外，美国健康与公众服务部门要采纳应用程序等移动医疗技术，促进健康的生活方式，提供健康教育，加强疾病预防，而移动医疗正好可以担当促进公共健康的导向角色。美国的公共卫生是否能成功地为美国人的健康扮演重要的角色尚不清楚，因为机构必须克服巨大障碍，包括传统体制、资金不足这些根深蒂固的问题。

1988年，美国医学研究所（IOM）就公众健康的未来发表了里程碑式的报告。报告说，全国公共卫生系统一片混乱、资金不足，不能如愿地完成其担负的责任，无法保证全美国人口的健康（Tilson，1998）。美国医学研究所随后几年也发布了报道和介绍。最近的报告（IOM Report Brief，2012）指出，资金再一次难以为继，同时也表明《平价医疗法案》可能为公共卫生部门创造把重点放在提供基础服务上的机会，该法案的实施可能号召各方共同努力让临床医疗脱离卫生部门。虽然这次依然是构想，但这种转变的呼声将加大移动医疗对公共卫生健康的影响，因为移动医疗也用于收集和跟踪人口数据。

尽管移动技术有望降低医疗成本，但以充足的资金来支持公共卫生健康中移动医疗的推广才是成功的关键。近20年来，国家卫生保健支出迅速增长，2011年几乎占国内生产总值（GDP）的18%，已获得了公众和政界的关注（Key Industry Facts，2013）。卫生保健方面花费巨大，从政府公共卫生方面支出的不到3%。围绕美国医疗体制改革的争论不断，有个观点称：卫生保健系统关注的重点是患者，生病了才大把花钱，而不是把钱花在预防保健、健康宣传和促进人们的健康上。表6.1是有关卫生支出等关键指标的报告。

表 6.1 美国医疗开支关键经济指标

主要经济指标	年份	美元或百分比
美国医疗总开支	1990	7240.3 亿美元
	2000	13 720.2 亿美元
	2011	27 000.7 亿美元
医疗开支占 GDP 的比例	1999	12.5%
	2000	13.8%
	2022	17.9%
人均开支	1990	2854 美元
	2000	4878 美元
	2011	8680 美元

（来源：Key Industry Facts，2013）

美国公共卫生的角色不明确，甚至是模糊的、落后的，没有被广泛认可的定义，对什么是公共卫生活动也没有标准定义，公共卫生服务也尚未标准化。为了弥补标准化服务的缺失，公共卫生机构声称将朝着国家自愿认证计划的方向发展。但自愿认证也不能完全解决因缺少被普遍接受的标准而产生的这些问题，因此，公共卫生与移动医疗的携手可能会因为缺乏统一标准而发生变化。

本书选择了以下定义来简明扼要地且全面地总结公共健康的构成。

公共卫生预防疾病、伤害和残疾，保护人们免受疾病暴发对公众健康的威胁，并促进健康政策、行为和条件的实施。由于重点放在健康和预防方面，所以公共卫生是以较低的成本解决大众健康问题的手段，往往是在个人紧急问题发生之前进行的（CADH，2013）。

从历史的角度来看，公共卫生继续担当着重要责任，其重要性与日俱增。美国发生 9·11 恐怖袭击后，生物恐怖主义成了公共健康威胁，是对公共卫生组织的新挑战。2005 年，美国惨遭卡特里娜飓风袭击，其影响凸显了公众健康服务的重要性，包括改善灾害应急预案和救灾措施。因此，随着公共卫生威胁的增多，公共卫生机构的工作量不断增加，而与此不相称的是资金追加不到位。

公共卫生基础设施

美国的公共卫生基础设施，包括基础设施的规划、服务，以及对公共卫生服务的评价，由多个层次组成，从联邦、州、部落（即印第安公共卫生服务）到当地卫生机构和组织（healthypeople2020. gov）。美国联邦健康与公众服务部主要负责美国国民的卫生和福利，包括为许多公共健康活动提供经费，美国的健康与公众服务部（HHS）副部长办公室设有一个机构叫军医总监。

军医总监一般在网站上自称为"美国的医生"，是美国联邦政府公共健康的主要发言人和领导者。军医总监由总统任命，负责监督美国公共卫生服务部的部队约有 6500 名军官，以满足国家公共健康的需要。该部队负责美国七个统一的服务项目之一，任务是保护、促进和推进国家的健康和安全，其具体任务和目标如下：

- 快速、有效地应对公共卫生需求
- 在公共卫生实践中担当卓越领导的角色
- 推进公共健康科学（www. usphs. gov）

美国的州、联邦公共卫生基金要求各州听命于联邦政府，但是联邦政府并没有参与州和地方卫生部门的日常运作，各州自觉自愿地携手奋斗、精诚合作。例如，公共卫生灾害和突发事件中，联邦政府经常派出美国公共卫生服务部官员，与州和联邦机构一起密切合作。军医总监的健康预防策略通常被采纳为国家卫生工作指南，然而，国家和地方卫生部门运作的责任最终由各州负责。

美国各州的卫生部门的设立是为了满足各州独特的、不同的需求和喜好。因此，州卫生部门在组织结构、人均支出、人员配备和地方公共卫生服务的责任上有所不同。在州一级，通常有一名国家卫生官员，由负责州卫生部门和公共卫生工作的州长任命。同时，美国国家健康与公众服务部门通常是由地方卫生部门、县级和地方的公共卫生组织组成。然而，有一些州与国家和地方卫生部门并没有业务关系。此外，美国联邦资金可能绕过政府直接向当地卫生部门拨款（Dandoy，1998）。

州和地方的法律赋予国家和地方卫生部门权力和责任，但却没有一个全国统一的机构来组织或协调公共卫生工作。市、县卫生官员国家协会（NAC-CHO）是提供新闻、网络、宣传当地卫生部门建议会员组织，为地方卫生部门提供标准、指导运作（NACCHO Web），但没有权力要求执行。因此，地方部门如何运作有很大的灵活性。此外，公共健康资金来源广泛，有联邦、州和地方当局等。卫生部门经常自己想办法开源节流，同时自觉监督自己，以及接受协会的指导。因此，我们可以预计，移动医疗技术在州和地方卫生部门的应用会迥然不同。

强大的公共卫生基础设施对各级公共卫生服务的实施至关重要，包括响应国家的紧急需求，如应急和灾害规划的需求；还有日常持续的需求；如健康教育（healthypeople2020. gov）。然而，强大的基础设施严重缺乏。此外，我们发现，美国各地健康部门组织松散，追求自愿标准，并从事各种各样的公共卫生事业，各种联邦部门和机构都插手联邦公共卫生活动。

不可避免的是，公共卫生将受到移动医疗快速增长的影响，特别是在履行公共卫生规定的职能时，移动医疗简单易行。例如，HealthyPeople2020. gov 标识了十项基本公共卫生功能，被视为公共卫生工作的一个重要组成部分，是移动医疗得以推广的良好机遇（2013）。表6. 2列举了这些功能，许多功能已经取得了进展，例如，第9项和第10项，与研究、有效性、疗效有关的功能和结果，已经通过 mHealth Evidence 得到了部分解决。mHealth Evidence 这是一款由约翰霍·普金斯研究的在线参考工具，旨在推动移动医疗研究，提升研究方法的总体质量（Versel，2013）。

表6.2　10项公共健康重要功能

公共健康重要服务
1. 监控健康状况，找出并处理社区健康问题
2. 诊断、调查社区健康问题和健康危险
3. 告知、教育、授权民众有关健康的问题
4. 动员社区参与并采取行动，以找出并解决健康问题
5. 制定政策和计划，支持个人和社区为健康做出的努力
6. 实施法律法规保护健康、保证安全
7. 使居民与个人健康求助服务中心保持联络，在需要时保证卫生医疗的供给
8. 确保公共和个人医疗卫生员工有足够的资质
9. 对个人和基于人口的健康服务就效果、可得性和质量做出评估
10. 研究健康问题解决的新视野和新方法

（来源：10 Essential PublicHealth Services. http：//www. healthypeople. gov/2020/top-icsobjectives2020/overview. aspx？topicid＝35）

此外，2011年，美国军医总监进行了"健康应用程序大挑战"竞赛，这证明了移动医疗应用程序与国家利益息息相关。竞赛要求提交的应用程序能优化军医总监为国民开展疾病预防的关键领域，包括促进有益健康的行为方式、体育健身活动、健康营养饮食。该竞赛与美国信息技术协调办公室合作举办（ONC）。在获奖仪式上，获奖者得到了认可和称赞，他们的应用程序发布到了美国健康与公众服务部的网站上。获奖的应用程序有 Lose It! 和 Fooducate-eat a bit better，都是帮助消费者建立健康饮食习惯的程序（Healthy Apps Challenge，2012）。

移动医疗的国家议程

美国公共卫生服务部是政府实体，资金和规划受政治议程的影响很大，如果移动医疗能得到其他政府单位、非政府组织、公私合营企业的支持将大有益处。特别是那些能够促进移动医疗广泛应用的支持者，对实现公共卫生目标非常重要。

行政范畴（美国政府）

每天我们都要扪心自问，我们是否运用科技实实在在地改善了人们的生活。（President Barack Obama，2012）

以上声明是美国总统奥巴马为数字政府网站文章《数字政府：建立一个 21 世纪的平台，更好地为美国人民服务》（Digital Government，2012）撰写的主题介绍。这表明在政府与关键利益相关者，尤其是公众，建立有效沟通和互动方面，技术非常重要。数字政府认可并部署了富有战略眼光的、开明的数据政策，利用数字技术建立以客户为中心的政府，以确保客户的需求得到满足。无论公民和政府雇员在哪里，只要他们需要，都可以使用任何类型的通信设备得到政府的信息和服务。手机由于使用广泛受到特别关注。此外，该战略目标要求消费者与政府在信息和服务方面的交易能与私营部门一起竞争，特别是在效率和客户满意度方面。因此，对政府行政领域的移动医疗抱以很高的期待。

数字政府（2012）确立了联邦各机构和各部门的目标。美国健康与公众服务部的移动战略的目的是实现文件里设定的许多目标，其策略经历了定期评审（Digital Strategy at One Year，2013），结果发布在网上，并按要求更新。此外，美国健康与公众服务部还有与以下业务驱动因素相关的"移动技术战略"（2012）：

美国健康与公众服务部移动技术战略的目的是阐释企业使用移动技术的业

务驱动因素，明确安全要求，充分保护信息以及存储和传输信息的设备，并提供选择、实施移动技术的建议，看其是否遵守或违反了安全要求。

美国健康与公众服务部的移动技术战略（2012），包括以下医疗保健业务驱动因素：

- 向药房传输处方等电子通信 ● 存储参考材料，如《医生桌面参考》、医学期刊、媒体互动
- 记录诊断和调度信息
- 患者等待医生访问时在自己的移动设备上浏览信息

然而，在战略文件中并没有提到专门用于公共卫生的移动技术。一项联邦移动医疗研究表明，尽管许多健康与公众服务部的移动应用程序可用于公共卫生措施，但在指定的公共卫生场合中却没有进行过尝试。

美国健康与公众服务部响应白宫数字政府（2012）的战略号召，创建了五花八门的移动应用程序，大约有 33 个受赞助的应用程序用于健康教育和健康跟踪，能用于 iPhone、安卓、iPod、iPad、黑莓、黑莓平板电脑、安卓平板电脑、Palm OS、webOS 和 Windows Mobile 上。

美国联邦范畴

美国联邦政府似乎致力于在移动医疗中发挥重要作用，特别是在规划和提供公共卫生服务方面，许多政府机构、部门和其他实体也都参与其中。表 6.3 中是这些美国联邦实体参与并管理移动医疗的一些例子。因为移动医疗涉及消费者健康数据，所以安全和隐私是联邦政府所有机构和办事处面临的主要挑战。

表 6.3　移动医疗中联邦的角色

联邦实体	权威与责任实施领域举例
美国联邦通信委员会（FCC）	授权经销商可联网使用移动设备，如通过智能手机访问、存储和传输健康信息
美国食品与药品管理局（FDA）	公共健康部门有责任监督医疗应用程序的安全有效性，以免给患者带来潜在危险，为医疗移动应用程序的研发提供指南
美国联邦贸易委员会（FTC）	在电子健康信息和移动应用程序领域确保消费者的隐私安全
美国国家标准和技术研究所（美国商务部）	计算机安全部门研究制订标准、指南、测试和绩效指标，并将其作为依据加强私人信息安全
美国健康与公众服务部（HHS）	实施巩固《健康保险携带和责任法》（HIPAA）的隐私保护规则

（来源：This table is derived from information contained in *Mobile Devices Roundtable*：*Overview of Federal Role in Mobile Health*，http：//www. healthit. gov/policy-researchers-implementers/overview-federal-role-mobile-health）

　　在公共卫生方面，美国健康与公众服务部当然是联邦主要机构。根据美国健康与公众服务部部长凯思琳·西贝利厄斯的观点，美国联邦政府需在促进移动医疗创新上扮演至关重要的角色。美国健康与公众服务部的移动战略的核心是建立网站，当消费者需要信息时，可以通过计算机、平板电脑或智能手机访问该网站（Sebelius，2011）。

　　在过去的 5 年中，美国健康与公众服务部一直积极从事移动医疗的普及，以及通过手机向消费者提供健康信息和资源的举措。美国健康与公众服务部成立了 Text4Health Task Force 专责小组，由美国健康与公众服务部的公共健康专家组成，就短信等移动医疗项目进行问题鉴别并提出建议（Mobile Devices Roundtable，2013）。

Text4Health Task Force

2010 年 11 月，美国健康与公众服务部成立了 text4health Task Force 专责小组，是该机构致力于创新的举措之一。专责小组由美国健康与公众服务部的公共健康专家组成，鼓励和发展健康短信服务，通过手机向个人提供健康信息和资源。报告建议：①健康与公众服务部开发研制基于证据的健康信息库，充分利用部门丰富的科学信息；②健康与公众服务部进一步研发对健康短信程序有效的证据；③健康与公众服务部探索和发展合作伙伴关系，开发、实施和推广健康短信移动医疗项目。

来源：http://www.hrsa.gov/healthit/mhealth.HTML

短信是美国健康与公众服务部通过手机努力促进公众健康的重要组成部分。因此，text4health 项目对此高度关注，是希望利用移动技术快速发展的平台。美国健康与公众服务部也使用短信，因为相对而言，主要人口群体，包括青少年、非裔美国人、拉丁裔，更可能使用健康应用程序（Lewis，2011）。

Text4Health 项目的典型例子是 Text4Baby（HTTP://www.text4baby.org），这也是美国健康与公众服务部获得的创新奖项。该程序以公私合营方式制作，为孕妇和年轻母亲提供免费的健康短信。美国健康与公众服务部监控确保发送的信息都有据可查，而并非商业用途，并就总体实施方案进行评价（HHS Text4Health，2013）。据报道，美国健康与公众服务部自 2010 年 1 月以来已投资了 500 万美元，用于开发针对青少年、青年和成年人的电子医疗/移动医疗健康戒烟资源（Merrill，2013）。美国健康与公众服务部还推出了由 Text4Health 特遣队引导的一系列移动健康举措：

● Text4Tots 是公众短信库，为家长、供应商和照顾 1~5 岁儿童的人提供健康信息。美国儿科学会用英语和西班牙语提供营养和体育活动信息。

● SmokeFreeTXT 通过短信程序说服美国青少年和年轻人戒烟。该程序是戒烟网站 www. smokefree. gov 的延伸。

● The App Against Abuse 是和美国政府一起推出的应用程序研发者国家级挑战赛，吸引开发者创建旨在减少年轻人的虐待或暴力倾向（mHealth，2013）。

此外，美国健康与公众服务部还提供许多创新的公共卫生项目，这些项目充分利用了移动技术。美国健康与公众服务部的博客称，一些机构已经创建了自己网站的手机版本，比如，移动艾滋病官方网站（AIDS. gov）和美国国家医学图书馆的移动数据库；美国国家心脏、肺和血液研究所创建了一个移动应用程序版本，有个基于网络的体重指数计算器；美国物质滥用和精神健康服务管理局开发了一个治疗定位移动应用程序。然而，由于智能手机操作系统之间缺失相互操作性，所以往往需要设计不同版本的健康计划，还需要为没有智能手机的人单独设计健康计划（Atienza，2011）。

疾病预防与控制中心采用网络方式，培训公共卫生从业人员如何使用社交媒体、游戏和移动医疗工具，实现充分交流和将公共卫生服务最大化的目标。

同时，美国国家医学图书也收集了一系列移动应用程序和移动优化网站，为公众提供医疗卫生信息。消费者也可以使用移动设备从疾病控制和预防中心的网站上获取医疗卫生信息。健康与公众服务部的应用程序可以从 iTunes 上获取并免费下载。移动医疗的样本资源详细介绍如下。

案例

健康与公众服务部为移动医疗提供的样本资源

ePSS 是为初级保健医生设计的应用程序，帮助其寻找适合患者的临床预防措施。该应用程序可以在网页上或者移动设备上搜索并浏览美国预防服务小组的建议。

美国疾病控制和预防中心在各种平台上都有许多可获取的应用程序：苹果、安卓以及微软 Windows 8 系统。所有应用程序都可以通过 iTunes 免费下载。疾病控制和预防中心的移动应用程序用户可以阅读有关健康的文章，《每周疾病》期刊备受青睐，实时更新疾病预防小贴士、当年某些重大医疗卫生热点和事件。运用这些应用程序可以很方便地与社交媒体分享故事、链接、播客和视频短片（http：//www.cdc.gov/mobile/）。

美国国家医学博物馆有一个移动应用程序和网址的陈列馆。这些应用程序都可以通过 iTunes 下载，其中包括 Health Hotlines，一款提供免费电话咨询机构目录的应用程序；MyMedList（MML）可以让用户自行管理他们的电子药品清单，药品清单可以通过电子邮箱寄送或者被打印出来，也可以作为服药提醒，这些在医院或诊所里被作为参考信息使用。Reunite 应用程序为致力于灾后家庭团聚的医疗救助人员设计，但是公众也可以将走失和/或已经找到的人口信息上传到该网站（http：//www.nlm.nih.gov/mobile/）。

（来源：Information compiled for HHS website sources, including hhs.gov/open/discussion/mhealth_ publichealth.html）

此外，美国健康与公众服务部也正在利用移动医疗和网上培训来抗击艾滋病。美国健康与公众服务部正与艾滋基金会合作推行一项名为 UCARE4LIFE 的试行手机短信程序。该程序可以帮助患者接收有关疾病的重要信息，同时还有预约就诊提醒和遵医嘱服药的提醒。另外，医疗保险和补助中心也正在与医景——提供临床医生继续教育服务的机构——合作开发新的培训课程，以便帮助临床医生更好地满足艾滋病患者的需求。美国健康与公众服务部还与沃尔格林合作推出药物治疗管理项目，同时还为艾滋病患者创建使用便捷的平台，方便他们参加患者援助计划（HHS Using mHealth，2012）。

美国健康与公众服务部还通过挑战赛或竞赛的形式来获得更多对于移动医疗和网上项目的建议。例如由美国健康与公众服务部预防和应对助理秘书处办公室发起的"当前趋势—健康进社区"活动，要求开发者设计基于网络的应用程序，可以通过 Twitter 实时跟踪健康趋势（HHS Contest，2012）。这类应用程序的目的在于获得更多识别新兴健康问题的知识，同时提醒社区成员注意突发公共卫生事件。

美国健康与公众服务部还发起了一项针对有色种族女性癌症的挑战赛。"降低有色种族女性罹患癌症概率的应用程序挑战赛"邀请开发者们设计一款移动设备应用程序，可以促进乳腺癌、宫颈癌、子宫癌及卵巢癌的预防和治疗。

案例

美国健康与公众服务部
借助移动技术缩小癌症领域的种族差异。

少数族群由于教育和医疗的缺失，每年约有 30 万妇女被诊断出乳腺癌、宫颈癌、子宫癌及卵巢癌，患病人数之多与其总人口数量明显不成比例，因此，美国健康与公众服务部发起了一项挑战赛，以缩小有色人种患病女性的种族差异。"降低有色人种女性罹患癌症概率的应用程序挑战赛"邀请开发者设计一款移动设备应用程序，促进乳腺癌、宫颈癌、子宫癌及卵巢癌的预防和治疗。高达 10 万美元的奖金将用于奖励那些优秀的应用程序，这些程序能够提供高质量的健康医疗信息给妇女和社区医务人员，还能够稳定连接患者健康记录，并加强护理团队之间的交流。

荣获一等奖的 Everhealthier Women 是一款可以在所有移动设备上使用的移动网络应用程序，可以在 iPhone、安卓手机和微软手机上使用。这款应用程序可以让女性通过网页或者短信服务跟踪自己及其"健康朋友圈"内其他人的癌症预防任务进程。用户能够根据自己或亲人追踪的任务进程情况，参照国家的指南提出符合其年龄和状况的筛查和预防建议。Everhealthier Women 现在有英语和西班牙语两个版本。

（来源：Bernstein, C. (2013. 5. 30). Winners of the 'Reducing Cancer Among Women of Color' Challenge Announced. Retrieved online at http://www.hhs.gov/digitalstrategy/blog/2013/05/reducing-cancer-among-women-app-challenge-winner.html）

公私合作

美国健康与公众服务部的数据和新的举措可以使私营企业和应用程序开发者获取更多的数据信息，这是数字化政府（2012）支持私营企业，并与私营企业共同合作的目标。美国健康与公众服务部已经开始实施一项扩大其影响范围和推动公私部门合作的计划，提供应用程序开发者大量可用的健康医疗数据，以便他们开发新的应用程序，而此前公众是无法获得有些数据的。新的应用程序预计在预防疾病、促进健康和提高质量方面效果更佳。

2012 年 6 月 2 日，美国医学研究所和美国健康与公众服务部主持召开了关于移动医疗的会议，与会的有联邦机构、公共卫生学术团体、相关主要企业及医疗运输系统等各部门的主管，会后形成了社区健康医疗数据倡议。最终，可获取的健康数据种类不仅包括社区数据，还包括覆盖范围、访问途径、费用、质量、产品和召回、福利等更多方面的数据。社区健康医疗数据倡议也改称为"健康医疗数据倡议"。2012 年，由健康医疗数据联合组织的全国性年会"医疗数据研讨会"第一次召开，并开始作为健康医疗数据倡议的一部分。2012 年 6 月 5 日至 6 日，"医疗数据研讨会"的第一次论坛在华盛顿举行，汇聚了 1500 多名应用程序开发者、企业家、数据专家、决策者、医疗系统主管和社区维权人士，他们的共同目标是致力于健康医疗数据创新应用程序的发展。2013 年的论坛吸引了更多的人前来参加（History of Health Datapalooza，2013；Health Data Initiative，2011；Community Data Initiative，2010）。

不管是改名还是召开年会，通过美国健康与公众服务部的数据和新措施，私营企业和应用程序开发者可以获取更多的数据信息，这反映了数字化政府战略中与私营部门合作、支持私营部门的目标。有关美国健康与公众服务部及公共健康医疗的目标，社区健康医疗数据倡议的计划已经有所说明，即通过美国健康与公众服务部获取社区健康医疗数据将会方便规范，可以下载。数据种类包括美国全国、州、郡县等级的卫生绩效，以及诸如年龄、性别、种族、民族和收入等人口统计资料，前提是这些可以从社区中获取（HHS Community Health Data Initiative，2010）。

出于公共医疗卫生的考虑，这些数据库将包括健康状况指标、县级健康排名、肥胖率、吸烟率以及其他相关信息，其中有些信息之前从未公开过。比如医疗保险和补助中心有关疾病流行的程度、特征、费用和实用设备。社区健康医疗数据库可以从网页上下载。同时，美国健康与公众服务部也打算建立新的健康指标库；此外，美国国家健康统计中心也将开发门户网站。美国健康与公众服务部希望商业、学术、技术、医疗保健和公共卫生等领域的创新者能够利用这些数据设计出造福大众的应用程序。开发者将这些数据用于公共卫生的例子有：

- 市长和市政领导人可以用来追踪并公开当地社区的表现
- 推动医疗卫生改善的社交网络应用程序
- 给当地社区提供健康教育的线上游戏（HHS Community Health Data Initiative，2010）

除了这些会议、论坛和大会，健康医疗数据倡议几乎没有其他建树。也就是说，美国健康与公众服务部的网站并没有任何迹象表明通过政府和数据分享来推动公私合作。尚不清楚这些数据是否能够方便下载；同样，私营部门是否能获取数据并转化成人性化创新应用程序也没有明确答案。

全球事务办公室

2011 年 10 月 11 日，美国健康与公众服务部部长凯瑟琳·西贝利厄斯宣布启动该部的第一项全球战略——建立健康与公众服务部全球事务办公室。全球事务办公室被列入健康与公众服务部的组织机构中，并且附有美国公共卫生服务部的链接。美国健康与公众服务部全球健康战略强调了全球公共卫生对美国公共卫生的积极影响。该战略提出的目标主要集中于通过国际行动保护和提高美国民众的健康和福利。因此，美国健康与公众服务部不仅会大力预防国内疾病和健康危机，还会阻止国际上此类情况的发生，以便实现健康和福利目标。在扩大健康与公众服务部服务范围的过程中，美国将有机会受益于其他国家实现可持续性健康医疗系统的成功案例。此外，该战略的愿景特别提到了公共卫生服务，以下这段话来自健康与公众服务部全球战略的组成部分——全球愿景：

健康与公众服务部致力于建设一个更加健康与安全的世界，因为我们已经认识到，公共医疗卫生服务以及医疗公平等问题的解决需要不分国界的共同努力（HHS Global Strategy，2011，P. 9）。

但是，美国健康与公众服务部全球战略并未提到移动通信技术或移动医疗的情况，因此，尽管健康与公众服务部已经表示了会推进数字化战略，白宫的数字政府（2012）也将关注移动技术，但至今似乎也没有打算将移动通信或者移动医疗融合到该愿景中，也没有创建 global healthcare. gov 的长远计划。

美国各州和地方的实施情况

美国各州和地方的卫生医疗项目在实施数字化计划时几乎没有得到任何引导或指导，但是仍然在数字化方面有所成就，并且计划在网上扩大服务范围。根据佛罗里达大学健康教育和行为学教授及数字医疗与健康中心主任杰伊·伯恩哈特的说法，数字医疗健康技术将对公共卫生进行改革。作为 2013 年美国国家公共卫生信息联合讨论会的主讲人，伯恩哈特详细阐述了他的乐观看法。

大多数州的医疗卫生部门在网上是十分活跃的，地方医疗卫生部门由于信息来源更少，所以采用新技术的速度较慢，然而很多医疗卫生部门都在利用脸书和 YouTube 等社交媒体。假以时日，移动通信技术，尤其是短信服务，将成为规则改变者，因为短信获取信息方便，而且有 95% 的人在收到短信后三分钟内就会阅读（Fouse，2013）。

美国各州和地方医疗卫生部门发布的医疗和健康移动应用程序正受到越来越多的关注。据报道，亚拉巴马州卫生部第一个为居民发布移动应用程序。该应用程序可以提供该州网站上的内容。也就是说，该应用程序将社交流媒体与医疗卫生警示结合起来，同时还有当地相关医疗健康事件的信息。例如，2013 年 8 月 1 日，亚拉巴马州一些郡县内养殖贝类的水域由于潜在细菌感染而被关闭，政府就是通过该应用程序发出警示的（Shute，2013；Sifferlin，2013）。因此，亚拉巴马州的民众只要按一下手机上的一个按钮，就可以和州卫生部交流了。

丹佛公共卫生部为移动应用程序创建收集接种信息的掌上药物和免疫接种自动提醒系统。在甲型 H1N1 流感爆发期间，丹佛公共卫生部不得手工将纸质的记录转化成数字信息。但是有了掌上药物和免疫接种自动提醒系统后，再也用不着进行体力劳动了。这个三步式系统处理接种记录是先通过移动设备扫描仪登记人数，记录他们的免疫接种信息，然后再将信息上传到可以和别人共享的服务器上（Brino，2013）。

纽约市已经雄心勃勃地开始了一项议程，旨在将其建设成为世界领先的数字化城市（nyc. gov/ digital）。然而，尽管已有报道称纽约市的卫生部在过去两年内已经引进了四个移动应用程序，但是他们的网站（nyc. gov/health）却没有多少数字化的痕迹。据报告称，这些应用程序都是由纽约市卫生部自己的技术人员开发的。这些应用程序的目标用户比较独特，比如肥胖者、健康饮食者和青少年。

• CalCutter 可以为餐馆主厨和在家自己做饭的人们提供健康烹饪的营养建议。它可以将食谱转化成估算的热量数值，也可以将食谱变成热量更低的版本。

• ABCEats 可以提供 24 000 个城市餐厅的检验报告和餐厅评分。

• Find Condoms NYC 可以提供纽约市免费避孕套的相关信息。它扫描了卫生部免费分发避孕套的 3000 个场所地址，然后再使用智能手机的全球定位系统，在地图上找到 5 个离用户当前位置最近的场所。

• NYC Protection + 可以用于搜索可以给青少年提供性保健医疗服务的诊所。它包含一个提供保健医疗场所的数据库，这些地方可以给青少年提供保密的免费援助，帮助他们避孕和预防性传播疾病。

美国各州和地方卫生部门开发的应用程序虽然数量不多，但下载它们的人们却获取到了很多有关健康的数据。再者，尽管与纽约市 820 万人口总数相比，这些应用程序的下载量还很小（NYC Condom 只有 33 500 的下载量），但纽约市的卫生官员们仍然坚信这些应用程序对一些特定人群还是有帮助的（Shute，2013；Sifferlin，2013；Health Departments Launch Apps，2013）。很明显，为了展示应用程序的有效性和使用率，还需要收集更多的证据。

非政府组织有助于推进公共卫生行动

许多民间组织以及非政府机构表示会对实现公共卫生行动计划提供帮助或支持。有些机构已经采取了著名的移动医疗策略，其他公共医疗提供者则很有可能采用该策略。

移动医疗在线认证课程

两家非盈利公司"科技·改变"（Tech Changes）和移动联盟（ mHealth

Alliance）开发了互动式在线课程，提供名为"移动医疗——移动终端助公众健康"的移动医疗在线认证课程，该课程为期四周，涉及 2012 年华盛顿移动医疗峰会的部分内容，探讨移动技术如何改变提供服务的方式，如何提供诊疗、健康教育和工人保健知识培训，以及如何收集数据。课程内容涵盖：互动声音识别（IVR）、短信沟通项目、手机应用程序，以及用于数据收集及管理的保健信息体系（mHealth：Mobile Phones for Public Health，2013）。

安泰基金

美国最大的健康保险公司安泰集团于 1972 年成立安泰基金。1982 年起，安泰集团及安泰基金总计拨款赞助移动医疗超过 4.27 亿美元。公司网站（www. aetna-foundation. org）记录了该公司的这些工作是如何以社区为单位，完善包括疾病预防在内的公共卫生体系。安泰基金认为，移动医疗有可能变革公众卫生领域。移动医疗终端创新性强，为社区居民尤其是为医疗条件薄弱的社区扩大了保健选择，安泰基金将会为移动医疗终端的发布及评估项目提供资金支持（Aetna Foundation Request for Proposals，2013）。

公共卫生技术创新与技术中心

根据该中心网站（www. citph. org），公共卫生技术创新与技术中心（CITPH）是一个研究小组：

● 意在公共卫生体系中突出创新和技术的作用，以提高质量、降低成本、拓展渠道。

● 参与公共政策制定、公共卫生（PH）实践，并直接提供相关的应用技术服务。

● 工作人员系统研究，评估应用科技创新并且宣传应用科技创新的评估结果。该评估可以改善人口健康水平，为低收入地区提供相对合理的解决方案，并且可以在很大程度上推动真正的体系改革。

由于只有为数不多的机构能够监管公共医疗应用程序的性能及效率，所以公共卫生技术创新与技术中心在记录其实用性及效用方面发挥着重要的作用。例如，公共卫生技术创新与技术中心和数学政策研究组共同对 Text4baby 短信程序的实施及效果进行评估。该评估是由美国健康与公众服务部资源服务局发起的（Text4Baby Evaluation，2010）。

美国公共卫生研究所

美国公共卫生研究所（PHI）的职责与美国公共卫生技术创新与技术中心的职责相似，涵盖研究和领导能力，推动建立合作伙伴关系，推出强有力的公共卫生政策、项目、制度以及实践。其工作的核心准则是发展以证据为基础的公共卫生体系。与公共卫生技术创新与技术中心一样，公共卫生研究所与基金会、联邦与州政府机构，以及其他非营利组织建立合作关系，支持相关的工程项目，以及推行公共卫生干预措施。该干预措施涉及加利福尼亚州，美国全国，乃至全球。（www. phi. org/focus）。

公共卫生研究所移动医疗项目中有两个重要案例：

● 以病患为中心的移动医疗：社区卫生服务中心糖尿病护理的新视角。技术及老龄化研究中心也参与其中。该研究评估 Care4Life 的有效性。Care4Life 是一个交互式移动健康信息服务系统，通过提高患者的教育水平、改变行为等方式辅助糖尿病患者的自我管理，并且不断提高病患的自我管理水平以达到标准护理实践水平。这是麦克森公司移动医疗项目中的一部分，该项目通过使用手机技术，提高医疗条件薄弱地区慢性病患者的健康水平。

● 移动医疗参与的网络安全转型。公共卫生技术创新与技术中心参与了该项目。这个项目将采访相关知情人，调查美国安全网络供应商，再基于现有移动医疗水平进行宏观分析来解决弱势群体的需要，尤其是涉及自理患者的移动医疗解决方案。在一定程度上来说，该分析将会抓住机遇推出移动医疗方案，缩小健康差异水平。

美国公共卫生协会

美国公共卫生协会（APHA）是美国公共卫生专业人员协会，同样也是公共卫生的献策人和倡议者。美国公共卫生协会成立于 1872 年，近年更换会徽，并发布全新网站宣传现有举措。2013 年 11 月 3 日，第 141 届美国公共卫生协会年会在波士顿召开，会上发布新会徽。重塑会徽的意义在于对提高公众卫生水平、实现医疗状况公平化，以及对构建健康世界的展望。

重新改版的美国公共卫生协会网站中的公众卫生问题可共享至多个社交网站。如果不关注该网站，你将会错过移动医疗计划、项目或者活动的最新进展。美国公共卫生协会为国家健康周的主要组织者，曾把 2013 年的主题定为"移动科技——公众健康是一种投资回报率：珍爱健康就是节省金钱"。美国公共卫生协会利用此次活动强调健康的信息科技、数字/移动医疗技术在防御疾病、提高卫生水平，以及完善公众卫生体系中的重要作用（McShane，2013）。

罗伯特·伍德·约翰逊基金会

罗伯特·伍德·约翰逊基金会目前已开始创建透明数字化的会议场所，即通过其官方网站 NewPublicHealth. org 宣传、联系、推广其在线社区以满足公共健康需求。届时，在线社区的访问者可以与主要公共卫生专家对话，并且在线社区也将扩展至商业等其他领域。该项目旨在通过创新及变革，以事半功倍的效果满足公众健康需求。

该基金会网站上的在线社区提供可聊天的话题，并且可链接至多个社交网站。该网站包含各种有关公共健康的最新新闻视频和其他有趣的事情。然而，迄今为止，该网站上有关在线社区的评论或转发寥寥无几。除了实际排名状况，有关卫生排名的部门并没有转发在线社区的大多数消息。虽然该社区现已发布相关的推特消息超过 120 条，但仍未有任何评论。

至于移动医疗，一项针对该网站的调查表明，在 2011 年 12 月 5 日至 2012 年 2 月 22 日期间，移动医疗消息更新不足 10 条，而 2012 年和 2013 年里甚至无任何值得注意的消息。其发布的消息涉及访谈、移动医疗峰会新闻以及外科医生健康应用程序挑战赛的获奖者等。在寥寥无几的几项消息中，大多数都没有任何评论或者只有一条评论。因此，至少对于移动医疗来说，在线社区的参与看起来似乎并没有达到有效的交流效果。

民间变革

公共健康倡议相关的移动科技仅仅是政府不同部门间的事情吗？基层中是否有相关的项目呢？基层变革计划由罗伯特·伍德·约翰逊基金会赞助，意在支持基层领导人发起并维持有效的公共卫生活动，并将影响范围扩大至当地、全州乃至全美国。基层变革计划利用自己的官网（www. grassroots. change. net）和推特（#Grassroots Change@ GCpublic）进行宣传活动。除此之外，该项目主办方还举办了研讨会，意在帮助其他网站变得更有吸引力，使其成为更加有效的沟通交流媒介。他们还赞助加利福尼亚基金会举办移动科技与公共卫生研讨会。该研讨会的成果如下：

- 了解移动工具等公共资源及其应用程序如何作为战略手段支持宣传、提高健康水平、实现教育目标。
- 了解以用户为中心的设计价值，并在社区内检验。
- 探讨成功推行基层变革的方案，以及以何种方式评估其影响。
- 通过研究范例，探讨公共卫生部门如何有效地使用移动科技。
- 学习如何将移动科技融入其他社交工具中（Mobile Technology Workshop，2013）。

公共健康解决方案

公共健康解决方案是位于纽约市的一家非营利机构，为低收入人群提供保障服务已超过 50 年。该机构于 2012 年 10 月发行的月刊以"公共卫生技术发展"为主题，汇报了公共卫生社区移动医疗设备的发展情况。该月刊介绍了谷歌流感趋势，该趋势于 2008 年开始收集数据，为世界各地的居民提供流感趋势预测。该预测可提醒卫生部门工作人员关注流感爆发的可能性。健康与公众服务部与谷歌做法相同，使用 Mappy Health 客户端监测推特消息，追踪全球健康趋势。Mappy-Health 应 NowTrending2012 应用程序挑战赛而生，该挑战赛由美国健康与公众服务部主办。

结论：为公众健康使用移动医疗

移动技术的进步为现在以及未来公共卫生模式的转型提供了可能。在公共卫生实践及研究领域，移动医疗所带来的机遇与日俱增，如发明可促进健康行为转变、调节医患关系的工具（Kellogg，2012）。行为方式转变是公共卫生项目的一个重要组成部分，因为手机可以随时随地提供支持。手机也许是支持行为方式转变的最佳传递机制，而且，该机制可根据个人喜好制订，以便提高对消费者的积极影响。对激励目标中的戒烟行为转变而言，这种制订极为重要，在行为转变过程中，参与者往往会经历反复戒烟之后才可以最终戒烟。手机支持的项目不需要参与者坐在电脑前打开网页，对参与者的唯一要求就是按下按钮。该项目可匿名参与，参与者从而可以轻松地与公共卫生专家面对面地沟通个人问题（Whittaker 和 Smith，2008）。

然而，技术是移动医疗中最易于实行的部分。每一个人都可以免费下载应用程序；同样的，每个人也都可以用手机应用程序免费建立一个网站。除此之外，调查研究表明，至少对于减肥的应用程序来说，付费的应用程序远不如免费的受欢迎。随着移动医疗的发展，其间最困难的部分是开发对终端用户有价值，并且能使其参与其中的应用程序。公共卫生体系可以克服这个难题吗？

许多人认为，美国健康与公众服务部推动了近年来移动科技的发展。与此同时，美国健康与公众服务认为，由于获取健康资源的方式得到了升级，所以移动医疗举措为建立更加健康安全的社会提供了保障（Rooney，2012）。美国国家卫生研究院（NIH）资助多项移动医疗研究项目，期望这些研究能够改变公共卫生实际水平，特别是能够提高疾病治疗水平。美国国家卫生研究院的专家认为，移动医疗应用会对公共卫生及医疗保健服务产生巨大影响（Pros 和 Cons of Mobile Technology，2013）。

例如，很多应用程序可以帮助糖尿病患者监测血糖。但是美国糖尿病协会、美国疾病控制和预防中心、美国健康资源和服务管理局，以及灯塔社区和 Voxiva 公司（Voxiva 公司是一家移动科技公司，也是世界最具创新力的 50 强公司以及最快公司之一）推出的糖尿病管理应用程序不仅仅可以监测血糖，实际上还把个人与健康及糖尿病护理资源联系起来，以帮助病患更加有效地管理自己的病情（New Mobile App Will Use Texting for Diabetes Management，2011）。

同时，据统计，美国有 5000 万人患有慢性呼吸系统疾病。哮喘是美国非常严重的慢性病：医院急诊部门每年接待约 200 万名突发哮喘患者、50 万名住院患者。哮喘病数字医护平台 Asthmapolis（现名为 Propellor Health）经美国食品与药品监督管理局认证，推出了一款有关哮喘的应用程序，该应用程序通过手机蓝牙追踪患者使用气雾剂的时间和方式（Gallagher，2013；Grant，2013）。

对美国健康与公众服务部，包括疾病预防控制中心（CDC）在内的多家公众网站进行的调查显示，移动医疗及相关应用程序各式各样，大多数应用程序可通过苹果商店下载，但是一些网站在某些时间段内却没有及时更新，其视频及应用程序也没有及时更新、升级或者修正。而且有些工作看起来是有问题的，例如根据疾控中心网站，该中心的健康 E 卡允许民众给朋友、家人及同事送去电子贺卡（Health-e-Cards，n. d.）。

同样的，浏览诸如 NewPublicHealth. org 这样的非官方网站，除了可下载的应用程序、一条推特消息或者一篇报道之外，网站上几乎没有其他活动，很明显，我们需要应用程序开发专家以及移动技术专家的专业支持。由于公众医疗正逐步向移动医疗转变，主管的心态必须从怀疑转向对移动医疗潜力及其未来的真正认可。如果不这样做，就可能导致类似 Healthcare. gov 在线公共医疗工作失败事件的发生。Healthcare. gov 是《平价医疗法案》（ACA）负责的可负担医疗保健的政府门户网站。

美国的公众健康卫生需要大家共同努力，但是由于负责公众健康卫生活动的组织部门结构各不相同，因此共同努力很难实现。尽管公众健康卫生体系需要改善组织结构，但是美国健康与公众服务部也许会通过全球公众卫生行动等举措而使问题复杂化。美国的公众健康卫生很有可能将继续通过各种努力实现联邦政府、行政机构、州和地方部门所制定的数字战略目标。数字政府（2012）呼吁要与私营部门有更多的交流，也许这样的联络会有所帮助，又或许情况会变得更加混乱。毫无疑问，在这一点上，奥巴马总统和他的政府希望政府进入数字化时代，然而，其困难程度比人们预期的要高。同样，公众健康卫生进入数字时代需要的不仅仅是创建一款应用程序、发布视频，或者链接到社交网站，它需要着眼于终端用户、用户需求以及如何实现这些移动技术目标。

参 考 文 献

Aetna Foundation Website. (n. d.) About Aetna Foundation. http：// www. aetna- foun-dation. org /foundation/about-aetna-foundation/index. html. Accessed 21 Oct 2013.

Aetna Foundation Request for Proposals. (2013). http：// www. aetna-foundation. org/ foundation/assets/documents/mobile-apps-rfp. pdf. Accessed 21 Oct 2013.

American Public Health Association (APHA) Vision & Mission Statement. http：// www. apha. org/about/visionmission. htm. Accessed 21 Oct 2013.

Atienza, A. (May 23 2012). The growing role for mobile phones in public health. http：// www. hhs. gov/open/discussion/mhealth_ publichealth. html. Accessed 21 Oct 2013.

Atienza, A. (Oct 26 2011). Three approaches to mhealth. http：// www. hhs. gov /open/ discussion/mhealth_ approaches. html. Accessed 21 Oct 2013.

Bernstein, C. (May 30 2013). Winners of the'Reducing Cancer Among Women of Color' challenge announced. http：// www. hhs. gov/ digitalstrategy/blog /2013/05/ reducing-cancer-amongwomen-app-challenge-winner. html. Accessed 21 Oct 2013.

Brino, A. (2013). Public health departments get nods for novel data use. Government HealthIT. http：// www. govhealthit. com/news/ public- health- departments -get- nods- novel-data-use.

Connecticut Association of Directors of Health(CADH) Website. (n. d.). What is public health? http：//www. cadh. org/about-public-health. html. Accessed 05 Oct 2013.

Dandoy, S. (1998). The State Public Health Department. In E. D. Scutchfield & C. W. Keck(Eds.), Principles of Public Health Practice. New York, NY：Delmar Publishers.

Developments in public health technology. (Oct 2012). Public health solutions monthly di-gest. http：// www. healthsolutions. org/ newsletter/Monthly01/OCT_ monthly/OCT_ month-ly/index. cfm. Accessed 15 Oct 2013.

Digital Government(2012) Building a twenty-first century platform to serve the American people (May 23, 2012). http：//www. whitehouse. gov/sites /default/files /omb/egov/digital-government/digital-government-strategy. pdf. Accessed 21 Oct 2013.

Digital strategy at one year. Improving services for HHS customers. (Nov 1, 2013) . http: //www. hhs. gov/digitalstrategy/working-better/improving-customer-service. html. Accessed 20 Dec 2013.

Explore HHS Mobile Apps. HHS. Gov Digital Strategy. http: //www. hhs. gov/ digital strategy /mobile/mobile-apps. html. Accessed 21 Oct 2013.

Fouse, D. (Oct 3, 2013). Digital, mobile communications present opportunities for health departments. Public Health Newswire. http: //www. publichealthnewswire. org /? p = 8688. Accessed 01 Oct 2013.

Gallagher, K. (Sept 10, 2013). Asthmapolis, maker of mobile apps for managing disease, changes name to propeller health. Journal Sentinel, Milwaukee, Wisconsin. http: // www. jsonline. com/business/asthmapolis-maker-of-mobile-apps-for-managing-disease-changes-name-to-propeller-health-b9994879z1-223145051. html. Accessed 01 Oct 2013.

Grant, R. (May 20, 2013). Mobile technology could save billions of dollars on health care costs. VentureBeat. com. http: //venturebeat. com/2013/05/20/ mobile-technology -could-save-billions of-dollars-on-healthcare-costs/. Accessed 15 Oct 2013.

Health-e-Cards. (n. d.) http: //tools. cdc. gov/ecards/. Accessed 21 Oct 2013.

Health Departments Launch Apps. (Sept 03, 2013). iHealthBeat. http: //www. Ihealth beat. org/articles/2013/9/3/more-public-health-departments-launching-mobile-applications. Accessed 21 Oct 2013.

Healthy Apps Challenge. (Jan/Feb 2012). http: //sghhealthapps. challengepost. com. Accessed 15 Oct 2013.

HealthyPeople. gov. (2013) . Public health infrastructure. http: //healthypeople. gov / 2020/topicsobjectives2020/overview. aspx? topicid = 35. Accessed 21 Oct 2013.

Healthy People 2020. http: //www. healthypeople. gov/2020/default. aspx. Accessed 21 Oct 2013.

HHS Community Health Data Initiative. (2010) . http: //www. hhs. gov/open /plan/ opengovernmentplan/initiatives/initiative. html. Accessed 21 Oct 2013.

HHS Contest. (March 20, 2012). Healthcare informatics. http: //www. healthcare- informatics. com/news-item/hhs-using-mhealth-online-training-fight-hivaids. Accessed 21 Oct 2013.

HHS Health Data Initiative. (2011). http：//www. hhs. gov /open/initiatives /hdi /index /html. Accessed21 Oct 2013.

HHS Digital Strategy/Mobile. (n. d.). Retrieved onlineat http：//www. hhs. gov /digital-strategy/mobile/index. html. Accessed 01 Nov 2013.

HHS Mobile Technology Strategy. (Jan 19, 2012). http：//www. governmentattic. Org / 6docs/HHSmobileTechStrat_ 2012. pdf. Accessed 21 Oct 2013.

HHS Global Health Strategy. (Oct 13, 2011). http：//www. globalhealth. gov/pdfs / Global%20Health%20Strategy. pdf. Accessed 21 Oct 2013.

HHS Organizational Chart. (n. d.). http：//www. hhs. gov/about/orgchart/. Accessed 02 Nov 2013.

HHS Text4health Projects. (October 21, 2013). http：//www. hhs. gov/open/initiatives / mhealth/projects. html. Accessed 21 Oct 2013.

HHS Using mHealth. (July 24, 2012). Healthcare informatics. http：//www. healthcare-informatics. com/news-item/hhs-contest-aims-use-twitter-health-trends-tracking. Accessed 21 Oct 2013.

History of Health Datapalooza. (2013). http：//healthdatapalooza. org /history-of -the -health-datapalooza/. Accessed 21 Oct 2013.

HSPHS News. (Winter 2012). Mobilizing a revolution：How cellphones are transforming publichealth. http：//www. hsph. harvard. edu /news/magazine /mobilizing -a-revolution/. Accessed 15Oct 2013.

IOM Report Brief. (Apr 2012). For the public's health：Investing in a healthier fu-ture. www. iom. edu/phfunding. Accessed 21 Oct 2013.

Kellogg, C. (Sept 18, 2012). The potential for mobile technology in improving public health. Pixels and pills. http：//pixelsandpills. com /2012/09/18/ the-potential- for- mobile-technology-inimproving-public-health/. Accessed 05 Oct 2013.

Key Industry Facts：2013. (Sept/Oct 2013). *Healthcare Executive*, American College of Healthcare Executives' Division of Member Services, Research.

Koop, E. C. (1997). Foreword. In E. D. Scutchfield & C. W. Keck (Eds.), *Principles of Public Health Practice*. New York, NY：Delmar Publishers.

Lewis, N. (Sept 22, 2011). HHS asks R. U health? Information week. http：// www. informationweek. com/healthcare/mobile-wireless/hhs-asks-r-u-healthy/ 231601947. Accessed 21 Oct 2013.

McShane, P. (Apr 1, 2013). National Public Health Week 2013：Improving public health through IT and mobile technology. *Segue Technologies Blog.* http：//www. seguetech. com/blog/ 2013/04/01/national-public-health-week-2013. Accessed 15 Oct 2013.

Martin, N. (Jan 3, 2013). Reflections from the 2012 mHealth Summit for Smarter Public Health http：//dowser. org/whats-next-for-mobile-phones- for-public- health- reflections-from- the-2012-mhealth-summit/. Accessed 15 Oct 2013.

Merrill, M. (Sept 30, 2011). HHS mHealth initiatives target smoking cessation. http：// www. healthcareitnews. com. Accessed 21 Oct 2013.

mHealth：Mobile phones for public health, course description. (Nov 2013). http：//tech- change. org/online-courses/mhealth-mobile-phones-for-public-health/. Acces-sed 15 Dec 2013.

mHealth Initiatives. (n. d.). http：//www. hhs. gov/open/initiatives/mhealth/. Accessed 15 Oct 2013.

Mobile Devices Roundtable. (2013) Mobile devices roundtable：Overview of federal role in mobilehealth. http：//wwwhealthitgov /policy-researchers-implementers /overview-federal- rolemobile-health. Accessed 15 Oct 2013.

Mobile Technology Workshop. (Mar 10, 2013). Mobile technology in public health work- shop. http：//grassrootschange. net/ai1ec_ event /mobile-technology -in-public -health-work- shop/? instance_ id =. Accessed 15 Oct 2013.

National Association of County and City Health Officials (NACCHO) (n. d.). http：// www. naccho. org/topics/infrastructure/accreditation/upload/OperationalDefinitionBrochure- 2. pdf. Accessed15 Oct 2013.

New mobile app will use texting for diabetes management. (June 24, 2011). *HealthITBuzz.* http：//www. healthit. gov/buzz-blog /beacon-community -program /mobile-app- texting-diabetes-management/. Accessed 30 Sept 2013.

Noble, H. (Feb 25, 2013). C. Everett Koop, Forceful US Surgeon General Dies at 96. *The NewYork Times.* http：//www. nytimes. com/2013/02/26 /us/c-everett- koop- forceful-surgeon- generaldies-at-96. html? _ r =0. Accessed 05 Oct 2013.

PHI Website. http：//www. phi. org/focus-areas/? focus＿ area = technology- innovation &program = center-for-innovation-and-technology-in-public-health. Accessed 15 Oct 2013.

Pros and cons of mobile technology in health care. (Sept 10, 2013). *AIMS education*. http：// www. aimseducation. edu/blog/pros-and-cons-of-mobile-technology-in-health-care/. Accessed 15Oct 2013.

Rooney, K. (Mar 7, 2012). Go-go-gadget glucose monitoring and other mhealth technology： the future of medicine? Wolters Kluwer Law and Business. http：//health. wolterskluwerlb. com/ 2012/03/go-go-gadget-glucose-monitoring-and-other-mhealth-technology-the-future-ofmedicine/. Accessed 21 Oct 2013.

Sebelius(2011) Sebelius touts benefits of mobile health apps during mHealth summit. (Wednesday, Dec 7, 2011). *iHealth Beat*. http：//www. ihealthbeat. org/articles /2011/ 12/ 7/sebelius-toutsbenefits-of-mobile-health-apps-during-mhealth-summit. Accessed 15 Oct 2013.

Shute, N. (Aug 28, 2013). Looking for free condoms? There's a health department app for that. National Public Radio. http：//m. npr. org/news/Health/216438445. Accessed 21 Oct 2013.

Sifferlin, A. (Aug 30, 2013). To promote wellness, public health departments are launch- ing apps. Will they work? Time. Com. http：//healthland. time. com/ 2013/08/30/to-promote- wellness-public-health-departments-are-launching-apps-will-they-work/. Accessed 15 Oct 2013.

Starr, P. (1982). The social transformation of American medicine. New York, NY：Basic Books. Text4BabyEvaluation. (Oct 6, 2010). http：//citph. org /2010/10/06/ text4baby/. Accessed 05 Oct 2013.

The Future of Public Health. (1988). http：//iom. edu/Reports/1988/ The-Future-of - Public-Health. aspx. Accessed 05 Oct 2013.

The Global Health Strategy of the U. S. Department of Health and Human Services. (2011). http：//www. globalhealth. gov/pdfs/Global% 20Health % 20Strategy. pdf. Accessed 15 Oct 2013.

Tilson, H. H. (1998) Foreword. In P. K. Halverson, A. D. Kaluzny, C. P. McLaughlin, with G. P. Mays(Eds.), Managed Care and Public Health. Gaithersburg：Aspen Publishers, Inc.

US Census. www. census. gov. http：//www. census. gov/popclock/. Accessed 29 Oct 2013. USPHS. gov. http：//www. usphs. gov/aboutus/mission. aspx. (n. d.) Accessed 15 Oct 2013.

Versel, N. (Sept 25, 2013). Johns Hopkins launches mHealth evidence reference site. http: //mobihealthnews. com/25752/johns-hopkins-launches-mhealth-evidence-reference-site/. Accessed05 Oct 2015.

Weight-loss apps can be helpful but could be better. (Oct 16, 2013). Medscape. http: //www. medscape. com/viewarticle/812679. Accessed 20 Oct 2013.

Whittaker, R. , & Smith, M. (2008). M-Health-using mobile phones for healthy behaviourchange. International Journal of Mobile Marketing, 3 (2), 80-85. http: //ezproxy. lib. ucf. edu/login? URL = http: //search. ebscohost. com. ezproxy. lib. ucf. edu/login. aspx? direct = true&db = buh&AN = 36666211&site = ehost-live. Accessed 09 Oct 2013.

Other HHS resources on mHealth: AIDS. gov: http: //blog. aids. gov/category/new-media/mobile.

AHRQ: http: //epss. ahrq. gov/PDA/index. jsp.

CDC: http: //www. cdc. gov/mobile/.

FDA: http: //www. fda. gov/MedicalDevices/ProductsandMedicalProcedures/ucm255978. htm.

HRSA: http: //www. hrsa. gov/healthit/mhealth. html.

NIH National Library of Medicine: http: //www. nlm. nih. gov/mobile/.

NIH National Institute of Biomedical Imaging and Bioengineering: http: //www. nibib. nih. gov/HealthEdu/Discovery/DigitalDoctors.

NIH Office of Behavioral and Social Science Research: http: //obssr. od. nih. gov/scientific_ areas/methodology/mhealth/index. aspx.

SAMHSA: http: //www. samhsa. gov/mobile/treatmentlocator. aspx.

第7章

移动意味着全球化

引言和概述

移动医疗作为一种现象，正以庞大数量及新兴举措为特点在全球快速扩张，预计到 2017 年会成为一个产值达数十亿美元的产业（Levy，2012）。根据国际咨询和服务行业的老牌企业——普华永道的一项报告（PWC，2010），移动医疗行业在全球的年度营收预计将达到 230 亿美元，届时，欧洲、亚洲和北美所实现的营收相近。如 7.1 所示为最具增长规模的五大地区。

可以说，推进移动医疗进步的关键技术是手机，无论人们身处何地，手机都能迅速联通他们（Adler，2009）。虽然未必是直观的事实，但手机在所有发展中国家的使用频率超过其他任何现代技术（Sutherland，2006）。此外，手机网络在许多低收入和中等收入国家的普及率也超过其他社会基础设施，如道路和电力［World Health Organization（WHO），2011］。

据估计，无线网络可以覆盖全球多达 90% 的人口，其中发展中国家用户约占 65%（Hampton，2012）。国际电信联盟发布的数据（ITU，2012）揭示了以下事实：

- 至 2011 年年底，全球手机用户数量将接近 60 亿，达到 86% 的全球普

175

及率。

- 增幅的大部分是由发展中国家推动的；在2011年新增的6.6亿的手机用户中，80%以上属于发展中国家。
- 至2011年年底，有105个国家的手机用户数量超过居民人数，其中包括博茨瓦纳、加蓬、纳米比亚、塞舌尔和南非等非洲国家。

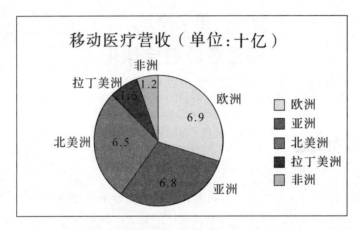

图7.1 全球移动医疗营收——2017年预计营收

（来源：Levy, 2012 using PwC report data）

随着手机用户数量的增加，全世界都对移动医疗寄予厚望，移动网络在市场上的普及、更加成熟化的发展、更快的数据传输速度，再加上性价比更高的手机设备，所有这些正在改变人们获取、传播、管理医疗服务和信息的方式（WHO，2011）。

除了手机使用的爆发性增长外，个人使用互联网的比例在全球范围内也持续增加。到2011年底，使用互联网的人数达23亿。2007年—2011年之间，发展中国家的互联网用户增加了一倍，但用户总数量只占全球人口的25%。相比之下，截至2011年年底，发达国家70%的家庭用户可以联网（ITU，2012）。

基于手机的移动医疗在全球比比皆是，涵盖信息获取程序、健康监测和潜在疾病警示。手机技术正通过远程分类、医疗建议、健康监测的方式为大部分印度人提供更好的医疗卫生渠道。在印度，数百万农村贫困居民可以从城市三级医疗中心得到医疗卫生服务，这在以前是无法实现的。在墨西哥，麦迪卡之家拥有 500 万用户，他们可以通过自己的手机获得医疗建议（Levy，2012）。在柬埔寨，手机短信服务加强了对疾病暴发的监控，短信编辑方式对非常事件的早期预防和沟通也起到了重要作用。同样，在孟加拉国，在国家免疫日这一天，会通过手机向市民进行信息宣传，鼓励家庭为孩子接种疫苗（WHO，2011）。在全球范围内，手机为艾滋病毒携带者、艾滋病患者或搜索疾病防治信息的人提供了很大的帮助。手机也向孕妇和新生儿的母亲提供照顾孩子的信息和渠道。手机及其运行的应用程序已经全球化了。

显然，人们对移动医疗的需求正在增加，特别是在发展中国家。同美国等发达国家一样，除传染病高发之外，这些国家也面临着慢性病不断增长的趋势。这些慢性疾病包括高血压、肥胖症、心脏病、糖尿病等。传染病和慢性疾病叠加在一起被称为"双重负担"（Boutayeb，2006）。双重负担给尚不发达的医疗系统带来了前所未有的挑战，体现在：基础设施有限、医院资源不足、医护人员匮乏等。然而，移动医疗的支持者认为，移动医疗可以克服诸多医疗、服务上的障碍，满足人们在"双重负担"下的公众卫生和临床护理需求（Kahn et al.，2010）。

由于缺乏评判各国社会经济地位的标准术语，因此，探索全球移动医疗主题是项复杂的工作。例如，在考虑移动医疗在全球的影响时必须认识到，国家一般被归类为发展中国家/新兴或发达国家，"新兴工业化"有时被用作术语。有的分类系统用"收入"来划分，例如较低收入与高收入。某些情况下，如世界贸易组织（WTO），其成员自行确定它们的地位（WTO，n. d.）。我们发现，没有任何普遍接受的标准或定义可以用来区分发展中国家与发达国家或其他国家。在本书中，我们通过引述研究员、分析师等人的成果、运用他们的各种设计来研究全球移动医疗。

有人试图量化移动医疗对全球的影响，并了解其对人类健康状况的影响。对于他们而言，问题的关键在于如何将实际情况与炒作投机区分开来。移动医疗大多被吹捧为在当地某个具体环境中的成功运用。然而，现有的研究表明，移动医疗干预和治疗的效果较差。事实上，大多数移动医疗的试验是在发达国家进行的，操作时需用到大型技术基础设施，而不是在医疗需求巨大但技术相对落后的发展中国家。

但是我们必须承认，技术是达到某个目的的一种手段，而不是目的本身。全球移动医疗的首要挑战是，总体上人们对识别和衡量全球医疗成效的关注不够。比尔·盖茨，微软的创始人和前 CEO，也是比尔及梅琳达·盖茨基金会（世界最大的、运营透明的私人基金会）的创始人认为，衡量非常重要，尤其是根据全球资源稀缺性来衡量：

鉴于世界各地预算都很紧张，各国政府理所当然地可以要求实现其投资项目的效益。为了满足这些需求，我们需要更好的测量工具，以确定哪些适用、哪些无用（Gates，2013）。

根据布鲁金斯学会的技术创新中心最近发布的白皮书，为了将移动技术与医疗成果联系起来，人们需要做更多的研究。白皮书（West，2012）对移动设备如何改变医疗效果进行了研究。尽管研究表明用户满意度、等待时间、就诊预约出席率均有改善，以及成本显著减少等积极成效，但同时也指出需要更多信息证明医疗效果，如婴儿死亡率下降、传染病减少以及慢性疾病的积极治疗等。

在发展中国家，移动医疗创新尚处在试验研究阶段，且费用主要依靠私人慈善机构和慈善捐赠。由于缺乏正式的评估过程，仅有少数记载的文件鼓励政府和企业投资移动医疗（Hampton，2012）。尽管移动医疗创新源于发展中国家，如非洲和亚洲的国家，但其资金却主要通过发达国家的组织和合作机构提供（Curioso 和 Mechael，2010）。

在新兴国家，移动医疗开拓者关注的程度不同，在全球的参与程度也不同。有些国家是移动医疗创新的孵化器，广泛从事实质性移动医疗活动，参与各种项目；而其他国家则似乎没那么关注，也没怎么参与其中。2011 年，印度新增了 1.42 亿手机用户，这个数量是整个非洲增幅的两倍之多，并超过了阿拉伯国家、独立国家联合体（CIS）和欧洲的整体增幅（ITU，2012）。根据 2012 年在纽约进行的透明市场研究报告称，印度正在成为开展移动医疗创新的孵化器之一。

印度作为公认的新兴国家，存在严重的医生短缺情况（每千人中有 0.6 名医生），让人们得到护理是一项重大挑战。在这种环境下，远程医疗激动人心。阿波罗远程医疗网络（Apollo Telemedicine Network）拥有 70 多个远程医疗中心，用来服务人口密度大的农村地区。此外，政府也已宣布建立全国远程医疗网络计划，该网络包括疾病监测和肿瘤专科。另一方面，作为发达国家，英国在移动医疗活动中出现了不均衡的发展，例如终止了一项长达 10 年的试验，该试验拟建立一个全国电子医疗记录程序；同时，还减少了远程医疗预算。一些专家指出：在发展中国家存在一种跳跃式发展现象，因为它们没有那么多根深蒂固的反对意见，且医疗系统遗留的障碍也少，可以加快远程医疗的发展。这就是为什么研究报告说，发达国家较少参与远程医疗活动。大约 48% 的英国受访者表示从未参与过任何与移动医疗相关的活动；而在印度受访者中该数量所占比例仅为 12%（Levy，2012）。总之，新兴国家正在并将继续大量创新，这些创新可与发达国家共享（Levy，2012；NHS Press Release，2011）。

测量技术上的挑战

每年，比尔·盖茨都会代表比尔及梅琳达·盖茨基金会写信。在这些年所写的信件中，盖茨记录了基金会的成就以及面临的挑战，特别是关于医疗和教育方面的挑战。在他 2013 年所写的信中，盖茨专注于测量技术的影响，以及移动技术如何推动更精确的测量。

在尼日利亚，我已经看到在治疗小儿麻痹症过程中，数字革命是如何提高测量技术的。

得益于手机、卫星和便宜的传感器，我们可以迅速、精确地收集和整理数据（Gates 2013）。但在数据收集和整理之后，就必须进行分析和效果评估。目前这方面还没有标准的方法和评价的定义，也缺乏统一的办法衡量移动医疗干预的效果。就全球范围远程医疗而言，该说法不无道理。全球移动医疗市场的规模之大，使得测量成为一个挑战，特别是一些国家存在政治限制、战争和其他敌对情况。目前还没有进行数据搜集、被授权执行评估的机构，因此，许多数据都是来自私营部门的研究结果，包括咨询公司。

由于缺乏报告和预测方法的统一标准，所以对移动医疗的潜力和收入的预测也各不相同。市场调查和咨询公司使用各自的预测工具，因此对全球移动医疗市场做出的预测也各不相同。就移动医疗的财务影响的各种估计就是一个很好的例子：

● 透明市场研究（Albany, New York）报道，全球移动医疗市场的市值将从2012年的10.3亿美元上升至2018年的102亿美元。届时，北美移动医疗市场的收入所占比重将最大，其次是欧洲和亚太地区（Mobile Health Market, 2013; Slabodkin, 2013a）。

● 市场与市场研究报告预测，全球移动医疗市值将从目前估计的66亿美元上升至2018年的207亿美元（Slabodkin, 2013b）。

● SNS研究预计，至2014年年底，全球移动医疗的收入将达到90亿美元（Slabodkin, 2013c）。

测量技术对全球移动医疗的发展非常重要。正如比尔·盖茨所说，要做到不容易、做好更难。测量的精度要求高，但也需要一个开放的环境，在这个环境中，什么问题都可以拿来讨论，弄清楚哪个有用、哪个没用。设定免疫目标和其他干预办法可以激励政府卫生工作者；而为了避免与监管者之间的矛盾，则可能产生过度报告（Gates, 2013）。

在下述"非洲案例"中，可以看出在衡量全球移动医疗进步中存在的各种挑战。非洲存在多种问题：人种多样化，医疗需求巨大但医疗资源匮乏，地理环境复杂等，这些也使得移动医疗难以在全球范围内实现。然而，如以下案例显示，经济正在发生变化，农村地区贫困妇女的手机样式也在发生变化。人们期待这些发展会推动移动医疗在非洲——这个世界上人口数量仅次于亚洲的大洲——的普及和发展。

案例

非洲案例

非洲有 55 个国际认可的国家/地区，它们有的是非洲联盟成员国，有的是联合国成员国，也有的二者兼具（Becker，2012）。到 2009 年，非洲人口首次突破了 10 亿，从而成为第二大人口大洲，仅次于亚洲（World Population Review，2013）。在过去的 40 年中，非洲人口迅速增加，人口组成相对年轻。在一些非洲国家，一半以上的人口的年龄在 25 岁以下。越来越多的非洲国家正跨入"中等收入"国家行列。目前，22 个国家（人口合计 400 万）已正式达到中等收入水平。引领非洲未来的关键人群将会是城市居民、不断增加的劳动力人口以及不断增多的非洲中层消费者。1980 年，非洲人只有 28% 居住在城市。如今，在 10 亿多非洲人中，40% 居住在城市中（Africa Overview，2013，Population of Africa，2013）。

非洲报告了其迅速发展的手机技术，其拥有超过 4 亿名手机用户。有人对肯尼亚 2009 年手机的拥有和使用情况进行了研究，结果体现了贫富之间、地区、种族、性别、社会及经济方面的差异。此外，农村地区和穷人中有手机的人很少，特别是贫困的农村妇女是最不可能拥有手机的。因此，农村地区共享手机这种常见的模式对未来移动医疗在非洲的普及将产生深远的影响（Wesolowski et al.，2012）。

全球移动医疗形势：已知的与未知的

全球移动医疗的研究领域正在不断扩大，包括一些全球著名的非政府组织（NGO）、布鲁金斯（Brookings）学会的技术创新中心、世界卫生组织，以及致力于发展公私伙伴关系来支持移动医疗创新的移动医疗联盟（mHA）。普华永道的私人部门研究委托经济学人旗下的经济分析智囊机构（EIU）进行了两项全面的全球调查，就机遇与挑战提供了一份全面的测评，这对在移动医疗领域寻求卓越地位、提升形象的企业和公司而言尤为重要。此外，大学和其他学术型企业也将继续调查并报告其研究成果。这些研究成果既揭示了新兴国家和发达国家之间的一些引人注目的差异，又揭示了为实现移动医疗全球化愿景而面临的机遇与挑战。

当涉及采用移动医疗的倡议时，发达国家和发展中国家存在巨大差异（West，2012）。此外，全球移动医疗形势存在差异：什么是已知的？什么是未知的？

发展中国家在采用移动医疗的实力、动机、动力等方面存在差异，一些发展中国家，如印度，居民的收入水平正不断提高，不断朝着城镇化发展；其他国家则没有太大发展，如非洲撒哈拉以南地区的一些国家。

以产妇和婴儿死亡率为例，这是一个严重的全球性问题。联合国把降低婴儿死亡率作为千年发展的目标。手机干预似乎成为联合国实现该目标的一项可行的策略。然而，根据隆德等人的研究（2012），在考虑落实移动医疗解决方案时，并没有注意到农村妇女的特殊需要。他们针对撒哈拉以南地区国家的研究表明，手机可能有助于挽救新生儿和母亲的生命，因为手机可加强与基层医疗机构的沟通、联系，使产妇在医疗人手有限、交通不便的情况下有更多机会获得技术性帮助。但是，手机干预措施未能让农村妇女受益，因为她们最贫穷，并且在分娩的紧急情况下生命最易受到威胁。

隆德等人的研究结果（2012）以及先前的研究（Kob- linsky et al.，2006；Kowalewski et al.，2000；Cole-Lewis 和 Kershaw，2010）表明，获取途径阻碍重重，具体有地理距离、生活贫困、医疗质量不高和社会文化因素等，都影响着手机干预实现的可能性。此外，对农村人来说，手机访问受限、用电收费以及因文盲不会阅读信息等，都是难以解决的问题。

世界卫生组织为这项研究（2011 年）付出了艰辛的努力，也是为解决成员国移动医疗现状的首次尝试。这项研究由 114 个国家完成，研究记载了移动医疗的四个方面：采取的措施、各类措施具体情况、评估状况及实施障碍；总共对 14 类移动医疗服务进行了调查研究。表 7.1 描述了报告最多的类别及措施。

表 7.1 2011 年报告最多的移动医疗类别及措施

调　查	类　别	医疗措施举例
移动医疗关键	个人与医疗服务的联络	医疗呼叫中心
类别		免费紧急电话
	医疗服务与个人的联络	医生预约提醒
		服从治疗方案 提高健康意识 社区动员及促进健康
	医疗保健专业人员的咨询	移动远程医疗
	紧急状态下部门间的交流	紧急和灾难处置
	医疗监督与监控	监控患者
		监控
		移动医疗调研和数据采集
	一线医疗专业人员访问医疗信息	移动医疗患者记录
		信息访问
		决策支持系统

（来源：World Health Organization，2011）

四种最常见的移动医疗措施是健康呼叫中心（59%）、紧急拨打免费电话服务（55%）、突发事件和灾害管理（54%），以及移动远程医疗（49%）。除了健康呼叫中心、紧急免费电话服务，以及突发事件和灾害管理之外，大约三分之二的移动医疗项目都处于试验或非正式阶段。

与其他电子医疗的发展趋势一样，高收入国家比低收入国家更倾向于报告更多的移动医疗活动，欧洲国家参与移动医疗活动是最积极的。同时，非洲地区的国家相对来说最不积极。最常见的服务包括电话沟通，这或许可以解释健康呼叫中心和紧急电话服务的流行原因。在监控、提高公众关注度、决策支持系统中应用移动医疗则是最少见的。达到这些目标有赖于增强能力和基础设施来实现，因此在经济困难的国家没有医疗优先权。根据许多国家的报告，人均正在使用的移动医疗程序大约有 6 个（WHO，2011）。

一份联合国日志证实了两份报告的可行性，它们均来自移动医疗联盟，并提供额外证据来支持移动医疗工作（Sugrue，2013）。第一份报告是 *mHealth and MNCH*：证据状态、移动医疗联盟，它提供了当前需求评价，通过母亲、新生儿及儿童健康使用移动医疗来分析缺口，目的在于进一步鼓励基于证据的研究。这项研究的关键结果是，移动医疗及 MNCH 研究更趋于关注对产妇卫生进行干预，如会诊预约提醒；其次是对新生儿及儿童进行健康干预。文献综述还揭示了以健康指标作为初级或次级测量单位，以及使用更严格的方法论来开展的更多的研究（Philbrick，2013）。

移动医疗联盟的第二份报告是《移动医疗生态系统基线评估》（2012年），其中提供了在中低收入国家中，移动医疗的采用、落实、财政及影响当下水平。它也测量了移动医疗联盟在全球医疗生态系统中如何推动移动医疗，以及所造成影响。该报告在影响层面具备几个显著的结果：

● 相对亚洲及拉美地区，撒哈拉以南非洲地区拥有更多的可识别移动医疗项目。

● 近50%的项目都致力于联合国千年发展目标第6项：防治艾滋病毒/艾滋病、疟疾和其他传染病。

● 移动医疗举措可用资金有限。在全球50家领先的医疗捐赠者中，仅有22%资助了移动医疗。

从结果来看，其他重要的发现还有：

● 对已出版的期刊文章的审查显示，其缺乏关于移动医疗的证据数量及严谨性。

- 采用的技术标准是非常低的。

- 该联盟已经成功地提供了支持，并为技术工作组提供了便利。

- 所有经调查的"一位妇女一个孩子"创新工作组催化承受人出于可持续融资的目的，为他们的项目制订计划。

《新兴移动医疗：成长的路径》（Levy，2012）是普华永道发布的一份报告，该报告主要基于《经济学人》大量的调查研究。该报告的目的是审查移动医疗当前的和潜在的状态，包括挑战和机遇。这项工作尤其值得关注，因为它从各种角度着眼于移动医疗，包括付款人、供应商和患者。主要调查结果包括以下几点：

- 相较于发达国家，新兴国家的患者和医生更多地使用移动医疗。

- 新兴市场中，八成执业医生都推荐移动医疗服务。

- 59%的被调查患者已经使用过某些移动医疗。

- 远程监控作为远程医疗的组成部分，预计囊括了三分之二的世界市场，医生和患者均使用这些设备来监管慢性疾病。

总的来说，相较发达国家的患者，新兴医疗市场中的患者更了解且更期待移动医疗，也更加了解移动医疗。根据报道，新兴市场的患者对移动医疗给总体卫生保健带来的好处持更加乐观的态度，正如患者对经济承受力（减少费用）、质量和渠道（便利）的期待。表7.2对此进行了比较，并描述了主要研究成果。

此外，新兴医疗市场的病人已经开始使用移动医疗，多达59%的人表示，他们正在使用至少一个移动健康应用程序或服务。相较这个用户使用量，发达国的比例仅为35%。许多情况下，移动医疗是提供卫生保健服务的唯一方法。移动医疗在发展中国家可能不是替代品或奢侈品，正如在卫生体系已完全成熟的发达国家一样。

表 7.2　对比发达市场和新兴市场患者的预期

患者预期	不同市场国家的主要差异
熟悉术语"移动医疗"（简称"mHealth"）的患者的比例分别为：新兴市场 61%、发达市场 37%	相较于发达国家，新兴市场国家关于移动医疗的意识更强
新兴市场国家的患者在获得医疗信息方面对移动医疗的期待更高	在未来三年移动医疗会改变自己查找健康信息方法的患者的比例分别为：新兴市场 64%、发达市场 53%
新兴市场国家的患者在处理慢性病方面对移动医疗的期待更高	在未来三年移动医疗会改变自己治疗慢性病方法的患者的比例分别为：新兴市场 54%、发达市场 42%
新兴市场国家的患者认为，移动医疗会大幅降低卫生保健的成本	移动医疗应用或服务预计在未来三年能极大减少保健整体费用的患者的比例分别为：新兴市场 53%、发达市场 40%
新兴市场国家的患者认为，移动医疗会使卫生保健更加便利	移动医疗应用或服务预计在未来三年能极大方便卫生保健的患者的比例分别为：新兴市场 57%、发达市场 48%
新兴市场国家的患者认为，移动医疗会提高卫生保健的质量	未来三年移动医疗应用程序或服务将提高卫生保健质量的患者的比例分别为：新兴市场国家 54%、发达国家 42%

（改编自：Eco nomic Intelligence Unit 2012as reported in Levy，2012）

　　利维的调查结果（2012）还透露，相比发达国家，新兴市场国家有更多医生提供移动医疗服务，支付该医疗服务费用的人也更多。具体而言，在新兴市场国家，手机咨询费用为 43%，短信咨询费用为 37%；而发达国家的相关费用分别为 29% 和 23%。此项调查结果意义重大，因为它证实了付费问题是阻碍移动医疗在美国实施的一个主要障碍。

　　同时，移动医疗研究由于缺乏可靠依据和严谨调查，引起了大家深入的思考，并引发媒体广泛关注。联合国发表的博文参考了 2010 年弗里（Free）等人、2013 年塔塔洛维克等人以及其他人所做的研究，并记录了文献及依据方面的疏漏（Sugrue，2013）。

分析研究者认为评价问题是移动医疗不发达的一个因素，因为移动医疗是相对较新的领域，对该项技术的影响做出更有价值的评估必须严加审查、督促改进。然而，在现实世界中，特别是智能手机应用程序及技术日新月异，做出客观的评估并不是件容易的事情。据预测，移动医疗的实施随时会过时，这是由市场变化迅速的本质所决定的（Whittaker et al.，2012）。所有这一切令我们不得不反思：用传统的评估机制评价非传统的创新型技术是不是太武断了？

约翰霍普金斯大学布隆伯格公共健康学院的交流项目中心宣布，已于 2013 年 9 月在网上发布了参考数据库，以帮助克服文献上的疏漏，为研究者提供查找可靠资料的工具。健康知识案例（K4Health）提供了更多细节，并介绍了为该项目做出的种种努力。

案例

健康知识案例（K4Health）

2013 年 9 月，约翰霍普金斯大学布隆伯格公共健康学院交流项目中心发布了网络参考数据库——健康知识案例（K4Health），项目由政府机构——美国国际开发署出资。该数据库专门帮助研究者用具备事实依据的知识来克服文献中的疏漏，可以迅速找出相关文献，体现了移动技术在医疗保健中的可行性、适用性和功效性，是移动保健的全球性资源。项目的目标是记录高、中、低收入国家中经过审查的移动医疗文献资料，并将它们分门别类地整理出来。此外，美国国际开发署最近为约翰霍普金斯大学交流项目中心提供了为期五年的价值 4 000 万美元的资助，以加强知识信息共享对世界健康项目，特别是计划生育健康项目所起的作用（Versel，2013）。

现实世界的全球移动医疗：β测试环境

除了试点试销外，移动医疗似乎鲜有测试。现在它的主要形式是处理如信息共享与获取这类单一问题的小规模试行项目，公私合资的大规模复杂健康医疗项目据说很有限。随着移动医疗领域的成熟，预计大规模项目将会越来越普遍，但是需要策略和政策来把电子医疗和移动医疗的配合整合成令人满意的健康服务（WHO，2011；Hampton，2012）。此外，在长期影响方面，鲜有移动医疗应用和服务能得到科学测试或被证实有效。随机试验以及传统的科学评估方法太费时，还没等到试验结束，技术可能已经过时了。类似重要的问题还有：能否大量增加移动医疗方面的应用程序（Hampton，2012）。

格尔曼等人在2012年进行的研究表明，缺乏长期评估可能是由于新兴领域尚未处理过这类研究问题，或没有足够的资金支持项目评估。另外，移动医疗的重点是预防慢性病，因为慢性疾病的发病率不断上升。同时，也需要开发关于急性病的应用程序。手机使实时、交互和持续交流得以在任何地点进行，这样一来，当患者在遇到诸如胸痛等突发病情时，需求就能得到满足。通常情况下，经过测试的智能手机应用程序不是为了让大家使用，而仅仅是为了测试（Fiordellietal.，2013），应当鼓励使用测试中的智能手机应用程序。

尽管手机在改善健康服务方面大有潜力，但对于如何大规模实施却几乎没有可借鉴的案例。试行阶段的成功并不意味着该项技术适合更大规模的使用。使用量有限可能是由多种因素造成的，包括信息隐私、与其他系统的兼容互用，也有可能是缺乏后续资金的问题（Leon et al.，2012）。

全球移动医疗：挑战与建议

如何在全球范围内实施移动医疗并没有统一适用的解决方法，部分原因是因为不同地域面临的挑战各异。即使手机的普及率飞速增长，也仍有国家因闭塞、缺电（无法给手机电池充电）、贫穷而不了解手机功能，因而阻碍了移动医疗的发展。某些国家存在资金短缺、利益冲突、可持续性、法律争议、政治不开明和技术基础设施薄弱等问题。也许移动医疗全球化面临的最大挑战是不得不在如此多变的政治、经济、技术和社会环境中普及该项技术。

不同国家间的经济、组织、技术的差距极大地阻碍了移动医疗的发展。根据帕特丽夏·米歇尔和其同事在哥伦比亚大学全球卫生与经济发展中心 2010年所做的研究，在移动医疗发展方面取得进步的国家应该把他们的宝贵经验传播到其他国家，以使他们也超越障碍、获得进步（West，2012）。

另外，移动医疗的实施很复杂，因为许多组织机构在开始决定使用该技术时并没有明确的目标和侧重点。开始时，他们也许把重点放在移动数据采集上，可一旦数据采集完毕就很快转向用移动设备来支持其工作流程，而数据搜集的移动技术可能并不适合后续的工作（Derenzi et al.，2011）。

一些挑战似乎是世界性难题。比如参加世界卫生组织 2011 年调查的国家一致认为，"竞争医疗系统的优先权"是使用移动医疗的最大障碍。调查还发现，进一步了解移动医疗软件的相关信息是首先要解决的问题。具体而言，是需了解应用程序的影响和成本效益评估方面的信息。世界卫生组织调查发现，世界医疗体系的压力与日俱增，面临多重健康挑战，如长期流失劳动力、预算有限等问题。为了得到优先考虑，移动医疗项目要求进行评估；也就是说，为评估做出的努力是值得的，它将产生预期的长远效果。决策者要求可靠的证明，但研究表明，人们不会定期对移动医疗的成果进行评价，只有 12% 的国家反映说他们做过评价。

文件效力

移动医疗的评价总是集中在可行性研究上，而非估量长期成果和成本效益等因素对评价的影响。这种评价方法产生的信息量有限，因此很难判断人力财力的投资是否划算，尤其是长期投资是否有价值。

移动医疗存在益处，但鲜有信息表明其在临床和经济上的作用，而这些作用对于移动医疗的未来至关重要。此外，为了使移动医疗维持对其他类似产品的竞争力，就必须估算其每年的成本，伤残调整生命年（DALY）除外。这是估计健康干预作用的普遍方法（Jamison，2006）。

根据卡恩等人于 2010 年所做研究，移动医疗的经济评估框架应包括以下五个要点：

- 描述移动医疗的干预
- 计算干预成本
- 预测临床成果，即健康状况、死亡率等方面的变化
- 对比使用此种干预和另一种干预，或不使用干预时潜在的优缺点
- 注意实际或真实世界中的问题，如产品的可持续性、成本及成果

柬埔寨的移动医疗项目柬埔寨电子警报（Cam e-Warn）就是一个面临可持续性挑战的例子。2003 年，柬埔寨爆发严重急性呼吸道综合征（SARS）后，柬埔寨电子警报（一个短信发布系统）被用于监察疾病的爆发。因此，相较于早期的手机热线监视系统，该系统极大增强了报道的准确性、提高了控制疾病传播的能力。该项目最初花费了 10 万美金，得到世界卫生组织、亚洲开发银行和其他捐赠者的资助，以及柬埔寨政府预算的补贴。因为这个移动医疗项目的大部分资金来自外部，所以有人担心它的长期可持续性，政府也意识到需要发展长期资金战略（WHO，2011）。

安全/隐私问题

移动应用程序在传播和储存数据中风险最大，可能会引起或影响安全和隐私问题。患者数据在多数手机和电话软件平台上都可以获取，因而除了基本的密码保护外，很难防止外人访问。把不同的移动医疗工具联系起来放入现存的数据库也同样具有挑战性。移动医疗项目通常由不同的数据系统运行，这些系统的开发时间或资金来源各异，这意味着不同平台由不同机构（如政府、私

人或捐款资助机构）掌管。尽管已经提出了解决这些问题的公开标准，但仍然是有待进一步完善的工作。

扩大规模

南非的研究者（Leon et al.，2012）所做研究发现，在大规模考察非洲社区的移动医疗服务时，人们更喜欢用发展的方法。尽管南非有着实施移动医疗的有利环境，但项目的扩大却给那些不能维持更大规模、更符合主流的移动医疗服务的组织，在能力和文化上提出了挑战。

缺少全球标准

大家普遍认为移动医疗需要采用全球标准和互用技术，完美地使用公开的计算机结构系统。的确，使用标准化信息和交流技术会提高效率、降低成本，这需要全球通力合作，制订全球最优的实践方法以便于系统和应用程序之间的数据移动效率更高（WHO，2011）。

世界卫生组织（2011）分析指出主要的障碍如下：

- 缺少有关移动医疗应用程序和公共健康成果方面的知识
- 移动交流成本太高
- 基础设施不发达，如移动网络不稳定
- 缺少国家或地区的政策支持

系统碎片化常常是发达国家面临的问题：医疗设施庞大、思想保守、不善于变通。在美国，碎片化是访问、成本和质量问题的主要原因。而在英国，高度集权、自上而下的方法没能建立一个全国范围的医疗信息网络。因此，有人呼吁缩小医疗信息技术的范围（NHS Press Release，2011；Rowe，2011）。

发展中国家使用移动医疗的主要障碍是电源不稳定。如果不能给手机充电，移动医疗就无法工作。私营单位已经意识到需要为他们的海外（如非洲）市场寻找持续电源。举个例子：摩托罗拉公司已经着手在纳米比亚测试太阳能和风能基站，以降低边远地区链接蜂窝网络的成本（Corbett，2008）。如果能找到另外的能源，那么这个主要的障碍对发展中国家来说就微不足道了。不过，发达国家也不必担心电源是否可靠或电池寿命的长短。

电池寿命对于低收入国家的社区卫生人员来说也是一个障碍。这些工作人员外出通常要走很远的路，网络连接欠佳、充电困难阻碍了他们为患者看病和/或进行调研。此外，这些人员还常常被盗或者丢失手机，因而不得不想法子应对这样糟糕的环境（Derenzi et al.，2011）。

世界移动医疗的机遇

移动医疗的潜力得到了联合国和世界卫生组织的认可。联合国把移动医疗作为实现妇女儿童健康全球化战略中的一项关键创新，该战略于 2010 年 9 月 22 号在纽约发起。世界卫生组织在世界范围内就移动医疗这一主题做了集中研究。移动医疗已经得到越来越多的关注，人们的兴趣也日益浓厚，使用的人也越来越多，这证明移动医疗有深厚的潜力。移动医疗在以下几个关键领域进行了测试和使用：

- 妇幼保健
- 和贫困有关的减轻疾病负担的项目，如艾滋病、疟疾和肺结核
- 提高及时获取紧急医疗信息和一般医疗服务信息的能力
- 病患护理
- 减少医疗诊所的药物短缺
- 加强临床诊断，坚持治疗（Derenzi et al.，2011）

以下是可以体现创新机遇的例子，匹兹堡大学医学中心（UPMC）及其头盖骨基础外科手术中心开发了远程指导——使用虚拟技术教育培训全球医生。以下远程指导的实例会提供更多细节。

远程指导实例

外科医生到世界各地出差亲自做或教其他医生做复杂的手术是一种标准模式，但是局限性很大，特别是在如今资源短缺的情况下，一次只教一个人效率不高且浪费成本。而远程指导则不然，能把远程用药和手术教育结合起来，既能扩大影响又能降低成本。UPMC 及其头盖骨基础外科手术中心为完成在线课程的国际医生提供远程指导。他们之所以这样做，是因为自己回国后，那些医生在做新手术或极其复杂的手术过程中可能会遇到困难。使用虚拟技术，外科手术专家组就可以对来自其他国家的同行进行继续培训、提供实时帮助和指导。远程指导 2005 年始于匹兹堡大学医学中心，自那时起，有来自 30 个国家的 500 多名外科医生接受了颅骨手术基本程序的培训；2011 年引入了远程指导手术，目前已经做了两次。这一切都在互联网上完成，使用现有网络连接、标准化远程用药技能和不同类型的摄像头（Hagland，2012）。

移动医疗能够为发展中国家、土地广袤地区、地方社区和个别患者提供不同组织层次的解决方案。例如，社会网络系统，包括发送短信有助于防止或减少地域广袤之地不幸事件的发生。这些移动医疗手段也可用于大规模的保健运动，鼓励人们检测艾滋病或促进更加健康的饮食。在社区里，社会网络系统能把居民和社区的服务联系起来。在个人方面，发送短信或打电话可以督促人们参加医疗预约，坚持用药（Kahn et al.，2010）。

合伙与协作

在大部分中低收入国家中，移动医疗干预取得成功应归功于非政府组织，而不是负责国家公共健康的主流机构（Mechael et al.，2010）。由此看来，移动医疗的推广与使用特别需要公私部门通力合作，建立合作关系。

移动医疗联盟（mHA）有责任作为催化剂在全球范围促进移动技术的使用，提高全球，特别是发展中国家的卫生保健水平。感兴趣并且积极从事移动医疗工作的机构的各部门都可以免费加入。截至 2012 年 10 月 31 日，移动医疗联盟拥有 1387 位成员组织。约 40% 的成员组织的总部设在亚洲、非洲或拉丁美洲；大部分成员（40%）来自私营部门，39% 是非营利组织；还包括学术、基金会和政府机构。

美国国家卫生研究所（NIH）与移动医疗合作组建了许多夏季机构，把技术领导者、行为学研究者、联邦卫生官员、供应商等联系起来讨论研究项目、促进合作。同时移动医疗主办了全球在线社区——Health UnBound（HUB），共享资源，一起合作寻求解决方法。移动医疗由联合国基金会主办，由联合国、洛克菲勒公司和沃达丰基金会出资。

在很多国家，私人及公共部门合作鼓励有利于健康的行为，帮人们监控健康，提供疾病监察，提高诊断、治疗和护理的质量，培训护工，支持实施移动医疗服务（Curiosoand Mechael，2010）。最终，移动医疗手段被用于满足具体需求和地方社区（包括边远闭塞地区）的资源需求。

电子医疗村（Healthe Villages）是一个总部位于美国马萨诸塞州马尔堡的非营利组织，是致力于把移动医疗设备和服务带到全球边远或服务欠发达地区的护理服务提供者，这些地区包括海地、乌干达、肯尼亚和一些更偏远的太平洋岛屿。医生互动组织（Physicians Interactive）和罗伯特·肯尼迪人权与正义中心于几年前推出了电子医疗村，配备医疗保健信息和临床诊断支持工具，如 iPod、iPad 和其他移动设备（Wicklund，2013）。

为移动医疗付出努力并不复杂，设计和实施都可以很简单，比如 2011 年成立的公私合作项目——妈妈行动移动联盟（Mobile Alliance for Maternal Action）。该联盟通过手机服务（如短消息和语音邮件警报）为来自孟加拉国、印度、南非和母婴死亡率高的其他国家提供保健信息（Hampton，2012）。许多移动医疗的新方法来自非洲、亚洲和拉丁美洲。

移动医疗的主要推动力

不同国家有不同的推动力，尽管在移动医疗市场新兴经济体普遍发展迅速，但是像美国、加拿大等发达国家也有望在移动医疗应用程序上继续保持最高的平均开支，这些发达国家的可支配收入与慢性疾病数量都在增加（Slabodkin，2012）。最常运用的移动医疗应用程序有：

- 手机的普及：使用应用程序对读写能力的要求不太高，这是一个附加好处。
- 熟悉发短信：自 20 世纪 80 年代起，短信就被用于医患交流。
- 医疗保健资源短缺：移动医疗提供了一种方法，把医疗护理扩大到服务欠发达地区和底层人民当中。
- 对医疗护理日益增长的需求，特别是在慢性疾病发病率增长的情况下。

可获得性

移动技术通常是接近如非洲这样的新兴地区的唯一途径。在这些地方，手机是当地大多数居民获得卫生保健的唯一方法。亚洲同样如此。在孟加拉国，平均 4 000 人共用的医生不到一个。但建立医疗链接后，那些本来不能接受医疗护理的人就能得到服务。该链接是一项手机服务，能让人们在的任何时间同医生交流（Levy，2012）。

巨大的需要

对基本医疗护理的巨大需求也许可以解释为什么新兴国家迅速就接受了移动医疗；在这些地方，卫生保健面临的挑战更加紧迫、直接。例如，世界上所有的医生大都集中在城镇地区。在美国，这样的分布情况使居住在农村或边远地区的人们不能获得及时的医疗和护理。在印度和南非这样的国家，情况更加严重。

需要与想要

新兴市场国家移动医疗的发展是由需求而非欲望拉动的，也就是说，当没有医生或医护人员照顾生病的孩子时，才寻求医疗护理。在发达国家，移动医疗则常常被当作奢侈品或流行风尚，如下载节食或健身应用程序。

价值

世界资源研究所发表了一项名为《下一个 40 亿：金字塔底的市场规模和商业战略》的研究，结果显示，发展中国家贫困及特别贫困的家庭一般通过预付卡的形式把一大部分收入花在电信，尤其是手机和话费上。此外，随着家庭收入的增加——比如从每天 1 美元涨到每天 4 美元——他们在电信上的花费比其他领域，如健康、教育和住房的花费增长更快。这样的支出模式表明，即使对于非常贫困的人来讲，移动通信的已知价值也已经取代了基本需求（Corbett，2008）。一项关于肯尼亚手机使用和拥有的研究（Wesolowski et al.，2012）发现，这个国家的穷人将收入中特别多的一部分花在电话话费上，这也更进一步证明了手机在他们生活中的重要性。

移动医疗的激励因素：成本、质量、途径

经济学人智库受普华永道（Levy，2012）委托而调查移动医疗的相关情况。调查报告称：与发达国家 34% 的患者相比，新兴市场中 54% 的患者认为医疗保健成本推动了移动医疗的需求。印度新兴市场的医疗保健确实很昂贵，大约占印度人医疗费用总支出的 75% 左右。在发达国家，比如英国，医疗保健是免费的，因此英国民众完全没有这类经济负担。印度受访者优先使用移动医疗的原因如下：

- 58% 的人认为使用移动医疗最大的原因是成本低；
- 55% 是由于其使用方便；
- 40% 是因为移动医疗在特定情况下具有获取信息的能力。

与此同时，英国的受访者将成本低排在列表的低端；然而，使用方便在印

度的列表上排在第二位，在英国则高居榜首：

- 49% 的人认为移动医疗使用方便；

- 43% 的人是由于能够自我管理医疗保健问题；

- 25% 的人是由于成本降低（Levy，2012）。

表 7.3 进一步描述和区分了医疗保健的推行在新兴国家印度和发达国家英国的具体情况。

表 7.3　成本、途径和质量对移动医疗影响的对比

激励因素	印度（新兴国家）	英国（发达国家）	评　价
成本	在印度，75% 的医疗是自费	英国的国民健康保险制度为国民提供免费的医疗保健，从而减轻了居民的医疗经济负担	印度医疗保健费用超出了财政负担，而英国的医疗保健大多数都是免费的
医疗获得	在印度，医患比例大概是每 1 000 人中有 0.6 名医生。大多数医生专家都住在人口比例低于 30% 的城区。农村居民享受的医疗保健大多来自于有资质的社会健康活动家，而非训练有素的医务人员	平均每 1000 个居民中有 2.15 名医生，长时间的等待和不便利阻止了医疗保健的使用	在印度由于医生大多住在城区，所以他们的医疗服务只能面向小部分民众 在英国，患者得等上数月才能获得专家的医疗服务和使用高科技医疗设施，如 CT 扫描和核磁共振
质量	具有获取信息的能力，印度受访者中有 40% 的民众认为获取信息的能力是非常重要的	43% 的英国受访民众认为，自我健康保健非常重要	这些具体项目表明，移动医疗技术的采用需要提升质量

（改编自：Economic Intelligence Unit 2012 Survey Data reported in Levy 2012）

成功应对全球移动医疗

数据丹恩组织（DataDyne. org）发起了一个国家编码（Coded in Country）的项目，旨在促进当地软件开发人员创建编程解决方案来应对当地信息技术的挑战。国家编码是与非营利组织结构国际（D-Tree International）和医疗保健科技公司 Dimagi 联合开发的。该公司鼓励筹资方或运营商分配50%以上的项目资金给当地程序员，因为①当地人能开发更有效的解决方案，因为他们了解存在的问题；②同时建立永久的信息和通信技术能力，不会受到外部软件开发商的影响。其他研究人员同意发展本地的技术力量，以便实现移动医疗，促进当地小型企业拥有更多的经济机遇（Kahn et al. , 2010），甚至能推动移动医疗的可持续发展。

ROSA 联盟是一群开发商创建的开放源代码，基于标准的非专利移动数据采集工具，能满足大家的共同需要。开放源代码的研发有利于实现更大规模的发展，涉及不同国家的不同系统。成员中既有小公司，也有谷歌这样的巨头企业，以及华盛顿大学与卑尔根大学。该集团的开发者们分散在各个国家工作，比如：印度、孟加拉国、肯尼亚、巴基斯坦、坦桑尼亚和乌干达。ROSA 的成功在于利用设计方法来捕捉或记录，并通过移动设备传输数据。目前的 ROSA 包括 JavaROSA，是一个移动数据采集的开放源平台，用途广泛，包括疾病监测和收集电子医疗记录的数据。使用 JavaROSA 平台的项目可以在大多数运用 Java 环境的手机中操作。即使这些手机通常在低收入地区使用普遍，但是 Java 的兼容性并不普遍，而且费用较高（Curioso 和 Mechael，2010）。

扩大农村普及范围

在发展中国家和低收入国家，农村居民享受的专家医疗服务非常有限。数字技术和移动应用有利于帮助农民克服地理障碍，获得医疗保健服务。在中国，移动设备使人们能够得到城市里专家的医疗咨询。在印度，视频会议是一些农村居民获得医疗保健的途径。在新加坡，一种被称为健康伙伴（Health Buddy）的移动医疗应用程序被广泛使用，主要用来获取专家方面的医疗信息。在孟加拉国，农村地区大约 90% 的妇女的分娩都不在医院，只有少部分在诊所，手机通知系统是用来为助产士提供服务的（West，2012）。

在一些贫穷的国家和地区，假冒伪劣药品每年夺走至少 10 万人的生命。据联合国估计，在非洲，约有一半的抗疟药是假的，价值近 4.38 亿美元。昂贵的射频识别技术和数据库软件被用来检测假货，而在发展中国家，手机成为一个更便宜的替代品。例如，加纳初创企业 mPedigree 已经开发出了一种方法，可以用手机去验证药物的真假。医药公司将特殊代码打印到包装上，客户刮开涂层便可以找到，然后用这个代码发送一个免费短信，可立即识别药物真假（Poison Pill，2010）。一家美国公司正在测试一个应用程序，将患者的药丸和数据库的图像进行视觉上的比对，帮助临床医生管理患者用药的所有情况。这个应用程序对老年患者格外管用，因为他们往往表述不清自己的用药情况。

手机的扩展功能解决了脊髓灰质炎免疫应用程序中出现的问题，该程序得到了比尔及梅琳达·盖茨基金会的资助。程序管理人员发现，一些团队根本不会去一些指派的地区，为了解决这个问题，应用程序尝试着为接种员配备全球定位系统的手机。每天工作结束后，管理人员把路线从手机下载到计算机上查看，同时与指定的接种区域对比，确保在错过的地区重新接种，以保证孩子得到骨髓灰质炎疫苗的保护（Gates，2013）。

发展中国家的基础设施建设障碍较少，所以他们往往是创新的孵化器。因此，发达国家可以向他们学习。例如，ext4Baby 是一项免费服务，将信息发送给孕妇，这项技术源自于墨西哥的 vidanet 服务设计和肯尼亚的 mobileforgood 健康提示（Levy，2012）。新兴国家技术转让推动移动医疗发展的潜力是行业最有利的创业资产之一。

  移动医疗电话工具也有助于培训、监督和管理低收入国家的社区卫生工作者。在跨国企业中，监督不同区域的工作人员是一项高成本的艰巨任务。移动数据采集可以降低成本、节省时间。与传统的手工笔记方法相比，移动数据采集可以保证数据的准确。尽管社区的医疗工作者有相当数量的信息和通信技术项目，但几乎没有发表研究来描述哪些重要、哪些不重要。表 7.4 说明了这些工具可能带来的好处。如果一个社区医疗项目管理不善，那么移动医疗也不可能解决这些根本性的问题。因为这些工具不能解决政治、基础设施和资金方面的严重问题（Derenzi et al.，2011）。不过移动医疗工具可以支持和/或加强程序操作，如加强远程指导以及监督医疗人员。

表 7.4　在医疗系统功能方面，手机使用的好处

医疗系统功能	描述和例子	利　　益
促进与医疗工作者的交流	通过传输图像完成远程诊断，博茨瓦纳的遥控医学试点项目是关于皮肤科、放射学、子宫颈癌，口腔医学	使得农村或偏远地区的病患能获得专家级的医疗服务，提高医疗保健的质量
数据采集	全球定位系统在手机上的应用可以跟踪医疗人员；同时，在没有精确地图的情况下，还可以定位病患的住址	提高医疗的准确性、效率和数据收集的成本，加强监督行为
为医疗工作者提供培训和访问信息	在乌干达偏远地区的一个医疗社区为医疗保健工作人员提供培训；通过乌干达的卫星技术分享新的临床信息和程序	使得培训或再训更高效、更便宜和更有用
医疗工作者的监督	手机的使用可以实时监控偏远地区的医疗工作人员；远程指导包括自动信息提示和监督人员的动机	让监督人员时刻与偏远地区的工作人员保持联系，并迅速做出相应的调整，并提供更正信息和积极的反馈

（续）

医疗系统功能	描述和例子	利　益
提高人口健康水平和健康行为	针对健康预防和促进的慢性疾病管理工具已妥善部署；用短信来协商治疗方案，包括每周和自定义的信息；将游戏下载到手机中激励健康行为	以相对简单和低消费的方式去帮助更多的人群，尤其是那些住在偏远地区或农村地区的居民
提供工作帮助和决策支持	移动应用程序旨在帮助临床医生坚持临床指南和程序，通过一系列的协议指导临床医生；每次提一个问题，前面问题的答案自动决定这个问题的提出	强化坚持临床指导有利于提高治疗效果和降低死亡率

（改编自：Derenzi et al.，2011）

结论以及对全球移动医疗的展望

本章开篇就讨论了全球移动医疗的影响以及未来的趋势。众所周知，对于移动医疗改变人们生活方面我们已经了解不少，同时这种医疗服务也正拓展到世界各地。例如，短信被认为是一种与他人保持联系的最省钱的方式，不论是私下还是远距离交流。现在，南非的公共卫生工作者通过发送短信提醒肺结核患者服药。在肯尼亚，人们使用短信来匿名询问文化禁忌问题。如艾滋病、乳腺癌、性传播疾病等受试者，并能免费从健康专家那里得到及时答复（Corbett，2008）。

总体而言，在2011—2016年期间，移动数据流量预计将增加18倍以上，预计将有大约100亿台移动设备在地球上使用（CiscoVirtual Networking Index，2012；West，2012）。然而，拥有手机和使用手机并不是一回事。手机拥有的不均匀可能影响人口动态和社交网络统计数据的准确性，特别是像非洲这样的地区，偏远地带的居民很少有手机，共享手机的做法很普遍。与此同时，手机的普及率预计将会提高，随之而来的是减少许多关于预测移动医疗增长和影响的很多问题，如果不是彻底解决的话（Wesolowski et al.，2012）。

考虑到移动医疗巨大的变革潜力，我们了解到，在发展中国家也有非常好的机遇去完善落后的和有缺陷的医疗卫生体系，解决存在于慢性病、传染病中的严重问题。手机和互联网迅速渗透整个世界，偏远、落后社区也能获取健康信息和服务——而且是实时的（Curioso 和 Mechael，2010）。因此，对于世界上的大部分地区而言，无论何时何地都能获得医疗保健服务正在变成现实。

在发展中国家，医疗保健需求巨大造成资金缺口太大，此外，基础设施落后，移动医疗的发展如何采用移动技术的路径再清晰不过了。在发展中国家，很多人能获得的医疗保健非常有限，对他们来说，手机是一条连接医疗保健的生命线。手机似乎扩大了医疗保健供应商的服务范围，将服务延伸到服务不足的弱势群体中，无论他们在哪里，都能获得同样的服务（Whittaker et al.，2012）。与此同时，在发达国家，手机往往被视为提供娱乐和便利的小玩意儿。成千上万的人排队等着购买最新版本的苹果手机。

大部分宣传都是在吹捧移动医疗的成功，然而，现有的研究表明，移动医疗的质量还有待提升。事实上，大部分的移动医疗试验已经在发达国家进行了，而不是需求最大的发展中国家。虽然宣传往往说移动医疗具有改善发展中国家卫生保健的作用，但是目前还没有确凿证据来验证该炒作。此外，许多试验还没有超越试点或介绍阶段。未来需要资料充足的研究和有据可查的结果，包括移动医疗干预的持续影响（Curioso 和 Mechael，2010）。

移动医疗是一个新领域，需要充分的调查和合作机制来确保其结果可靠且有效（Gurman et al.，2012）。除此之外，缺乏对成本效益或医疗结果评估的研究也是一个严重问题（Free et al.，2010；Tatalovic，2013）。若缺乏这类研究，就无法知道哪些管用，哪些不管用、特别是关于大规模部署的问题。目前，没有足够的证据向政府、基金会、企业家和商家证明移动医疗是值得投资的，因此，需要更强有力的证据来区分现实与虚假宣传，同时鼓励投资者和企业家积极参与。

移动医疗的影响力很难准确评估，主要是因为在很多方面缺乏统一的标准：没有统一的评估标准，没有被普遍接受的术语定义，如移动医疗、远距离医疗或远程医疗，因此，数字往往没有加起来统计，也没有描绘出一个确切的移动医疗远景。毕竟，移动医疗还属于一个新的领域，研究人员呼吁更详细的审查和更严谨的方法论。网上参考数据库由约翰霍普金斯大学彭博公共卫生学院和 K4Health 项目建立，有利于在全球范围内提高移动医疗研究的水平。

重要的是，在可预见的未来，移动医疗是否可以壮大并且继续下去。要做到发展壮大并且有可持续性，移动医疗需要更多的成本分析研究，商业模式也需要进一步分析研究。由于评估对于成本效益的作用非同小可，因此世界卫生组织和其合作伙伴正在努力研究一个框架用于评估移动医疗项目，特别是那些成功项目的评估，能获得有意义的、可测量的指标。评价研究结果的全球数据库将被建立，对移动医疗在发展中国家的首创性予以特别重视。而且，会员国将有资格查询数据库以协助项目规划和编制项目书（WHO，2011）。

相比卫生体系的其他变革，手机和其他移动技术需要较少的投资和基础设施建设，所以在发展中国家扩大和广泛部署移动医疗并非难以实现。然而，患者的资金支持尚未确定。调查研究表明，患者普遍不愿从自己的口袋里掏钱支付移动医疗的费用。与发达国家的患者相比，新兴市场有更多的患者表示愿意支付移动医疗的费用。不过，在发展中国家，不情愿支付移动医疗的现象还是明显存在的（Levy，2012）。

移动医疗的未来可能继续在新兴国家得到普及和发展，同时能将发达国家庞大、昂贵的医疗系统转化为质优价廉、预防为主、以患者为中心的服务系统。医生和支付者都相信，广泛采用移动医疗是必然的趋势。此外，医生预测移动医疗对患者的作用之大，恰似互联网为个人创造机会得以自我保健、维护健康。研究表明，患者对移动医疗的未来寄予厚望，希望其方便快捷、质优价廉。与此同时，专家们对于移动医疗的保健作用与商业化之间的联系似乎更加谨慎（Levy，2012）。因此，商业模式的发展是移动医疗全球化在未来面临的挑战。

全球移动医疗克服了许多有关医疗保健使用、成本和质量等问题，但是障碍确实存在。医疗基础设施和官僚体制最终会阻碍移动医疗的推广，所幸的是发展中国家没有频繁遇到这些问题，若没有这些遗留的问题，创新将面临较少的障碍。但是许多发展中国家都存在难以解决的难题，如文盲、贫困。尽管手机价格继续下降，但是那些一天收入不到5美金的人仍然负担不起。此外，对那些不识字、也不会发短信的人来说，语音和视频传输可能会解决不少问题。移动医疗所面临的挑战需要我们坚持不懈地进行关注。

不论原产国、患者、供应商或支付方身处何处，移动医疗服务和应用都将继续得到发展壮大。但移动医疗的具体实施在很大程度上取决于终端用户、患者和供应商的动机。在大多数情况下，支付方能用经济手段刺激移动医疗的使用和普及。技术不是移动医疗中最复杂的，重要的是如何运用技术，这需要我们加以关注（Derenzi et al.，2011）。困难固然存在，但在大多数情况下，都是能克服的。太阳能、风能和其他技术的商业投资可以解决发展中国家的电池寿命问题和用电难题（Corbett，2008），政府正在寻求合作伙伴来帮助建立全球移动医疗的基础设施。

参 考 文 献

Adler, R. (2009)The landscape of texting 4 health. In B. J. Fogg & R. Adler(Eds.) , Texting 4 health a simple, powerful way to improve lives (pp. 9-19) . Stanford: Stanford University.

Africa Overview. (2013). World bank. http: //www. worldbank. org/en/region/afr/overview. Accessed 09 Sept 2013.

Baseline Evaluation of the mHealth Ecosystem. (December 2012). Baseline evaluation of the mhealth ecosystem and the performance of the mHealth alliance. mHealth Alliance. http: // www. mhealthalliance. org/images/content/baseline_ evaulation_ report2013. pdf. Accessed 09 Sept 2013.

Becker, R. (19 November 2012). How many countries in Africa? How hard can the question be?

Africa Check. http: //www. africacheck. org/reports/how-many-countries-in-africa-how-hard-can-the-question-be/. ccessed 14 Sept 2013.

Boutayeb, A. (2006). The double burden of communicable and non-communicable diseases in developing countries. Transactions of the Royal Society of Tropical Medicine and Hygiene, 100 (3) , 191-199.

Cisco Visual Networking Index. (14 February 2012). Global mobile data traffic forecast update, 2011-2016(pp. 1-3). San Jose: Cisco Visual Networking Index.

Cole-Lewis, H. , & Kershaw, T. (2010). Text messaging as a tool for behavior change in disease prevention and management. Epidemiologic Reviews, 32, 56-69.

Corbett, S. (13 April 2008). Can the cellphone help end global poverty? The New York Times Magazine. http: //www. nytimes. com/2008/04/13/magazine/13anthropology-t. html? pagewanted = all&_ r = 0. Accessed 23 Aug 2013.

Curioso, W. H. , & Mechael, P. N. (2010). nhancing 'M-health' with south-to-south collabora-tions. Health Affairs, 29 (2) , 264-267. doi: 10. 377/hlthaff. 2009. 1057. Accessed 23 Aug 2013.

Derenzi, B. , Borriello, G. , Jackson, J. , Parikh, T. S. , Virk, P. , Lesh, N. , & Kumar, V. S. (2011).

Mobile phone tools for field-based health care workers in low-income countries. Mount Sinai Journal of Medicine, 78 (3), 406-418. doi: 10. 1002/msj. 20256. Accessed 09 Sept 2013.

Fiordelli, M. , Diviani, N. , & Schultz, P. J. (2013). Mapping mHealth research: A decade of evolu-tion. Journal of Medical Internet Research, 15 (5), e95. doi: 102. 2196/ jmir. 2430. Accessed 23 Aug 2013.

Free, C. , Phillips, G. , Felix, L. , Galli, L. , Patel, V. , & Edwards, P. (2010). The effectiveness of M-health technologies for improving health and health services: A systematic review protocol.

BMC Research Notes, 3, 250-256. doi: 10. 1186/1756-0500-3-250. Accessed 23 Aug 2013.

Gates, B. (2013). The 2013 annual letter from Bill Gates. http: //annualletter. gatesfoundation. org/2013. aspx? cid = twt _ BG _ 30Jan _ twitpic # nav = intro. Accessed 27 Sept 2013.

Gurman, T. A. , Rubin, S. E. , & Roess, A. A. (2012). Effectiveness of mHealth behavior change communication interventions in developing countries: A systematic review of the literature.

Journal of Health Communication, 1(17), 82-104. doi: 10. 1080/10810730. 2011. 649160.

Hagland, M. (2012). Telementoring at UPMC: The newest frontier in surgical training. Healthcare Informatics. http: //www. healthcare-informatics. com. Accessed 27 Sept 2013.

Hampton, T. (2012). Recent advances in mobile technology benefit global health, research, and care. JAMA (Journal of The American Medical Association), 307 (19), 2013-2014.

International Telecommunications Union Data Release. (2012) . http: //www. itu. int/ITU-D/ict/sta-tistics/material/pdf/2011% 20Statistical% 20highlights_ June_ 2012. pdf. Accessed 09 Sept 2013.

Jamison, D. T. (2006). Investing in health. Chapter 1. In D. T. Jamison, J. G. Breman, A. R. Meash-am, G. Alleyne, M. Claeson, D. Evans, et al. (Eds.), Disease control priorities in developing countries (2nd ed. , pp. 3-34). New York: Oxford University Press and World

Bank.

Kahn, J. G. , Yang, J. S. , & Kahn, J. S. (2010). 'Mobile' health needs and opportu-nities in develop-ing countries. Health Affairs, 29 (2), 254-261. doi: 10. 1377/ hlthaff. 2009. 0965.

Koblinsky, M. , Matthews, Z. , Hussein, J. , Mavalankar, D. , Mridha, M. K. , Anwar, I. , et al. (2006). Going to scale with professional skilled care. Lancet, 368, 1377-1386.

Kowalewski, M. , Jahn, A. , & Kimatta, S. S. (2000). Why do at-risk mothers fail to reach referral level? Barriers beyond distance and cost. African Journal of Reproductive Health, 4, 100-109.

Leon, N. , Schneider, H. , & Daviaud, E. (2012). Applying a framework for assessing the health system challenges to scaling up mHealth in South Africa. BMC Medical Informatics & Deci-sion Making, 12 (1), 123-134. doi: 10. 1186/1472-6947-12-123.

Levy, D. (2012). Emerging mhealth: Paths for growth. http: //www. pwc. com/mhealth. Accessed 23 Aug 2013.

Lund, S. , Hemed, M. , Nielsen, B. , Said, A. , Said, K. , Makungu, M. , & Rasch, V. (2012). Mobile phones as a health communication tool to improve skilled attendance at de-livery in Zanzibar: A cluster-randomised controlled trial. BJOG: An International Journal of Ob-stetrics & Gynae-cology, 119(10), 1256-1264. doi: 10. 1111/j. 1471-0528. 2012. 03413. x.

Mechael, P. , Batavia, H. , Kaonga, N. , Searle, S. , Kwan, A. , Goldberger, A. , Fu, L. , & Ossman, J. (2010). Barriers and gaps affecting mHealth in low and middle income coun-tries: Policy white paper. New York: Columbia University Center for Global Health and Eco-nomic Development Earth Institute. Mobile Health Market-New Industry Research Report Pub-lished by Transparency Market Re-search. (18 January 2013). http: //www. prweb. com/re-leases/2013/1/prweb10320208. htm. Accessed 09 Sept 2013.

NHS Press Release. (22 September 2011). Dismantling the NIH programme for IT. Britain's De-partment of Health. https: //www. gov. uk/government/news/dismantling-the-nhs-national-pro-gramme-for-it. Accessed 09 Sept 2013.

Philbrick, W. (2013). mHealth and MNCH: State of the evidence. mHealth Alliance. http: // www. mhealthalliance. org/images/content/mhealthmnch _ evidence _ final. pdf. Accessed 27 Sept 2013.

Poison Pills: Counterfeit Drugs Used to Be a Problem for Poor Countries. Now They Threaten the Rich World, Too. (2 September 2010) The Economist. http: //www. economist. com/node/16943895. Accessed 27 Sept 2013.

Population of Africa. (21 September 2013). World population review. http: //worldpopu-lationre-view. com/africa/. Accessed 14 Sept 2013.

PricewaterhouseCooper's Health Research Institute. (2010). Healthcare unwired: New business models delivering care anywhere. HRI consumer Survey 2010.

Rowe, J. (9 August 2011). UK offers US a chance to learn from failure. Healthcare IT News. http: //www. healthcareitnews. com/blog/uk-offers-us-chance-learn-failure. Accessed 14 Sept 2013.

Slabodkin, G. (9 January 2013a). Global mHealth market to reach ＄ 10. 2 billion by 2018. http: //www. fiercemobilehealthcare. com/story/global-mhealth-market-reach-102-bil-li-on-2018/2013-01-09. Accessed 27 Sept 2013.

Slabodkin, G. (7 September 2013b). Global mHealth market to reach ＄ 20. 7 billion by 2018. http: //www. fiercemobilehealthcare. com/story/global-mhealth-market-reach-207b-2018/2013-09-07. Accessed 27 Sept 2013.

Slabodkin, G. (22 September 2013c). Reports provide Rosy mHealth forecast for remainder of decade. http: //www. fiercemobilehealthcare. com/story/. Accessed 27 Sept 2013.

Sugrue, M. (6 February 2013) . Where is the evidence? United Nations Foundation Blog. http: //www. unfoundation. org/blog/where-is-the-evidence. html. Accessed 14 Sept 2013.

Sutherland, E. (2006). Counting mobile phones, SIM cards, and customers [Internet]. Parktown, South Africa: Learning Information Networking and Knowledge Centre, University of the Witwatersrand; [cited 2010 Jan 8] . http: //link. wits. ac. za/papers/link-Mobile_ numbers. pdf. Accessed 09 Sept. 2013.

Tatalovic, M. (16 January 2013). Mobile phones may not solve health challenges in poor countries.

The Guardian. http: //www. guardian. co. uk/global-development/2013/jan/16/mobile-p-hones-health-challenges-poor-countries. Accessed 09 Sept 2013.

Versel, N. (25 September 2013). Johns Hopkins launches mHealth evidence reference site. http: //mobihealthnews. com/25752/johns-hopkins-launches-mhealth-evidence-reference-site/. Accessed 01 Oct 2013.

Wesolowski, A. , Eagle, N. , Noor, A. M. , Snow, R. W. , & Buckee, C. O. (2012). Heterogeneous mobile phone ownership and usage patterns in Kenya. PLoS ONE, 7 (4), 1-6. doi: 10. 1371/journal. pone. 0035319.

West, D. M. (May 2012). How mobile devices are transforming healthcare. Center for Technology Innovation at Brookings. Issues in Technology Innovation, vol 18. http: // www. brookings. edu/research/papers/2012/05/22-mobile-health-west. Accessed 09 Sept 2013.

Whittaker, R. , Merry, S. , Dorey, E. , & Maddison, R. (2012). A development and evaluation process for mHealth interventions: Examples from New Zealand. Journal of Health Communication, 17, 11-21. doi: 10. 1080/10810730. 2011. 649103.

Wicklund, E. (30 July 2013). In projects near and far, health eVillages expands the reach of mHealth. mHealth News. http: //www. mhealthnews. com/news/projects-near-and-far-health-evillages-expands-reach-mhealth. Accessed 23 Aug 2013.

World Health Organization. (2011). mHealth: New horizons for health through mobile technolo-gies: Second global survey on eHealth. Global observatory for eHealth series, Volume 3. http: //www. who. int/goe/publications/goe_ mhealth_ web. pdf. Accessed 19 Sept 2013.

World Trade Organization. (n. d.), Who are developing countries in the WTO? . http: // www. wto. org/english/tratop_ e/devel_ e/d1who_ e. htm. Accessed 19 Sept 2013.

第 8 章

研究证据和其他信息来源

介绍/概述

大部分有关移动医疗疗效及其影响的信息被汇总后发表在了"灰色文献"中，信息科学将这些信息定义为文档。这个文档由"各级政府、学术界、商界以及印刷行业和电子出版业的信息汇编而成，并且不受商业出版商操控"（Grey Literature Report，2014）。实际上，"灰色文献"包括会刊文章、论文和学位论文、政府和行业报告、白皮书，以及流通有限的诸多文件。尽管"灰色文献"中的信息具有可信度，但利用"文献"资源做研究、撰写学术文章的一个艰巨挑战是访问受到限制。原因是"文献"未被编入标准学术和商业刊物的索引中。尽管互联网已经解决了直接访问所带来的大多数问题，但在识别作者、引用数据、查询出版日期和出版来源等方面仍存在诸多问题。然而，移动医疗类文体在"灰色文献"和商业刊物中所占的比例最大，因此人们很容易得出这样的结论，即支持政策法规的基础理论研究虽然严谨但十分匮乏。事实上，许多专家以及普通民众认为，应用程序开发与评估之间存在缺口。

然而，具有可信度、实用性的信息不但数量可观，而且确实存在，其中许多信息能提供可行性指导。如图 8.1 所示，出版类型的差异导致调查研究课题也存在差异。显而易见，"灰色文献"和贸易文献往往倾向于解决时间上敏感的话题，而学术研究者则倾向于追求"最佳"调查，即需要坚实的方法来增强预期水平的有效性和可靠性。大部分可确定的缺口被归入政策规划所需的信息，即这些信息需要严格的控制和记录，以及记录完备的研究设计。不幸的是，这样的研究属于时间和资源密集型，而且在演讲、学术期刊或其他媒体公布之时，研究结果经常出现明显的滞后。企业家和投资者对快速、可操作的数据更感兴趣，以便促进企业决策，所以数字媒体是出现在贸易和"灰色文献"中的常用的研究报告类型。

贸易与
灰色
文献

移动设备/应用程序的使用，行业收入预测，驱动者/采用障碍，应用程序数量，应用程序生命周期，单介入评估，成本分析

GAPS 对疗效的影响，对急性状况的影响，智能手机应用程序的有效性（短信之外），消费者偏好的应用程序设计，全球健康影响，成本效益分析，数据安全

学术
研究
文献

患者满意度，技术接受度，减少面对面诊疗次数，消费者的喜好的诊疗方面，患者所选移动应用程序的效用，相较于传统医疗模式所节约的成本，数据传输技术

图 8.1 确定移动医疗研究的空白

因此，我们必须承认，这些研究类型都是为重要研究目的服务的，而且都应该利用适当的调查和分析方法来达到研究目的。

我们首先由一个结论入手，即"移动医疗的指数增长已经超过了科学的指数增长速度"，这一结论由 2011 年美国国家卫生研究院（NIH）赞助的两个项目——移动医疗信息工作室和移动医疗培训学院得出（Nilsenet al.，2012）。信息工作室的目的是促进医疗创新，听取专家的建议更迅速地将研究成果付诸实践。专家建议主要集中在三个领域：研究设计、STA 统计策略和基础设施。这些领域和工作室的基本推论如图 8.2 所示。信息工作室随后发布了一份工作室进展详尽报告（Kumar et al.，2013），强调研究设计运用的重要性，这种运用必须适应移动医疗干预的动态属性。培训学院的目的是为那些对移动医疗研究感兴趣的早期职业研究员提供跨学科培训，培养他们的研究能力。我们需要"坚实、科学的跨学科方法以满足迅速发展、评价方法严谨的技术进步的需要"，这也是移动医疗走向科学健康发展的需要。

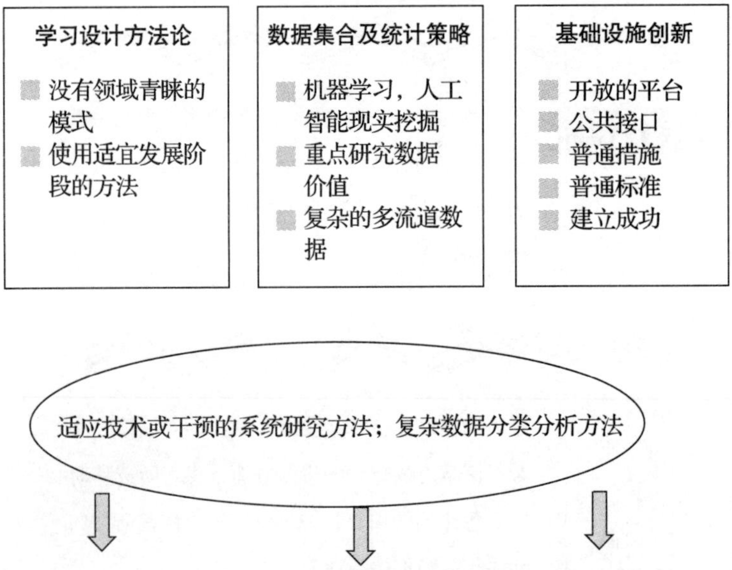

学习设计方法论
■ 没有领域青睐的模式
■ 使用适宜发展阶段的方法

数据集合及统计策略
■ 机器学习，人工智能现实挖掘
■ 重点研究数据价值
■ 复杂的多流道数据

基础设施创新
■ 开放的平台
■ 公共接口
■ 普通措施
■ 普通标准
■ 建立成功

适应技术或干预的系统研究方法；复杂数据分类分析方法

图 8.2　移动医疗信息研讨会的成果

移动医疗的发展在本阶段最需要做到的是，集中研究运用移动医疗技术的关键领域，在所需范围里实现系统化收益。这些领域包括：

- 消费者对个人健康应用程序的喜好和满意度。

- 推广健康应用程序，以促进患者参与自我医疗以及主要的治疗选择，以达到供应商的目的。

- 当决定将应用程序和产品投放市场时，开发商和分销商的期待。

- 投资者和支付方决定投资哪些应用程序。

- 成本效益分析与临床结果相关。

- 安全和有效性研究，以促进美国食品与药品管理局的批准。

表 8.1 显示了主要利益相关者的信息会驱动移动医疗研究，他们目前的信息来源，和决策所需的研究类型都旨在使不同系统水平的移动医疗应用程序和设备得到有效利用。其中大部分研究是长期的且迫切需要的，包括评价量规和评价标准，能够引导消费者和供应商在现有的和新兴的消费应用程序中做出选择。

移动医疗应用程序迷宫导航

随着网络中的应用程序快速增加，对消费者、供应商、投保人、投资者等人来说，从大量可供使用的应用程序中选择"正确"的应用程序越来越困难。很多具有前景的应用程序所带来的利益远超出我们的想象。而对于消费者，应用程序可以自由下载或删除，而不需要直接成本，这促使用户选择先尝试后删除的使用方法，而并不经过深思熟虑的评估和选择。那些想要慎重选择应用程序的人可能也会怀疑信息来源的可信性，甚至不明白需要什么信息来确定选择的正确性。现实中，不同的利益相关者之间适当决策的标准和可用信息资源都具有差异。刺激应用程序创新和发展的行业标准化会促进该行业发展，同时有利于鼓励大众使用应用程序。然而，到目前为止，已经有一些公共或私人实体尝试评估和认证健康应用程序了，有少数获得了成功，范围非常有限。

表 8.1　关于利益相关者研究需要的总结

	评估依据	当前信息来源	所需信息类型
消费者个人使用	需要或想要成本的节约性、使用的方便性	产品简介、用户评论、无危险测试、供应商建议	实用的、应用的评估标准用户反馈社会媒介
消费者医疗监管使用	应用程度或设备的疗效成本、效益保险费	供应商处方	体验（疗效和安全）产品治疗
开发商	用户利益预计收益产品生命周期	贸易/灰色文献调查数据市场分析	消费者喜好应用程序性能要求
分销商/经销商	消费者利益预计收益产品生命周期	商业建设收益项目	市场分析最优部署策略
保险人/付款人	应用程序或设备的疗效安全/风险	体验调查病患满意度	理论的、体验的成本分析，病患满意度
投资人	成本收益销售/POL 潜力	商业建议收益项目	应用程序性能、风险预计/评估财务分析
决策者/规则制定者	安全和疗效成本收益用户接受度	体验（有限的）成本分析病患满意度	理论的、体验的成本分析，病患满意度
供应商消费者建议	安全和疗效成本收益联系 EHR 的能力	经销商市场贸易/灰色文献	体验（疗效和安全）用户反馈（实用性）
供应商原发性与辅助性治疗应用	应用程序和设备成本收益保险费用联系 EHR 的能力	贸易/灰色文献经销商市场体验调查	体验（疗效）

事实上，海布迪克（Happtique）大张旗鼓宣传的健康应用程序认证项目在宣称其已验证 19 个健康医疗应用程序后，暂停了近两周，是一个软件开发者发现了程序中的安全漏洞而导致了暂停。海布迪克一直致力于创建认证程序，这样医生就有信心向患者推荐医疗应用程序了，而此次暂停给了他沉重的一击。（Baum，2013）

消费者

消费者经常通过口口相传、广告、网站搜索和浏览应用程序商店来了解现有的和新兴的应用程序。相较于搜索全面、系统的移动医疗应用程序目录，这种搜索显然效率不高，但是团体或组织缺乏开发研究快速搜索的动力。编译和目录维护之所以是极具挑战性的工作，主要是因为存在大量的应用程序，新旧更替之快令人目不暇接。大部分应用程序市场没有备档也没有接受评估。也就是说，除了美国食品和药品管理局的审查程序外，这些应用程序并不需要经过认证或登记。此外，应用程序的发展速度似乎超过了政府的审查和监管速度，政府往往被视为难以跟上临床应用程序的发展速度。目前，进入市场的是一些在线目录和消费者指南，问题的关键是，在应用程序市场的动态特点下，这些应用程序是否能保持可持续性和准确性。

移动医疗市场（www. mobilehealthmarketplace. com）已自动升级成为"移动医疗应用程序和设备引领目录"，并于 2013 年 9 月推出（Allen，2013），其中列举了 40 000 个智能手机及平板电脑可使用的应用程序，并将它们分为 33 类。该目录专供消费者和医疗专业人员使用，目录中还包括提供处方、自选药物或供应商推荐药物等应用程序。目录列表中列举了应用程序的名称、概述、定价和购买场所，以及其他几个评估标准，其中也包括与其他软件平台的兼容性（New Mobile Health App Directory，2013）。如预期所料，在早期阶段，并非所有的信息都适用于一切应用程序，但该目录所设计的信息范围相当全面，有博客对目录进行补充。非会员可以搜索到目录，要访问更多的信息也可以自由订阅。

美国卫生和公众服务部（HHS）提供了一个由 HHS 资助的移动应用程序目录（HHS，2013）。目录中仅仅提供了一些基本概况，消费者可以假定由政府资助的机构提供的信息具有可信度。这些应用程序针对从儿童到成人，再到研究人员这个广泛的用户群。一些应用程序是基础性的，例如 My MedList 和 My Diet Supplements，用来记录当前正在使用的药物和补品，同时也可以提醒用户服药或购买保健品。其他专为特殊用户设计的应用程序，如 NIH Fellow 和 Young Investigators App 可以为用户提供培训和专业发展信息。

2013 年，帕特纳网络保健中心在波士顿发布了与卫生保健相关的网上指南——Wellocracy（www. wellocracy. com），旨在"授权客户自主管理自己健康的权力，建立并实施个人健康目标，达到更高品质的生活"。Wellocracy 做的一项哈里斯互动调查显示，在受访的成年人中，大部分人（56%）表示从未使用过任何健康监控装置、应用程序或网站。受访者认为，Wellocracy 提供的资源以临床为基础，权威性高，方便易懂，结合了健康检测和移动客户端等个人"自我保健"新技术（Slabodkin，2013b）。Wellocracy 网站也提供会员查看人口统计信息和使用健康监控装置等的特权，会员还能上传调查信息和日常保健妙招，并且建立了几个社交媒体论坛的链接。但是，该网站没有公布应用程序的具体数字，运动检测器、睡眠监测器以及跑步和计步的移动终端等的分类也远不如移动医疗市场多，提供的信息也不够新颖。

HealthTap 公司建立了一个名为 HealthTap Express 的移动信息网络平台，打入移动平台领域。此平台为会员提供免费服务，会员可以通过网络提出医疗问题，由在职医生提供免费解答。随后，健康泰朴公司又推出一款名为 AppRX 的应用程序，帮助客户查找合适的应用程序。该公司网络中有40 000名医生，对应用程序进行检测并推荐最好的应用程序。该公司认为 AppRX 将提供一个准入标准，此标准让用户有信心选择更好的应用程序（HealthTap Blog，2013）。

经鉴定，《2012—2013 年欧洲健康应用程序目录》（PatientView，2012）

是可下载的 PDF 文件。其中，患者和消费者体验过的 200 多款应用程序有按字母、名称、临床专业和语言编制的索引。虽然每个应用程序提供的信息种类有限，但评论都由值得信赖的客户群体和专业保健组织提供。

市场上也存在各式各样的组织推出的"高级"应用程序，如 iMedial Apps Listings（www. iMedicalApps. com）。这些应用程序对软件选择的标准不统一，有的可能是以个人评论、下载量、是否免费或其他方面为评价标准。当然，用户也可以在 iTunes 和 Google Play 的商店目录中查找需要的应用程序或通过网络搜索其他用户提供的信息。表 8.2 对应用程序指南提供的信息进行了比较，需要注册的 HealthTap's 和 AppRX 除外。

表 8.2　应用程序指导信息总结

	移动医疗市场	Wellocracy 欧洲指南	移动医疗应用程序	HHS 移动	
证书	×	×	前 10	应用程序	
类似产品比较					
消费者	×	×	×	×	
观点					
消费者支持	×				
使用的国家			×		
信用评估	×				
描述 Description	×	×	×	×	×
开发商 Developer	×		×		×
经销商	×				
界面/设备能力	×	×	×		
语言			×		
相关网站链接	×	×	×		
生产商		×			
平台					×
价格	×		×		×

（续）

	移动医疗市场	Wellocracy 欧洲指南	移动医疗应用程序	HHS 移动
保密政策	×			
购买链接				×
安全措施	×			
产品改进建议		×		

（来源：http：//www.mobilehealthmar-ketplace.com；http：//www.wellocracy.com；http：//www.PV_AppDirectory_Final_Web_300812.pdf；http：//www.hhs.gov/digitalstrategy/mobile/mobile-apps.html；http：//www.imedicalapps.com/top-10/）

目前最好的实务指南是由美国健康信息管理机构的发布的《101 移动医疗应用平台：客户初级读本》（AHIMA，n. d.）。它可以为客户提供可靠信息，帮助客户选择特定的应用程序，并提供免费下载。由于美国健康信息管理协会在业界有很高的威信和地位，特别是因为该指南为客户提供信息安全方面的咨询，如查阅应用程序隐私政策等，所以受到广泛好评。该指南为客户列举出选择健康应用程序应该考虑的特定问题，尤其应考虑隐私、安全和个人健康信息的管理。

供应商

移动医疗应用程序和设备可作为临床主要治疗方式，也可以作为由主治医生操控使用的辅助设备。尤其是由医生"规定"的应用和设备，这些设备的功能和安全已通过了美国食品与药品管理局的严格测试。在这种情况下，医生有权访问评价数据和批准文件。另外，这些设备和保险公司的支付计划挂钩，缩短了去保险公司报销的时间。IMS 研究所的报告（IMS，2013）推荐了一个"处方一览表"，这些处方由医生提供，经由医疗保健专业机构法律团队核实。对获批的应用程序清单的管理由医疗保健组织的医疗信息总监或其他临床负责人员负责。

对很多医生来说，向顾客推荐未经美国食品与药品管理局认可的设备或应用程序，用于患者自我护理或医疗保健，是更具挑战性的工作。客户几乎得不到权威指导，许多人依靠一些热门的目录来辨别自己所需的一两个软件，并不断向其他用户推荐。他们的推荐有的是基于个人需求、患者之间或患者与医生之间的讨论和网站评论，也有的是评价标准和方法的结合。如果医生需要某个应用程序的权威信息，需要与其他应用程序比较，那么移动保健市场的应用程序目录能提供最全面的信息，如表 8.2 中总结的那样。很显然，该目录在一定程度上是唯一可用的，但却包含某些隐私信息。

如果应用程序的运行效果没有得到科学验证，也没有复验结果，那么医生将对该程序将不予重视。医生信赖期刊中同行的评价，医学研究报告称，某种临床使用的应用程序效果好、可信度高，他们自然会加以重视。有人批评医生对技术的质疑走过头了，记住，医生是受患者之托，为患者着想而已。除非研究被证实，否则医生们不会停止质疑新应用程序在时间和效果上的投资回报率（IMS，2013）。

通过研究进行分类

关于应用程序，有许多"爆炸新闻"，但实证研究的报道比较有限，很多信息没有受到严格的验证和审查，大量被报道的数据资料中存在许多可变因素。例如，医疗应用程序的数量以及使用率的估算出入很大。这可能在某种程度上是由于缺乏公认的医疗应用程序的分类方法。因此，保健、美容、健身、饮食和临床应用程序经常被归入各种表格或报告中或者被排除。而且，排除也好，归入也好，通常没有具体的理由或解释。尽管普遍缺乏严格的评估，但还是有一些有关医疗保健应用程序和移动医疗可靠的信息渠道。接下来总结最近的研究对移动医疗的主要贡献。

如本书中所提到的那样，许多报告的研究视野狭窄，仅仅回答一些非常具

体的、具有市场导向性的问题，却没有运用有说服力的对照研究。这些问题
包括：

- 移动设备，尤其是智能手机在国家内和国际上的增长规模
- 个人移动设备在工作场合的使用程度
- 对应用设备和平台的使用偏好
- 移动健康市场的费用与预测
- 下载量最高的应用程序
- 消费者应用程序发展趋势

虽然这些问题很重要，这些数据也可以为应用程序的发展和市场决策提供
参考，但这类研究却并不能提供信息的范围，也不能保证数据的完整性，更不
能满足临床和政策制定者的需要。实证研究进展缓慢且需要长时间的证据积
累；再者，研究有可能局限于单个角度或现象的某个特点、单个运用，以及地
理的或者组织的单个环境。这些和其他限定条件（研究者制订的约束条件），
以及研究设计的局限性都是研究者不能控制且可能会影响结果的环境因素，是
评估研究报告和数据分析都必须考虑的因素。

医疗信息研究所报告

2013 年 10 月，医疗信息研究所发布了最新的综合总结报告，该报告对
收录在 iTunes 商店中的 43 000 个应用程序进行了调查分析，剔除其中大约
20 000 个与医疗保健完全不相关的应用程序，7400 名医疗保健人员专用的
应用程序也被剔除，同时还对 16 275 款专为客户订制的医疗保健应用程序
的功能进行了全面分析（IMS，2013）。尽管一些网络出版物认为现在有成
千上万的医学应用程序，但该报告的最终数据却更接近可靠资源发布的应用
程序的实际数量。

此项研究报告共 65 页，提供了应用程序的一些理性数据。调查发现，大约有一半的应用程序下载量不足（下载量少于 500 次），由于缺乏实例，所以许多医生在推荐应用程序时缺乏信心。再者，绝大部分用户导向型的应用程序除了传递信息外就没有其他功能了。提供了使用方法的应用程序不到一半，仅20%的应用程序接受用户输入的信息。

调查发现，有 5 款应用程序在总下载量中只占 15%，这表明用户因缺乏使用指导而放弃。尽管报告表明潜在收益是通过饮食和健身应用程序所提供的健康生活方式知识提供的，但应用程序使用所带来的益处还是需要系统的评估，并将结果提供给患者、医生和用户。报告认为，只有很少的应用程序能满足大多数人的健康服务需要，65 岁及以上的老人是应用程序未来发展的巨大市场机遇。该调查结果与埃森哲健康调查、皮尤互联网和美国生活项目的调查结果相吻合。后两项调查面向老年人，尤其是"婴儿潮"那一代人，这些人对自我健康比较重视，是网络用户中增长最快的一部分。

服务质量

研究成果的普遍性有可能会受到卧龙岗大学和新南威尔士大学所处的地理环境的影响。研究人员对移动医疗服务质量进行多维度概念化评估（Akter et al.，2013）。无论哪种科学研究，测量工具的开发和验证对于可靠的选择比较都非常关键。此项研究开启了对移动医疗研究的先例，并且做出了几点贡献：第一，该研究全面研读了 2000 年到 2011 年移动医疗的所有文献，考察了服务质量等级的基本框架；第二，文献分类列举了移动医疗的"独特"属性，见表 8.3。识别这些属性很重要，因为测量尺度必须有包容性，而且分类要合理。

表 8.3　移动医疗的特点

特　　点	关键概念
可得性	"任何时候任何地点都能解决"
快　速	"速度快、相关性、目标明确"
互动性强	"共同创造价值"
基于本地的信息	"使用全球定位系统和源小区技术"
移动性	"快速、宽敞、移动性"
解决方案有个性	"个人的具体需要"
全球定位系统和源小区	

（来源：Adapted from Akter et al. ，2013）

　　第三，该研究基本上是以医疗卫生服务质量已有的研究和知识为基础，把移动医疗从一般医疗中分离出来。虽然该研究的理论框架非常合理，研究设计也很全面，但是其定性研究的小组讨论和访谈对象却仅局限于孟加拉国一个特别远程的医疗应用程序的用户。因此，该研究数据得出的结论对于不同医疗服务模式中有共同医疗经历的人来说并不具备代表性。

　　尽管如此，将移动医疗独特的服务质量区分出来仍然意义重大。图 8.3 展示了移动医疗的三个大类及三个相关的子分类，所有这些均与质量评估息息相关，被假设为影响客户满意度的直接因素，还会影响到客户是否愿意继续使用移动医疗的产品和服务。关于满意度和长期使用的预测能力非常重要，对于产

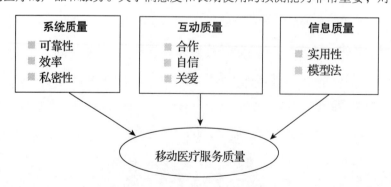

图 8.3　移动服务质量剖析

（来源：Adapted from Akter et al. ，2013）

品开发、产品销售、投资、临床医生推荐、保险范围和流程认证都非常关键。

技术运用

消费者接受医疗技术已成为研究的主流，而且成果颇丰。尽管这些研究基于不同的理论观点和情景模型，但都有利于建立信息科学、行为科学和卫生保健知识库。移动医疗技术的接受和运用已经在某种程度上成为情境研究的新内容，但是缺乏足够的理论基础。孙等人（2013）试图将关键技术的接受与健康行为理论视角结合起来，创建一个比之前的模型更具预测力的模型，尤其重要的是在移动医疗技术的情境中。统计测试表明，该综合模型确实比任何单独的模型都更强大。综合模型的关键是：作为健康和保健生活方式的移动医疗技术，对其使用偏好进行评估时，必须一并考虑个人的健康行为和技术接受行为。

如在服务质量研究中所说的那样（Akteretal.，2013），由于不同国家医疗卫生模式及其医疗文化行为存在差异，所以必须考虑到研究环境制约了普遍性。然而，鉴于老年人从移动医疗产品和服务中获益颇丰，所以对老年居家医疗保健服务用户样本的研究也非常重要，但在研究设计期间被忽视了。再者，对用户接受行为的研究是对医疗专业人士进行接受行为研究的很好补充，对后者的研究之前已进行了不少。研究的重要成果有社会对个人选择的影响效应、个人感知效应对技术引进的影响。建议运用以用户为本的设计来进行市场调查，建立合理的价格体系，保证服务质量。

其他研究建议

如前所述，必要的理论和实证研究必然会明显延迟调查结果和建议的公开发表。在目前的文献中进行检索，有关这个类型的研究成果为数不多，大部分仍处于研究当中，且很有可能在不久的将来出现成果。一个典型的例子就是，美国国立卫生研究院（NIH）在 2010 年向与手机有关的研究拨款了 150 项

（Collins，2011）。虽然一些纵向设计的研究可能需要两到三年，甚至更长时间，但是 2014 年，这些项目的研究报告出现在了公共文献中。这将成为证实假设的重要研究流派，这些假设包括：扩大手机在保健方面的应用、应用程序的趋势和用户使用行为、基于手机的移动健康服务的长久效力、移动设备的安全性和有效性等。此外，有了美国国立卫生研究院的资金支持，专家将对设计方案和研究目标进行评估，研究结果的可信度也将得到进一步提高。

表 8.4 总结了其他文献的主要研究结果和建议。该列表并不全面，报告内容的选择具有针对性，意欲为移动医疗利益相关者提供可行的信息。

表 8.4　主要研究结果和未来方向启示

日　　期	研究负责人（作者）	研究结果	启　　示
2012	（Whittaker，2012）	关于移动科技在疗效方面，系统的研究很少	理论和实证研究驱动因素，研究需要资金支持
2012	医疗卫生信息和管理系统协会	信息科技专业人士认为移动环境并不成熟，移动数据很少与电子健康记录结合起来	产品和网络接口研究开发 实施模型
2012	KLAS Research（Slabodkin，2012）	对于保健服务供应商来说，苹果手机是首选的个人移动设备	健康保护组织政策：在工作中循环使用个人设备或电子健康记录接口，更严密的安全保护措施
2013	（Fiorelli et al.，2013）	关于基础服务项，如短信，已有很多研究，但关于手机应用程序的研究很少	新型手机平台上的应用市场 产品和服务的机遇
2013	（Solano-Lorente et al.，2013）	患者满意度是对在线/移动医疗服务忠诚度的决定因素	需要对服务交付组件进行投资，需要以用户为中心的应用设计，开发者应注重使用简便与实用并举

（续）

日　期	研究负责人（作者）	研究结果	启　示
2013	（Tomlinson etal.，2013）	很多移动医疗的领军项目不具备系统的实施方案和评估策略	需要对预期效果和实际效果进行试验 需要开放的移动医疗结构
2013	思科	关于政府对远程医疗增加资金的预测	如果有资金支持，供应商可能扩大服务规模，有资金支持的实证研究也可能会增加
2013	思科	消费者和供应商对关于隐私保护和移动服务偏好的看法不同	需要研究如何消除分歧、达成一致
2013	Medullan ITConsulting（Medullan，2012）	信息科技专家认为，移动医疗没有一个有组织的驱动因素，也没有清晰明确的目标或策略	健康保护组织需要明确移动医疗在临床策略中的作用
2013	移动医疗联盟（Philbrick，2013）	证据基础正在形成初期	需要更多以健康和成本效用为指标的研究和更多稳健强大的设计
2013	市场透明研究报告（2013）	对患者进行远程监控被认为是移动医疗中最有影响力的趋势	产品开发 美国食品与药品管理局的监管 功效的研究
未注明出版日期	英特尔公司报告（未注明出版日期）	有关移动科技对回报底线（投资回报率）或对硬件、软件、政策发展、安保和实施的必要投资方面的信息很少	需要更多成本收益分析和其他财务分析，以及商业计划预测模型

投资方须知

移动医疗环境的一大特点是变化日新月异，特别是科技方面的变化更是令人目不暇接。在这样的环境下，投资决策者往往抉择艰难、举棋不定，建议主要应考虑以下几个核心问题：

- 产品是否能如预期运行？
- 产品长期使用的可能性有多大？
- 产品研发和实施的价格成本能否有市场竞争力？
- 产品是否很容易被复制或者被竞争者取代？
- 产品是否需要后续的完善？
- 产品是否会面临法律或管理方面的问题？

在研发风险评估模型时，投资方可能需要用不同的方式思考，并且跳出传统的商业模型。举例来说，投资人可以参考生物科技行业，寻求投资策略启发。生物科技也是与保健和消费者相关的快速发展的行业，同样也面临着不确定性带来的种种挑战，所以既要进行商业计划开发，又要有退出策略。在生物科技和移动医疗两个行业中，越来越多的新型企业被大型公司收购，因为他们更容易资本化且扩大产品的研发规模。

生物科技也是一个快速发展的行业，它要面向保健行业与消费者，并且还面临着不确定性带来的种种挑战，既要进行商业计划开发，需要时又要退出战略。在生物科技和移动医疗两个行业中，越来越多的新型企业被大型公司收购，因为他们更容易资本化并扩大产品的研发规模。

最后，投资者需要用数据来做出决策。由于严格调查需要大量的时间，所以投资者可能将目光转向其他可寻找所需信息的领域，并且认为短期或中期的随机试验（对比长期调查来说）能够为风险评估提供足够的数据。此外，投资者还会选择关注某一特定群体，把特定人群研究作为切入点，并通过观察研究来充实所需信息。观察研究并不是基于证据研究的标准，但这些研究也提供了实践中的真实数据，以支持涉及产品性能、效率及安全方面的猜想和预测。因此，在对比一些特定类型的应用程序时，如饮食和健身方面的应用程序，观察性研究也许十分有效。一份报告简明阐述道：所有的研究，只要毫无保留地公示局限性和成果，就会成为数据库的一部分（Philbrick，2013）。最终，患者报告结果将成为可接受的测量依据（IMS，2013）。这种说法言之有理，因为保健行业的理念正转变为：消费者拥有更多自主权，他们关爱自我，自主管理保健事宜。

投资者习惯于承担风险且明白收益是无法保证的，但是他们不愿意将资金投入到投资意义说不清、道不明的项目中去。因此，应用程序开发人员必须对产品运用和可持续性进行详述，包括应用程序功能的细节信息、潜在的商品不利因素，以及数据隐私和保护中可能出现的问题。市场分析，包括划分并确定特定用户群体，这将给投资者展示该应用程序在真实市场中的潜力。这种信息透明更容易吸引投资者买进。

在移动医疗市场，随着使用群体增加且收益模型的可持续发展，投资者将更注重经济收益，包括中期和长期收益。财务假设也非常重要，因为能将资本与可预测的未来科技和调控发展结合起来。举例来说，国家远程医疗立法是否能保证补偿虚拟访问的支付模型？云计算能否推动移动医疗的使用？如果应用程序开发人员想要保证投资人恪守承诺为应用程序开发买单，是不是由他们来决定产品的未来，且保证其强劲发展。

投资者也会寻求可持续性的价值。应用程序开发人员需要创造比广告宣传更大的价值，并使产品合法地进入市场，并在火爆的市场中保持竞争力。譬如，内科医生在选择应用程序之前需要可信的证据，即使这个应用程序的公式集还没有完全编好；应用程序的开发者也要想方设法将他们的应用程序编写得符合用户潜在的需求。另外，医生还想要知道其所在的机构（比如说他们工作的医院）是否认可该应用程序，并且患者是否能自费支付或靠保险来支付使用该应用程序的费用（IMS，2013）。

总结和结论

本章的主要观点是了解所有的研究，无论是理论的、实证的或是推测的，都是移动医疗现象数据库的一部分。针对这个问题我们必须注意，研究设计、研究的局限、使用的分析方法和其他评估信息都必须展示给消费者，让他们决定信息是否符合自己的某项特定需求。针对这个问题我们建议，调查结果和所有信息应都能在一个访问便捷的知识平台上查询到，用合适的屏幕展示所有内容（Philbrick，2013），公开信息以便让用户在众多消息来源中选择自己所需的指导，这些信息来源包括政府和行业的报告、"灰色文献"及贸易文献，还有学术手稿。

许多研究课题在现有文献中仍然是"空白"的，包括那些要求严格、需要高度管控的研究，这些研究需要公开管理政策、资金和监管决定。这是必需的，因为这些报告需要很长时间才能进入主流视线，因为消费者和开发者需要先体验这些虽然不是很严格，但时效性却很高的信息。不幸的是，真正的困难在于如何更轻松地获得所需数据，以及如何提高数据评估能力以满足用户需求。

应用程序的目录和已有应用程序的对比信息几乎不存在，尽管"移动医疗市场"（Mobile Health Marketplace）的目录允诺能做到，而且全部产品的信息域都完成了的话。并且，指导消费者和供应商进行选择的标准和认证项目还没有提上日程。因此，还有很多工作要做。

绝大部分关于移动医疗的分析和销售都是在兜售它在系统间转换的能力，

以及不论何时何地都能进行人性化保健的潜力。相反，大多数人称移动医疗还没有发挥其潜力，目前做到这一步是不太可能的，假以时日，等学术和科学研究证实了其临床疗效，移动医疗经广泛使用后证明了系统效能和成本节约后，才能充分发挥其潜力。人们希望美国卫生研究所会支持这些领域的进步，来加速创新并更快地将研究成果付诸实践。

然而，实证研究的主题是建立于且经常诞生于小规模的调研和组织与行业的深入分析。最后，调研之间相辅相成、相得益彰对移动医疗行业的美好前景都是不可或缺的。

参 考 文 献

Akter, S., D'Ambra, J., &Ray, P. (2013). Developmentand validationofaninstrument-tomeasure users perceived quality of mHealth. *Information and Management*, 50 (4): 181-195.

Allen, M. (2013, Sep19). NewMobileHealthAppDirectoryLaunches. *PRNewswire*. http: //www. prnewswire. com/news-releases/new-mobile-health-app-directory-launches-224454351. html. Accessed 24 Feb2014.

AHIMA(n. d.) Mobile Health Apps 101: A Primer for Consumers). Chicago, IL: American Health Information Management Association. http: //myphr. com/HealthLiteracy/MX7644 _ myPHRbrochure. pdf.

Baum, S. (2013, Dec 12). Happtique suspends mHealth app certification program after software developer exposes security shortcomings. *MedCity News*. http: //medcitynews. com/2013/12/happtique-suspends-mhealth-certification-program-software-developer-exposes-security-flaws/.

Collins, F. S. (2011, Winter). Mobile technology and healthcare. *NIH Medline Plus* 5 (4): 2-3. http: //www. nlm. nih. gov/medlineplus/magazine/issues/winter11/articles/winter11pg2-3. html.

Fiorelli, M., Diviani, N., & Schulz, P. (2013). Mapping mHealth research: A decade ofevolution. *Journal of Medical Internet Research*, 15 (5), e95.

Grey Literature Report. (2014). What is grey literature? http: //www. greylit. org/about. Accessed 19 Feb2014.

HealthTap Blog. (2013, May 10). "Download Two and Call Me In the Morning": Doctors re- view and recommend the best health apps with HealthTap's all new AppRx. *HealthTap Blog. com*. http: //blog. healthtap. com/2013/05/%E2%80%9Cdownload-two-and-call-me-in-the-morning%E2%80%9D-doctors-review-and-recommend-the-best-health-apps-with-healthtap%E2%80%99s-all-new-apprx/.

HHS. (2013, Nov). Explore HHS' Mobile Apps. http：//www. hhs. gov/digitalstrategy/mobile/mo-bile-apps. html.

IMS Institute for Healthcare Informatics. (2013, October). Patient apps for improved healthcare：From novelty to mainstream. Parsippany, NJ：IMSInstitute.

Intel Corporation. (n. d.) Getting the most out of going mobile：Best practices in mHealth imple- mentation. FierceMarkets Custom Publishing. http：//www. fiercehealthcare. com/offer/mobile_ best_ practices? source = listing. Accessed 21 Feb2014.

Kumar, S., Neilse, W. J., Abernathy, A., Atienza, A., Patrick, K., etal. (2013). Mobilehealthtech- nology. The mHealth evidence workshop. *American Journal of Preventive Medicine*, 45 (2)：228-236.

Medullan. (2012). *mHealth drivers & barriers*-2012 *Survey：Healthcare overview*. Cambridge, MA：Medullan.

NewMobileHealthAppDirectory. (2013, Sept19). NewMobileHealthAppDirectorylaunches. *PRWebPressRelease*. http：//www. digitaljournal. com/pr/1478701. Accessed21Feb2014.

Nilsen, W., Kuman, S., Shar, A., Varoquiers, C., Wiley, T., Riley, W. T., Pavel, M., & Atienza, A. 1. (2012). Advancing the science of mHealth. *Journal of Health Communication*, 17, 5-10. PatientView. (2012). *European Directory of Health Apps* 2012-2013. London：Pa tientView. Philbrick, W. C. (2013, January). mHealthandMNCH：Stateoftheevidence. mHealtha lliance. http：//www. mhealthalliance. org/images/content/mhealthmnch _ evidence _ final. pdf. Accessed 21 Feb2014.

Solano-Lorente, M., Martinez-Caro, E., & Cegarra-Navarro, J. G. (2013). Designing aframework to develop eLoyalty for online healthcare services. *Electronic Journal of KnowledgeManage- ment*, 11 (1)：107-115. (ISSN1479-4411).

Slabodkin, G. (2012, Oct30). Mobilesecurityaprimaryconcernfordocs. FierceMobileHealth care. http：//www. fiercemobilehealthcare. com/story/mhealth-app-usage-rising-significant-challeng-es/2012-10-30. Accessed 27 Sept2013.

Sun, Y., Wang, N., Guo, X., & Peng, Z. (2013). Understanding the acceptance of mobile health services：Acomparisonandintegrationofalternativemodels. *JournalofElectronicCommerce Research*, 3 (2), 183-200.

Tomlinson, M. , Rotheram-Borus, M. J. , Swartz, L. , &Team, A. C. (2013). Scalin-gupmHealth: Where is the evidence. *PLoS Medicine*, 10(2), e10013282.

Transparency Market Research. (2013, Jan 08). mHealth market: Global mobile health industry analysis, size, share, growth, trends and forecast 2-12-2018. http: // www. transparencymarket-research. com/mobile-health-market. html. Accessed 13 Jan2013.

Whittaker, R. (2012, Sep-Oct). Issues in mHealth: Findings from key informant inter-views. *Jour- nal of Medical Internet Research*, 14 (5), e129.

第 9 章

移动医疗的未来：潜在的趋势和设想

引言

20 多年前，伦敦金斯顿大学数据通信方面的专家罗伯特·艾斯特潘林博士曾提出并解释了"移动医疗"一词（Kingston University SEC Research News，2013）。虽然移动医疗不是一个新的概念，但移动医疗如何发展、何去何从仍然是值得思考的问题。未来 20 年，移动医疗发展将如何发展？

移动医疗是一种颠覆性创新，将降低人们的生活成本。民众对移动医疗改变医疗保健的方式一如既往地充满期待，然而其功能和可持续性却鲜有成功。事实是，技术是移动医疗最容易成功的部分，但是只有它所在的系统同时运转良好才能发挥效力（Rosenberg，2013）。问题是，美国的医疗卫生系统存在严重缺陷，相互不连贯，职能行使不畅通，且受市场经济影响太大，将其与移动医疗绑在一起发展并不是成功的良方。要想从移动医疗中受益，就必须进行系统改革。数字健康集团（Digital Health Group）的创始人之一、医学博士埃里克·迪斯曼，号召发起一轮科技以外的文化创新。这意味着将重建卫生保健系统，包括培养人们的主流保健习惯、构建更有扩展性的医疗网络（Comstock，2013）。移动医疗或者作为移动医疗支柱之一的科学技术，会引领整个卫生保健体系进行全面改革吗？

移动医疗技术将朝什么方向发展？患者想要通过手机应用程序虚拟访问医生，但他们真的能充分发挥这项技术的实用价值吗？供应商和患者对未来产品的成效是否能达成一致？在商业项目立项后产出有限的情况下，长期赢利看不到希望时，投资者会继续投资吗？支付者如果拒绝为移动医疗买单怎么办？技术迅速更新换代对实施会产生什么冲击？是否难以买到医生或健康专家的服务？如果不能解决日益增多的安全问题和隐私泄露问题，移动医疗的实施会受到阻碍吗？

移动医疗最终的理想状况是流动性强并且细致入微，这有赖于多方面的因素。然而，移动医疗能经得住时间的考验，移动性能消除少数民族、医疗服务落后地区与先进地区的差异。有证据显示，美国的弱势群体、西班牙裔美国人和美国黑人比美国白人更倾向于使用手机关注自己的健康。他们用手机搜索健康信息，用应用程序监控和统计自己的健康状况。这些信息非常有用，能使未来的公共健康重视那些得不到高水平医疗服务的人群和健康状况糟糕的人群（Sarasohn-Kahn，2010；Fox，2010）。下文证明了，全球越来越多的人开始关注自身健康。

案例

全球趋势

若要研究全球趋势对美国卫生健康方面的影响，可以关注：

- 自我保健意识的增强
- 对医院需求的减少，对医疗专家医疗检查需求的减少
- 分享个人健康数据意愿的增加可能导致不规范，同时增加健康数据存储和交换的成本

对全球化趋势的预测基于不断增加的对移动健康诊疗技术影响的评估。比如，网络上一个全球健康诊疗项目调查揭示，80%的被调查者乐于使用移动医疗服务。此外，调查对象对自我进行药物测试表示信心十足。预计将来，消费者通过可介入的监控系统能验证自我护理的可行性。

但全球调查也显示那些不住在美国国内的美国公民，特别是遥远地区的人，感觉不到医院的效用。实际上，有57%的被调查者认为，传统形式的医院将被废弃。同时，网络调查揭示，大多数的被调查者（84%）愿意通过合理低廉的费用在健康医疗体系中分享个人健康信息。

全球网络调查内容集中在以下这些点上：

- 超过70%的被调查者正接受使用厕所感应器、瓶装药物感应器，也能忍受健康监视器。
- 72%的调查者愿意通过电视会议的方式与医生约定诊疗，咨询那些不紧急的医疗问题。
- 66%的调查者表示，他们更喜欢那种根据他们自身基因或生物学情况所做出的医疗服务。
- 超过一半的调查者（53%）表示，更愿意相信那种他们自己做出的检查，而不是由医生做出的。
- 30%的调查者信任自己做出的超声波检查结果。

（来源：Fischer，2013）

在这些无定向的移动医疗服务调查中，最有趣的发现是健康护理服务方面的技术发表必须更完整、更快地满足人们的需求，这些需求的涌现体现了自我执行的地位（Honaman，2013）。为了满足快速发展的科技挑战，许多健康设备新增加了高层管理者职位。建议增设的职位包括革新办公室主任，由这个职位决定一些前沿的流程和技术，以使得组织适合未来的需求。这个职位将领导医疗服务运转的基础设施建设。执行官将指出如何最有效地将无线网络需要和患者拥有的设备、医护人员、医生相结合，并统一将健康护理服务发表系统的效用最大化。

移动医疗成功的措施

然而，正如移动医疗未来所展示的，作为系统变化的催化剂，有几个因素对确保成功来说很重要：

- 建立和确保个人数据传输的安全和隐私性。不管对于消费者和医疗卫生服务的提供者来说，都不能存在风险，即使消费者在日常生活中不断增加移动技术的使用，包括用手机支付账单、处理银行事务，如此频繁的使用增加了数据被盗的风险。媒体不断报道服务器被黑客攻击侵入，因此，消费者越来越意识到数据安全的重要性。

- 创建移动医疗证书项目必须摆在首位。医疗应用程序证书项目被广泛宣传，但仅仅一周半后就宣告暂停。在项目的开发中，大量的安全漏洞是如何被忽视的？急于要填补空白，审查移动医疗应用程序的研发过于草率，这些是否导致了发展中存在的严重问题？

- 必须减少移动医疗发展监管的不确定性。科技发展快速，而美国食品和药品监督局（FDA）的监管却常常被诟病跟不上时代。一些专家认为，依然存在太多监管上的不确定性，尽管最近美国食品和药品监督局正在下发文件把移动设备区分为医疗和保健两种。不确定性还存在于医疗设备配件的具体定义上，以及通过应用程序帮助做出医疗决策（Nundy et al., 2014）上。

- 确立严格的论据来说明移动医疗对医疗护理、成本质量、患者满意度有很大的影响。直至现在，包括投资者、供应商、消费者和政府机构在内的每一方都从移动医疗中获利，也就是说，他们都认为移动医疗有积极的一面。而且，这些利益相关者需证实移动医疗服务正朝着既定目标前进。

- 建立移动医疗的支付和退款模式很重要。即使人们推测《平价医疗法案》（ACA）和责任医疗组织（ACOs）将创建有利于移动医疗持续发展的财务模式，但移动医疗的偿付方案仍不明确。现有的"付费—服务"模式不包含虚拟诊疗或医院或医生诊疗室外的医疗活动。没有雄厚资金的支持，移动医疗将无法进行可持续发展，医疗体系革新的速度就会随之慢下来。

- 务必关注工作流而不是小地方，是基于通过移动科技改善诊疗和非诊疗工作这一目标。其关键在于认清和理解工作流如何增加，而不是弄清工作流所涉及的技术之使用。即使技术很诱人，社会组织也应关注发展体系，以同时满足医疗供应商和消费者的需求。社会组织还应关注 IT 服务的合作流程，特别是涉及临床医生必须买入程序并成功安装使用。Inova 是在美国弗吉尼亚州北部医疗卫生系统中排名第五的组织，该组织报道了 3 年前研究关注公众无限网络体系的建设以及与企业的合作，后来它转为研究如何在某些特定时间段扩容在线服务能力（Rowe，2013）。

● 研发更多的应用程序来配合终端使用者是目前严峻的和必须解决的问题——如果人们安装复杂的应用程序，就无法形成他们的使用习惯。德国 research2guidance 公司的报告指出，即使市场上有超过 1100 款与糖尿病治疗相关的手机应用程序，也很少有用户使用这些程序。不使用这些程序的原因在于很多程序仍需人工输入数据，存在与现有检测血液中葡萄糖成分的仪器难以整合的问题，或程序无法检测血糖、监控人们的日常活动和预测合适的食物摄入量（Wicklund，2014）。所以，手机应用程序的开发必须致力于研究终端用户的使用需求和操作简单化。

● 为了可持续、经济的稳定性和技术的扩展，需要人们制订可行的目标，这些人包括程序开发者、企业家、创新者、付费者、政策制定者和其他视移动医疗为健康服务系统里必不可少的一方面的人们。

不确定即确定

不确定性是未来移动医疗服务的主要特点。众所周知，随着医疗服务变得越来越商品化和易于获得，其他国家或者全球性的医疗服务提供者都将参与竞争。最终，为了赢得患者的青睐，美国的医疗服务提供者将在更大的市场上竞争，这些竞争包括价格竞争和持续增加的金融风险。医生们会发现，患者们在获得医疗服务方面有选择其他竞争者的权利，特别是患者会选择那些大型的、有知名度的远程健康服务系统（Schwamm，2014）。所以，拓展医疗服务需要在结构上采取新的战略。

　　众多挑战和限制对移动医疗服务产生的潜在影响不计其数。从基本预测看，当你的手机没电你会怎么办？从市场活跃度看，即使开发了程序，人们也不一定会购买服务。可用的相关应用程序充斥市场，消费者因为强烈疑惑而可能对购买无动于衷。此外，程序相关人员也需要关注生产周期、回收利用和退市策略，以确保自己的程序仍占着主流地位。

　　"抓住今天，展望明天"的标语被印制在英特尔公司的一款 T 恤上，展出在 2014 年的消费者电子商品展（CES）上，该展览每年一月都在内华达州的拉斯维加斯地区进行。展出中，人们对移动医疗服务的需求很大，关注怎样才能将技术翻页？过去的几十年，人们接受科技的不断变化，但如今，技术每年都在变化。这是一个相对新的现象，就像苹果公司推出新苹果手机和产品服务，并强迫用户进行系统升级一样迅速的科技变化导致科技的被压缩，以及很多技术早产或者被废弃。

　　迅速更新的科学技术会导致过时，但也助推了革新。以假肢用品发展为例，史密斯学会的一篇文章（Brumfiel，2013）提到，个人电子产品的更新也影响了假肢和人体辅助器械的发展。一些专家认为，新的科学技术将在 21 世纪末大大减少躯体活动受限制的程度和减少残疾带来的不便。在这场医疗革新中，移动应用程序也将起到至关重要的作用。最新的假肢发展是在手掌的手指方面取得的成就，即由每个 0.4 英尺（1 英尺约为 0.3 米）大的发动机来感应手指受到的压力。通过下载苹果商店的应用程序，用户可以使用程序菜单来选择 24 种不同的抓握方式指挥假手活动。

移动医疗的发展方向

　　20 世纪末开始流行"自己动手"这个潮流（DIY），企业也开始给消费者提供他们想要设计和制作的工具，消费者则扮演了产品的开发设计者和回炉改造者（Coy，2000）。随着移动技术的出现，自己动手的潮流蔓延到了健康医疗方面。移动医疗服务体系和《平价医疗法案》都致力于一个目标，那就是消费者参与自负自助医疗和自我诊疗的责任，即消费者用电子产品参与健康服务，比如药物治疗和健康行为监控。此外，移动医疗服务体系和《平价医疗法案》旨在降低就医成本、改善医疗质量，以及使患者感到满意。因为《平价医疗法案》的制定目的在于使医疗质量实现从量（大量的访问者和程序开发）到质的转变（使患者身体健康），这种持续的转变对移动医疗服务的扩散帮助很大。

移动医疗服务目前对健康医疗的关注正在增强下。然而，在大多数情况，移动医疗服务因被视为不依赖任何目的、不带扩大系统的初衷而正在发展壮大。在健康保健组织中，移动医疗遵循着严格的组织价值，也就是说，它在市场上属于佼佼者（Martinez，2012）。但是，简单地推出新技术并不意味着能自然降低成本和增加附加值。如果移动医疗获得成功，其构建和运行体系势必要趋于降低成本和增加价值。

有些人视健康医疗革新为降低医疗成本的主要方式，但革新的力量远不止使体系运行效率化。依照目前情况看，移动医疗体系有可能修改健康医疗的范围、广度和改变诊疗的提供者。至此，人们到医生办公室看病将成为过去，传统的在医院大楼内部开展的诊治将走出去。现在的新情况是，健康诊疗具有持续性，但人们不一定在同一时间看病，人们能随时随地看病。健康诊疗也不再被视为"地方性"的。医疗的提供者和患者之间的界限正在消失，提供服务和接受服务也不再需要在同一地点进行。移动技术提供了更进一步探明患者真实需求的机会（Shaywitz，2013）。企业家们和革新者们也正在寻求机会帮助创造一个电子化的健康医疗共同体。

目前的进展与未来的发展

正如某些人说的那样，我们正生活在移动的世界（或称作电子世界）中。全球有5000万部手机，15岁以上的人群几乎人手一部（Rosenberg，2013）。无线连接使我们能上网、获取信息和随时随地进行交流。无线技术由于方便、价格实惠，所以改变了游戏规则。在无限的变化中，我们处于紧张亢奋状态。坦白地说，我们真的不知道改变的终点在哪里，也许根本就没有设定好的终点。

也许我们正处在革新道路的中途；也许医疗卫生的移动革新正好处在前进道路中途；从生物学角度看，强调平衡也许是看待移动医疗服务的正确方法。持久地保持现状的理念也被突现的、巨大的改变打乱，这正好诠释了数字医疗产品界发生的事情。比如，可穿戴的运动追踪器 Fitbit，经常用来记录跑步结果的腕带装置，这种方法现已被运用于医疗应用中。近来，梅奥诊所（Mayo Clinic）完成了一项研究，用运动追踪器 Fitbit 来监控心脏手术患者的恢复情况，并用增加新感应器的方法记录患者心率和血压（Nosta，2013）。

在医疗卫生服务中，科技经常是变化的驱动因素。在 20 世纪初期，汽车的出现减少了医生治疗患者时来回奔波的时间，使其能够治疗更多的患者。X光检查和麻醉技术的出现，使得复杂的手术和诊断都在医院进行，而不是在医生的办公室或患者的家里。医生获得医疗的掌控权部分原因是技术，现代医院的崛起是建立在医疗技术发展的基础之上的。

医疗信息技术（HIT）刚诞生的时候，医疗保健并没有采用此技术。计算机在医院里最早是用于财务和广告宣传部门，使用的比较多的还有行政管理部门。当时对计算机运用不多的原因是因为调整、支付或偿付存在障碍，科技的运用缺乏刺激因素。同样的，美国医疗卫生系统对医疗服务中运用网络、手机和视频技术反应迟缓。如果作为服务手段运用的话，患者就能积极参与治疗，改善服务质量，还能节省医疗开支。技术推行缓慢的原因有两方面：一是付费的诊疗模式没有惠及实际访问者，二是系统运行需要庞大的费用（Pearl，2014）。

虽然科学技术在工业领域迅速发展，但其成果却不一定会在实践中得到运用。在医疗保健中，理想的最终结果如下：

- *已改善的健康成果*

- 更健康的生活方式和习惯
- 患者的参与——消费者为自己的保健负责（自我护理）
- 减少医疗费用
- 提供更有效的健康服务
- 高质量的医疗水平

谁获益了？

对于一些利益相关者而言，移动医疗是高科技的玩具和工具，可以加快工作速度、吸引新的客户；对其他人而言，则无异于投资的机会。移动医疗的未来在很大程度上取决于服务的环境和目的。关键的是考虑个人利益相关者"想要什么"和"不要什么"。

消费者

消费者希望移动医疗能够随时随地地提供效率高、成本低的医疗保健服务。移动医疗能够帮助医生和研究人员了解长期且真实的健康需求，改善消费者的医疗保健环境吗？消费者想拥有健康，想花更少的钱获得健康，也渴望得到更便利的服务，同时希望积极参与更多维护自身健康的活动。他们想获得自己的医疗保健记录，并且能够随时随地安排需要的会诊，同时仍希望亲自去咨询医生。2012 年埃森哲调查结果显示，在被调查的 1 100 位患者中，大部分表示想要通过运用技术管理自己的医疗保健。90 % 的患者表示更倾向于通过网络了解保健信息和教育，72 % 的患者则希望在网上看医生，还有 85 % 的患者想在必要时和医生面对面交流（Accenture News Release，2012）。

移动医疗有潜力从根本上改变医疗保健环境，并且造福消费者，使他们能够简单准确地诊断自己的急性症状。移动医疗也可以通过监督、跟踪、传输血压、血糖等生物特征信息来促进消费者自我护理。移动医疗还可以通过快速的诊断和治疗来更好地控制慢性病，撤销不必要的医生门诊和急诊（Steinhubl et al.，2013）。

我们不能忽视一些善变的因素——消费者对免费应用程序越来越朝三暮四，下载试用一段时间后，然后删除。这种不稳定性还表现在对应用程序的可取之处妄加评估。谷歌眼镜和衣服最初被认为超级有新意，但是批评随之而来，消费者想要这个创新设备的外观时尚多样。可是，就在几个月前，这些技术还被认为是不可能实现的，例如医生可以带着谷歌眼镜查看患者的病情，手术时能看到癌细胞，或者能通过腕带等设备追踪、传输生命健康数据。消费者居然希望这些科技也能以时尚的面貌出现。

然而，消费者的移动医疗成本一直被忽视，但这个是可以改变的。例如，在美国的俄克拉荷马州，医院的远程医疗服务最终会给消费者带来额外的电话费用。而电信公司为医院提供免费或者优惠的互联网和电话服务，虽然有联邦和州的基金为此买单，但是仍然满足不了远程医疗项目的需求（Monies，2013）。

同时我们不能忘记应用程序免费或者相对便宜这一事实将来可能会有所改变。现在一些带广告的免费应用程序和广告商共享消费者的数据，消费者以后可能会觉得这种分享的代价未免太大了，因为下载后过不了几天就会被卸载掉。在网上交流和分享个人健康信息及病例正变得越来越普遍，消费者担心隐私泄露，医疗信息会被不当利用，但他们却左右不了（Vodicka et al，2013）。

供应商

临床医生和管理人员期待提高生产效率、消除非增值活动。他们希望移动医疗能高效获取临床护理信息、节省等待的时间。他们也希望获得附属数据，无论是来自组织还是公共领域，这些都可以提高临床决策的准确性（Martinez，

2012）。此外，医院可以获得准确的、高品质的网络带宽，减少网络连接的时间。换句话说，他们想要所有的数据和信息。

医生希望在给患者开处方前，能通过应用程序获得更多的疗效证据和评估指导（Steinhubl et al, 2013），同时也希望应用移动医疗维护患者健康产生的费用能够得到报销，并且减少不必要的就诊（Levy，2012）。医生们不想去看来自移动医疗和健康设备的所有数据，因为医生的报告会被大量的数据所淹没，要知道，不是所有的数据都对照顾患者有帮助。一些人主张由医生来扮演移动医疗的主要角色，通过获取正确的信息来帮助患者康复并保持健康，确保这些技术改善医患关系（Wicklund，2013b）。

运用移动医疗的医生都关注额外成本这个问题，如资本投资、培训以及要做更多的工作，至少是在开始阶段。在某些方面，医生对移动医疗患者的增加表现得很警觉，这些患者使用移动设备比较多，医生只能通过网络或者视频来了解他们的状况。医学博士大卫·雪兹威是波士顿测评技术及持续健康中心的创始人，他注意到医生们正在为新兴技术和挑战而奋斗，以确保数字保健中的人道主义（Shaywitz，2012）。人际关系的损失将会是医生和患者为了提高效率、降低成本和增加便利所付出的代价吗？这种代价值得吗？

另一方面，设想一下，在某些服务方面，科技到底如何代替医生？在2012年移动医疗峰会上，太阳微系统公司的首席执行官维诺德·柯思拉和帕特纳互联医疗合作中心的创始人约瑟夫·卡瓦达医学博士共同展示了无医生的卫生健康护理。柯思拉声称，目前医生所做的 80% 的工作可以被计算机应用程序取代；卡瓦达则认为计算机擅长演算，而这正是医生的大部分工作量，因此科技能使供应商为更多患者提供服务（Rowe，2013）。

医生也不愿意移动医疗老是打断他们的工作。一项挪威的研究表明：移动设备、智能手机会干扰医生的正常工作，导致医生做出一些与职业无关的行为。该项研究报告称，有的医生在治疗期间接听电话或者中断临床咨询去阅读和回复短信（Solvoll et al. , 2013）。

医院和医疗体系

医院和医疗体系想要成功地管理患者，让他们进行自我护理，增加患者获取供应商和信息的途径，并在减少成本的同时提高护理质量。加利福尼亚北部的凯萨医疗机构（KPMC）为其 340 万会员提供了住院及门诊电子医疗记录系统，并开发了一套便于患者使用的互联网、手机和视频工具来实现这些目标。KPMC 的这些努力增加了患者满意度，也完成了改进质量的指标，例如确保患者一定程度的隐私安全，保护患者的数据，节约成本，虽然进展有点慢，因为投资与患者对科技的广泛运用之间有一个时间差（Pearl，2014）。

虽然虚拟访问比办公室访问的费用低，但是医生要花很多时间，在某些情况下，还可能需要后续的办公室访问。科技还没有被所有患者接受，KPMC 不得不保持与移动医疗平行的纸质、电话和当面交流的系统，因为有些患者不使用互联网、电话和视频服务。最后，KPMC 推出了桌面医疗（desktop medicine）时间，要求医生用额外的时间来审查患者的化验和检查结果，规划并实施对患者的普查和预防医疗，回复邮件，更新处方，进行后续电话回访。为了做到这些，KPMC 必须安排工作人员替换离开办公室的医生（Pearl，2014）。

保险公司

支付者也想得到指导。由于虚拟问诊的支付并没有统一标准，所以支付者一直在"付费—服务"系统中关注虚拟访问的偿付情况，这种偿付有可能增加访问量和费用（Pearl，2014）。他们希望移动医疗减少成本并帮助其获取市场份额，特别是消费者的市场份额，他们不希望落后于移动医疗这波浪潮。例如，美国威尔公司的业务主要集中在保健计划、自付保险企业和供应商上，它可以通过移动设备提供服务，让医生和患者在几分钟内取得联系。该公司也与

在线医疗集团进行合作，该集团的所有权归属于医生，有基础的和紧急的医疗
团队，专门提供视频远程医疗服务（Wicklund，2013b）。

投资人/企业家

投资者对资金的投入相当谨慎，需要有可靠证据证明移动医疗效果显著，
特别是患者护理方面。他们希望投资获得回报，渴望看到潜藏的巨大商机；也
希望少些炒作，多点儿事实和依据。投资者知道任何投资都是有风险的，而移
动医疗的前景经常被夸大，因此，投资者和企业家不想看到的是：由于科技快
速更新或者资金短缺而导致长期投入失败。

所有的股东必须看到降低成本、增加访问途径、提高质量、增强负担的能力，
也必须看到奖励机制和创新机会，同时还需要规章制度确保所有参与者的隐私安
全。无论股东是私人还是公共部门，都必须有投资回报（ROI）来弥补运用该技术
所需的大量投资。虽然一些研究者提倡移动医疗，但是可持续性和推广取决于扶持
政策和监管环境。一些专家认为，尽管美国食品和药品管理局最近的裁决把移动设
备做了健康和疾病的区分，但监管的不确定性依然大量存在，如移动装备附件的具
体定义，帮助医疗决策的应用程序等都存在不确定性（Nundy et al.，2014）。

移动医疗是否夸大了巨变的承诺？

如果你相信你所看到的或听到的，那么移动医疗就是美国医疗保健系统问
题的有效方法，无论是质量、成本、效率还是加强访问，都可以解决我们所有
的问题。移动医疗可能有希望改善医疗保健服务，但是数据表明，现在还实现
不了并且不知道什么时候能实现。很多希望寄托在科技上，但目前还没有证据
能继续带来希望。很少有证据表明，智能手机应用程序确实可以减少不良生活
方式所导致的疾病，降低随之而来的高额成本。大部分的应用程序都没有被监

督，而且依赖于患者忠实记录他们的活动，但我们知道人们可能对手机撒谎，忽视收到的提醒信息（Bradley，2013）。

2013 年，创业基金为公司贡献了 1.5 亿美元，它的移动软件程序跟踪和分析各种有助于健康、睡眠和饮食的因素。大部分软件致力于敦促人们实践健康的生活方式，通过游戏或者竞赛的形式激励他们。使用者可以和家人、朋友、同事或者网上的其他参与者一起竞赛。游戏的目的是增添健康生活的乐趣。相比 2010 年 1 亿的收入，2012 年，苹果的移动保健应用程序和谷歌安卓操作系统的设备创造了 7.18 亿美元。很明显，大家都觉得好玩，但这些人真的能变得更健康吗（Bradley，2013）？

促进移动医疗改革的强大力量有三个：当前消费的非持续性、无线连接的快速增长以及精确的个性化医疗需求旺盛（Steinhubl et al.，2013）。即使这三种力量汇聚在一起，移动医疗还是面临很多障碍。据惠科特报道，实施移动医疗的主要挑战是隐私、数据安全和偿付，实践中还没有移动医疗疗效和效率方面的典范，需要高质量的研究来验证此种说法并推动其实施。医生不愿意推荐还没有被正式审核的应用程序。

说杀手级应用程序 Killer App 是否即将出现还为时尚早，大多数专家还不能确定它包含什么，甚至不知道它从何而来。这个时代的移动巨头都紧盯着移动医疗改革，如苹果、三星和谷歌。戴尔和微软正进军目前由苹果主导的市场，其产品仍然是临床医生的选择（Slabodkin，2013a）。行业冲击还未真正开始。此外，谷歌推出了"谷歌保健"（Google Health）的私人电子保健产品，又回归了医疗保健行业。这一次，包括为凯力克投资，这是一个专注老年病的新保健公司，关于该公司已知的细节不多，但专家们希望通过盈利报告，获得更多关于此项新的风险投资的情况（Farr，2013）。

根据埃森哲健康调查，美国老年人对在网络和移动设备上管理他们的健康很感兴趣。然而，这些老年人似乎没有从医疗保健供应商那里获得这些服务，因此供应商和保健计划应该把注意力转移到这个新兴的市场中。据皮尤互联网和美国生活项目调查发现，老龄人口是人口数量增长最快的部分。从 2000 年到 2012 年，使用互联网的老年人增加了两倍，50 岁到 64 岁的人使用互联网的人数增加了一倍。这些数据表明，老年人从互联网上获益颇丰，特别是日常活动，如办理银行业务、购物、娱乐、交流等（Zickuhur 和 Madden，2012；Wicklund，2013a）。

美国卫生和福利部关注能够创作移动医疗应用程序的市民，并为这些创新者开展了网上竞赛活动。基金会为创新应用程序工程建立了庞大的资金奖励体制，如著名的罗伯特·伍德·约翰逊基金会。2012 年，约翰霍普金斯大学的两位医学院学生获得了 10 万美元的奖励，他们设计了移动医疗应用程序 Sym-cat，人们通过查阅他们的系统来定位附近的医院和诊所（Howard，2012）。但是，未来移动医疗是否可以依靠这种独立的创新方式尚不确定。

隐私、安全和其他科技挑战

数据泄露的成本继续攀升，已经达到了 70 亿，现象协会和健康组织（Pokemon Institute 和 the Health Information Trust Alliance）每年进行一个关于患者隐私和数据安全的研究。结果显示，医疗健康产业数据泄露事件在上升，大有后来者居上的势头。54% 参与调研的组织表示，对于组织数据泄露他们没有信心，只有在寻找漏洞时信心尚存。最令人不安的是，即使数据泄露每天都有可能发生，也没有引起高管的高度重视，因为与银行业和其他行业相比，对移动医疗数据安全漏洞的预测和担忧真是小巫见大巫而已（Bowman，2012）。

符合安全要求是非常重要的问题，手机拍摄是机构隐患。一位在网上快速搜索的临床医生引用《健康保险携带和责任法》（HIPAA）的例子阐释说，在讨论临床案例时，手机拍摄和短信的使用不合适，在大多数情况下，这样的泄露不是故意的，但是经常发生。因此，服从很重要，风险管理者加上内部审计，以及 IT 行业员工必须按严格的规定使用手机。现在令人担心的是，公共渠道的交流未经授权泄露，也没加密。而且，这些交流工具的寿命是永久的，也就是说，电子数据不会过期（Martinez，2012）。

互操作性

医疗卫生信息和管理系统协会（HIMSS）将互操作性定义如下：

互操作性指的是系统和设备可进行数据交流互换，并诠释分享的数据。对于两个具备互操作性的系统来说，他们必须能够交换数据，然后把数据提供给用户，以便他们能够理解（www. HIMSS. org）。

互操作性对于供应商来说是一项巨大挑战，因为患者有多种健康问题，忧虑重重，他们需要不同的供应商进入系统一起交流探讨。此外，患者使用fitbit这样的工具以及私人健康记录越来越多，格外需要保持信息交流畅通，不能阻碍消费者和供应商之间的信息交流（Bowman，2014）。

害怕创新

莱恩·波斯是弗吉尼亚北部的健康系统方面的主要医疗信息官员，他认为健康产业一般害怕改革。2014年1月，在华盛顿健康行业年会上，他对患者和专家小组做了一次演讲，他说："医疗行业令人担忧，我们不敢提升我们自己，如果你看看其他行业，他们拥有庞大的研发队伍，医疗需要管理科技正如你得保持马的平衡，我们关注它们、培养它们，但我们自己却不敢做任何事，我们已经改变了自己的想法（Bowman，2014）。

来自制度方面的挑战

移动医疗从信息技术角度来看是可行的，但是从政府官僚机构的视角来看却是难以为继的，医疗体系呈碎片化。发达国家实施移动医疗比较容易，据推测，这是因为他们遇到的障碍较少。在美国，我们也许遇到了太多的问题，因为许多联邦机构要审查，如联邦通信委员会（FCC）要监督通信问题，如网络中立，联邦通信委员会有资格规范互联网的使用。此外，食品与药品管理局（FDA）要继续检验移动医疗的产品、如何建立移动医疗的偿付制度，以及对安全隐私的担忧日益增加的问题。

使用价值

最重要的运用价值意味着扩大和有效地使用昂贵的临床资源，如医生和护士。资源少、产出多值得大力提倡，移动医疗可以解决途径问题，尤其是在对于卫生保健专业人员不足，人员的招聘和留任都很困难的情况下。考虑到医生时，经济方面的因素就显而易见了，尤其是那些在医院急诊室值班的医生，他们诊断是要收费的。

芝加哥医学院是芝加哥南部的一个学术医疗中心，该中心为自我管理提供自动支持，帮助专为患者服务的团队建设。该中心的糖尿病项目 CareSmart 研究证据显示节省了不少开支，6 个多月节省了 323 888 美元，这比以前多节省了 8.8％。因为这个项目的自动化程度高，所以不需要全职人员（FTE），兼职医生和护士都可以应急，而传统医护模式的配比是一位全职医护人员只能负责 30～100 位患者，而 CareSmarts 能够让每位全职员工负责 400 位患者。此外，CareSamrts 专注于自我管理，而非临床护理，护士愿意在费用较低的机构工作，比如进行糖尿病宣讲指导工作、作为医疗助手，或者训练任务不多的健康教练（Nundy et al. ，2014）。另一方面，移动医疗也会导致备用成本，如果医生不在办公室或者无法回复邮件、推特或移动询问，那么谁来接管这些工作？

健康的真正影响

现在，关于移动治疗是否改善了个人和大众健康，以及如何改善这个问题并没有明确证据，大部分健康评估项目仅仅检查其可行性。移动医疗行吗？人们会使用它吗？因此，移动医疗还远远没有实现其健康结果的目标（Rosenberg，2013）。近日，约翰霍普金斯大学的研究员对健康应用程序进行了严格评估，相当于医学试验。调查结果显示，该应用程序在运行最佳时表现仍然平庸。事实上，大多数应用程序在治疗疾病时质量并不高（Bradley，2013）。

尽管缺乏证据，尤其是严谨的研究，但还是可以非常直观地了解到，移动医疗将积极地影响健康，包括慢性疾病患者的健康。这些患者在卫生保健的设置上每年花费几个小时的时间，但大多数的健康结果却主要取决于醒着的5000个小时，医疗保健资源在此期间相对比较少。因此，手机提供了一个很有前途的平台来吸引这些患者。通过应用程序和短信，慢性病患者可以获得长达一年的照顾（Nundy et al.，2014）。

智能手机正在向诊所运用发展，全世界的研究实验室都在专注于智能手机向关键医疗设备的发展。有些专家预测，智能手机被用作诊断工具的机会越来越多，据说苹果已经申请了专利传感器，把传感器和 iPhone 整合在一起，检测用户的心脏活动，悬停而非触屏就能够辨识阅读心电图（EKGs；Schwartz，2014）。

从全球意义上来说，移动有潜力改变医疗保健的服务方式，特别是为偏远地区提供远程医疗，这样做，只需一部手机就行。在一组调查中，研究者用移动设备在玻利维亚艾迪斯山脉进行了一个完整的产前超声评估，而产科医生坐镇新斯科舍省哈利法克斯的办公室中。这个例子显示了移动设备有能力用于医疗点的诊断，同时也证明了实施中有障碍，毕竟光是连接就需要 2.5 万美元的成本，同时也可能存在医疗责任、患者自信、偿付等问题（Slabodkin，2013b）。

我们准备就绪了吗？

埃里克·迪斯曼是数字健康集团（Digital Health Group）英特尔院士（Intel Fellow）的创始人，也是全球健康与生命科学的总经理，他说，我们并未准备就绪。提到近日英特尔公司发布的有关卫生保健期望的全球调查时，迪斯曼说：

> "我们还没准备好，我们还没有为黄金时期做好准备，但公众已准备好了。公众已准备好接受部分解决方案，在调研中，超过80%的人对创新和科技持乐观态度。（Comstock，2013）"

我们生活在一个快速迁移到完全数字化的世界中，消费者可以随时随地交流和查询信息。不管你生活在哪里，都可以共享因特网的空间、在网上看正在发生的战争和动乱、与语言不同的人下棋。人们用手机上网聊天、购物，甚至用数字传递悲伤。由于手机，物联网已经成为我们全新的环境。但是，医疗保健数字革命并没有赶上零售/购物革命。为什么？阻力是什么？

医疗保健是一个保守的行业，部分原因是因为它的自身特性——生命、死亡、痛苦。这也是在很大程度上需要监管的行业，尤其是监管问题严重且层出不穷的偿付部门。例子包括 20 世纪 60 年代的医疗保险和医疗补助以及 20 世纪 80 年代与 DRGs（诊断相关组）一起转变的资源型系统。最后，人们希望自己的医疗数据安全，确保数据交流时不泄露隐私。

脸书的首席执行官马克·扎克伯格认为，人们希望在脸书上做所有的事情，比如支付账单，在平台上交流医疗保健信息。扎克伯格和其他有着相同信念的人可能不太明白，一些健康信息可能因太个人化而不适合分享。个人生活完全透明可能会让他们感到放松，于是什么都发到脸书上去；但如果涉及个人健康数据，他们就似乎想要一些隐私，希望保证数据的安全。虽然消费者对在线分享运动（25%）、体重（28%）和睡眠信息（26%）持开放态度，但却反对共享重要的健康指标，如血压或心率（15%）。上述表明，一些东西毕竟太个人化，因而不适合晒到网上（Halls，2013）。

一些数据表明，对移动医疗的未来缺乏共识，特别是医生和患者似乎对移动医疗的准备状况意见不一致。普华永道的报告表明，与医生相比，消费者显然更乐观。近一半的消费者表示，在未来 3 年内，移动医疗在便利性（46%）、成本（52%）和质量（48%）方面都将有所改善。同时，不到三分之一（27%）的医生表示，他们鼓励患者使用健康应用程序；13% 的医生则承认会积极劝阻他们（Levy，2012）。

技术正在改变医疗的方式和交付的方式，但是没有足够的证据来支持虚拟访问可以代替面对面的访问。在进行更多的研究之前，供应商在实际运用这种跳跃式诊疗模式时必须小心谨慎。俄克拉荷马东部的一位医生将网络电话（Skype）用于远程医疗时受到限制。该医生治疗患有心理健康问题的农村患者时需要开处方药（阿普唑仑和强效镇定药），但是，视频会议平台——网络电话还没有得到俄克拉荷马州医学委员会的批准，因此不能作为远程医疗通信系统（Gold，2013）。

差点错过/但回到绘图板

2013 年 10 月，HealthCare. gov 被推出，许多失败和错误迅速占领了媒体空间。然而，几乎在同一时间，美国退伍军人事务部（VA）透露，受到高度期待的 Veteran Appointment Request 应用程序遇到了麻烦，但鲜有人关注此事。该程序旨在帮助退伍军人在初级保健和心理健康时预约医生。尽管有重要的试验性测试，但退伍军人医疗中心的这款应用程序仍与预设好的软件不兼容。需等应用程序调整好之后，才建议老兵经常使用，但不能一直用，电话预约时对接待护士直接说可能更快（Slabodkin，2013C）。

技术的不良方面

新兴的研究表明，网络成瘾以及与网络有关的心理疾病越来越多，包括与互联网相关的精神病案例。对此，大家都在热烈讨论，并且焦点集中在一个想法上，即网络让我们发疯（Doukoupil，2012）。拉里·罗森称之为网络失控

（iDisorder），该想法源自于他对网络现象的研究。有越来越多的证据表明很多人，特别是 50 岁以下的人被迫保持在线状态。研究还显示，数字化思维浏览像毒品一样容易使人上瘾，有的人对更新脸书动态这些事变得很焦躁。学术研究正在探讨技术对个人潜在的负面影响，以及网络与精神病的潜在关系。为什么这些信息对医疗保健很重要？因为一些专家已经开始担心，移动医疗可能因为对健康的过度关注而发展成忧郁症。

如今，技术就像是一个难以捉摸的巨浪，冲浪者试图抓住它。创业者、投资者、保险公司和供应商做决策时靠的都是他们的直觉，因而往往会做出错误的决定。例如，脸书成立 6 年后，还没有认识到技术的下一波大浪潮是无线的崛起——人们放弃便携式计算机，转而使用手机。由于脸书没有无线策略，所以不得不奋起去做移动，好在脸书能够做到，并成功地做到了，但是其他公司就没有那么幸运了。

谈到医疗保健，目前移动设备和玩具的动机影响是有限的。年轻人加入和放弃移动应用程序都是一时心血来潮。然而，患者青睐移动技术，特别是那些患有慢性疾病的患者，因为其能实施连续监测计量生物学上的健康指标。对于这些患者，技术使他们能够访问信息，与供应商有更多的接触，并获得来自各方的支持和关心，包括来自社交网络的。

移动医疗：实现可持续发展的行动计划

实现移动医疗长期可行的持续性成功有两个关键因素：一个是满足利益相关者的需求，另一个是采用稳健的经济模式促进业务和服务的发展。最后，必须把重点放在终端用户和他们的需求上。利益相关者的需求各不相同且互相矛盾，比如，支持产品研发的投资商需要巨大的经济回报，消费者需要性价比高的产品。主要利益相关者群体的首要需求如图 9.1 所示。

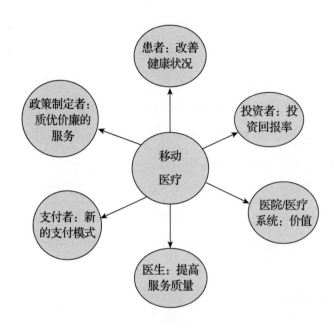

图9.1 移动医疗利益相关者需求

可信赖医疗组织（ACD）越来越多，支付者和供应商都共同承担责任并为特定患者人群节省费用，预计将显著影响移动医疗事业的可持续发展（Nundy et al.，2014）。此外，医疗保险通常不会为虚拟访问买单，患者在特殊情况下除外（如居住在指定的医疗专业人员短缺的地方）。通过电话或视频连接得到的虚拟医疗可以经由商业保险公司支付，但必须得到国家法律的许可。即使医疗计划要为虚拟的医疗服务供应商付费，但目前没有明确的标准或支付比例（Pearl，2014）

经济支持的维护是关键问题所在，特别是远程医疗和远程保健网络。现在有1000万美国人在使用某种远程医疗，而且市场还在扩大。42%的美国医院已经采用了远程医疗平台，并使用科技治疗患者。美国远程医疗协会首席执行官乔纳森·林克斯在医疗保健信息技术新闻上说，这种市场扩大在很大程度上是由于更多的支付方为远程医疗服务偿付（McCann，2014）。

阿肯色州的e-Link网络基础设施的承销基本获得了州政府的许可和支持，

这可能为项目启动提供资金，但因资源有限，所以不能提供持续的支持。建立财务可持续性的办法有认购模式、加强远程医疗咨询的偿付机制，以及由通常不偿付的私人保险公司支付（Lowery et al.，2014）。

任何创新的可持续发展都需要充足的资金，移动医疗也不例外。因此，解决这一重大问题简单的方案是去除监管和偿付上的障碍，尤其是"付费——服务"模式，该模式因不能为虚拟访问支付，所以最终限制了移动医疗发展壮大。移动医疗的虚拟访问和电子邮件咨询等证明可以符合《平价医疗法案》（ACA）中关于合理使用技术和患者参与的规定，但这些服务正如办公室坐诊一样需要支付，从而鼓励供应商追求他们的事业。而且，不能期望医生在没有额外支持——经济支持——的情况下，及时回复患者的电子邮件。此外，便携式执照使护士和医生能够跨州执业还有很长的路要走。

虽然供应商提供质优价廉的卫生保健满足社会需求是无私的利他主义，但他们被迫在现有的商业模式内操作以维护正常运转。移动医疗服务在当今的"付费——服务"模式中已得到了认可，其融资模式作为合法的支付方式，在系统上做了大刀阔斧的改变以适应移动医疗，但潜在的医疗效益和经济效益尚未实现。

参 考 文 献

Accenture News Release. (2 June 2012). Most patients want to self-manage healthcare on-line, accenture survey finds. http：//newsroom. accenture. com/news/most-patients-want-to-self-man-age-healthcare-online-accenture-survey-finds. htm. Accessed 12 Dec 2013.

Bowman, D. (6 December 2012). Data breaches cost healthcare entities ％ 7 billion annu-ally. FierceHealthIT. http：//www. fiercehealthit. com/story/data-breaches-cost-healthcare-or-ganiza-tions-nearly-7-billion-annually/2012-12-06. Accessed 12 Dec 2013.

Bowman, D. (27 January 2014). Hospital CMIO：Providers are 'scared' of innovation. FierceHealthIT. http：//www. fiercehealthit. com/story/hospital-cmio-providers-are-scared-in-novation/2014-01-27#ixzz2ri8QwuAK. Accessed 12 Feb 2014.

Bradley, R. (24 September 2013). Health apps don't save people, people do. CNN Money. http：//money. cnn. com/2013/09/19/technology/mobile-health-apps. pr. fortune/. Accessed 30 Nov 2013.

Brumfiel, G. (September 2013). Replaceable you. Smithsonian, 44 (5), 68-76.

Comstock, J. (10 December 2013). Dishman：Mobile health needs culture innovation, not just tech innovation MobihealthNews. http：//mobihealthnews. com/28045/dishman-mobile-health-needs-culture-innovation-not-just-tech-innovation/. Accessed 05 Jan 2014.

Coy, P. (2000). The creative economy. Business Week, 28, 77-82.

Doukoupil, T. (9 July 2012). Is the internet making us crazy? What the new research says. Newsweek. com. http：//www. newsweek. com/internet-making-us-crazy-what-new-re-search-says-65593. Ac-cessed 05 Jan 2014.

Farr, C. (9 October 2013). The brains behind Calico? Bill Maris of Google Ventures. VentureBeat. http：//venturebeat. com/2013/10/09/the-brains-behind-calico-bill-maris-of-google-ventures/. Accessed 30 Nov 2013.

Fischer, N. (9 December 2013). Global study finds majority believe traditional hospitals will be obsolete in the near future. Forbes. http：//www. forbes. com/sites/theapothecary/2013/12/09/global-study-finds-majority-believe-traditional-hospitals-will-be-obsolete-in-thenear-future/. Accessed 12 Dec 2013.

Fox, S. (19 October 2010). Mobile health 2010. The pew internet and American life project. http：//www. pewinternet. org/Reports/2010/Mobile-Health-2010. aspx. Accessed 30 Nov 2013.

Gold, A. (27 September 2013). Med board punishes doc for treating patients via Skype. Fierce-HealthIT. http：//www. fiercehealthit. com/story/med-board-punishes-doc-treating-pa-tients-sky-pe/2013-09-27. Accessed 30 Nov 2013.

Halls, S. D. (7 March 2013). The idea of virtual doctor visits is growing on us. Fierce-Heal-thIT. http：//www. fiercehealthit. com/story/idea-virtual-doctor-visits-growing-us/2013-03-07. Accessed 30 Nov 2013.

Healthcare Information and Management Systems Society(HIMSS). (n. d.). Definition of in-teroperability. http：//www. himss. org/library/interoperability-standards/what-is？ navItemNumber =17333. Accessed 12 Dec 2013.

Honaman, J. D. (May/June 2013). The jobs of tomorrow. Healthcare Executive. p. 76

Howard, A. (8 June 2012). mHealth apps are just the beginning of the disruption in healthcare from open data. http：//strata. oreilly. com/2012/06/mhealth-healthdata-ehealth-in-novation-opendata. html. Accessed 18 Nov 2013.

Kingston University SEC Research News. (18 March 2013). Prof Robert Istepanian to dis-cuss M-health technology at the 11th Armenian Medical World Congress. http：// sec. kingston. ac. uk/news/2013/dr-robert-istepanian-to-discuss-m-health-technology-at-the-11th-armenian-medi-cal-world-congress/. Accessed 05 Jan 2014.

Levy, D. (2012). Emerging mHealth：Paths for growth. Pricewaterhouse Coopers report. http：//www. pwc. com/en_ GX/gx/healthcare/mhealth/assets/pwc-emerging-mhealth-full. pdfIntel.

Lowery, C. L., Bronstein, J. M., Benton, T. L., & Fletcher, D. A. (2014). Distributing medical ex-pertise：The evolution and impact of telemedicine in arkansas. Health Affairs, 33 (2), 235-243.

Martinez, F. (2012). Developing a full-cycle mHealth strategy. Frontiers of Health Services Man-agement, 29 (2), 11-20.

McCann, E. (6 February 2014). What's really driving telehealth? mHealthNews. http：//

www. mhealthnews. com/news/whats-really-driving-telehealth-mobile-mHealth-ATA. Accessed 13 Feb 2014.

Monies, P. (31 July 2013). Telemedicine expansion stresses Oklahoma telecom fund. The Okla-homan. http: //www. lockerpulse. com/News/Telemedicine-expansion-stresses-Oklahoma-tele-com-fund-S7627746/. Accessed 30 Nov 2013.

Nosta, J. (19 September 2013). Digital health and more mush from the wimps. Forbes. http: //www. forbes. com/sites/johnnosta/2013/09/19/digital-health-and-more-mush-from-the-wimps/. Accessed 18 Nov 2013.

Nundy, S. , Dick, J. J. , Chou, C. -H. , Nocon, R. S. , Chin, M. H. , & Peek, M. E. (2014). Mobile phone diabetes project led to improved glycemic control and net savings for Chicago plan = participants. Health Affairs, 33, 265-272.

Pearl, R. (2014). Kaiser permanente Northern California: Current experiences with internet, mo-bile, and video technologies. Health Affairs, 33, 251-257.

Rosenberg, T. (13 March 2013). The benefits of mobile health, on hold. NYTimes. http: //opin-ionator. blogs. nytimes. com/2013/03/13/the-benefits-of-mobile-health-on-hold/? _ php = true&_ type = blogs&_ r = 0. Accessed 12 Dec 2013.

Rowe, J. (4 December 2012). In the future, doctors may not always be human. mHealth-News. http: //www. mhealthnews. com/news/future-doctors-may-not-always-be-hu-man. Accessed 30 Nov 2013.

Rowe, J. (25 October 2013). Nimbility: Improving clinical workflows with mobile technologies. mHealthNews. http: //www. mhealthnews. com/news/nimbility-improving-clinical-work-flows-mobile-technologies. Accessed 18 Nov 2013.

Sarasohn-Kahn, J. (19 October 2010). Mobile health search is on the rise—but not yet at the tipping point. Health Populi. http: //healthpopuli. com/2010/10/19/mobile-health-search-is-on-the-rise-but-not-yet-at-the-tipping-point/. Accessed 21 Nov 2013.

Schwamm, L. H. (2014). Telehealth: Seven strategies to successfully implement disruptive tech-nology and transform health care. Health Affairs, 33, 200-206.

Schwartz, E. (2 January 2014). Can smartphones really cut it as diagnostic tools? mHealthNews. com. http: //www. mhealthnews. com. Accessed 05 Jan 2014.

Shaywitz, D. (31 October 2012). Humanism in digital health: Do we have to sacrifice personal connections as we improve efficiency? The Atlantic. http：//www. theatlantic. com/ health/ar-chive/2012/10/humanism-in-digital-health-do-we-have-to-sacrifice-personal-connec- tions-as-we-improve-efficiency/264325/. Accessed 30 Nov 2013.

Shaywitz, D. (20 December 2013) . Healthcare innovation is not just about cutting costs. The Healthcare Blog. http：//thehealthcareblog. com/blog/2013/12/20/healthcare-inno- vation-is-not-just-about-cutting-costs/. Accessed 05 Jan 2014.

Slabodkin, G. (26 February 2013a). Dell, Microsoft face uphill battle to unseat Apple from mHealth throne. ierceMobileHealthcare. http：//www. fiercemobilehealthcare. com/sto ry/dellmicrosoft-face-uphill-battle-unseat-apple-mhealth-throne/2013-02-26. Accessed 26 Sept 2013.

Slabodkin, G. (20 June 2013b). Remote-presence devices hold promise for future of healthcare delivery. FierceMobileHealthcare. http：//www. fiercemobilehealthcare. com/story/ remote-presence-devices-hold-promise-future-healthcare-delivery/2013-06-20. Accessed 26 Sept 2013.

Slabodkin, G. (17 October 2013c). VA mHealth pilot runs into scheduling conflicts. Fierce MobileHealthcare. http：//www. fiercemobilehealthcare. com/story/va-mhealth-pilot-runs-app- scheduling-challenges/2013-10-17. Accessed 21 Oct 2013.

Solvoll, T. , Scholl, J. , & Hartvigsen, G. (3 July 2013). Physicians interrupted by mo- bile devices in hospitals：Understanding the interaction between devices, roles, and du- ties. Journal of Medical Internet Research, 15 (3) , e56. http：//www. ncbi. nlm. nih. gov/ pmc/articles/PMC3636302/. Accessed 21 Oct 2013.

Steinhubl, S. R. , Muse, E. D. , & Topol, E. J. (2013) Can mobile health technologies transformhealth care? JAMA, 310(22) , 2395-2396.

Vodicka, E. , Mejilla, R. , Leveille, S. G. , Ralston, J. D. , Darer, J. D. , Delbanco, T. , et al. (2013).

Online access to doctors' notes：Patient concerns about privacy. Journal of Medical Internet Research, 15(9) , e208.

Whittaker, R. (2012). Issues in mHealth：Findings from key informant interviews. Journal of Medical Internet Research, 14 (5) , e129. http：//www. jmir. org/2012/5/e129/? utm_ source = feedburner&utm_ medium = feed&utm_ campaign = Feed： + JMedInternetRes + % 28Journal + of + Medical + Internet + Research + %28atom%29%29. Accessed 05 Jan 2014.

Wicklund, E. (26 November 2013a) . ' Silver Surfers ' reading and waiting for mHealth. mHealth-News   http: //www. mhealthnews. com/news/silver-surfers-ready-and-waiting-mhealth. Accessed 05 Jan 2014.

Wicklund, E. (9 December 2013b). Doctors need to take the reins of the mHealth move-ment. mHealthNews. http: //www. mhealthnews. com/news/doctors-need-take-reins-mhealth-move-ment. Accessed 03 Feb 2014.

Wicklund, E. (24 January 2014). So many diabetes apps but so few users. mHealthNews. http: //www. mhealthnews. com/news/report-paints-grim-diabetes-app-use-mHealth-mobile. Accessed 03 Feb 2014.

Zickuhr, K. , & Madden, M. (6 June 2012). Pew internet & American life project, older adults and internet use. http: //www. pewinternet. org/2012/06/06/older-adults-and-internet-use/. Accessed 26 Sept 2013.

参 考 书 目

Across Healthcare White Paper. (2013) http://wwwintelcom/content/dam/www/public/us/en/documents/white-papers/healthcare-intel-across-healthcare-paperpdf.

Adler-Milstein, J, Kvedar, J. , & Bates, D. W. (February 2014). Telehealth among US hospitals: Several factors, including state reimbursement and licensure policies, influence adoption. Health Aff, 33, 207-215.

Grabowski, D. C. , & O' Malley, A. J. (February 2014). The care span: Use of telemedicine can reduce hospitalizations of nursing home residents and generate savings for medicare. Health Aff, 33, 244-250.

Hall, J. L. , & McGraw, D. (February 2014). For telehealth to succeed, privacy and security risks must be identified and addressed. Health Aff, 33, 216-221.

Kvedar, J. , Coye, M. J. , & Everett, W. (February 2014). For telehealth to succeed, privacy andsecurity risks must be identified and addressed. Health Aff, 33, 216-221.

Schwamm, L. H. (February 2014). Telehealth: Seven strategies to successfully implement disruptive technology and transform health care. Health Aff, 33, 200-206. http://content. healthaffairs. org/content/33/2/200. abstract. doi: 10. 1377/hlthaff. 2013. 1021.